围术期会诊手册

The Perioperative Medicine Consult Handbook

（第3版）

原　　著　Molly Blackley Jackson
Ronald Huang
Elizabeth Kaplan
Somnath Mookherjee
主　　译　王东信
副 主 译　张　鸿
主译助理　黄文雯

北京大学医学出版社

WEISHUQI HUIZHEN SHOUCE（DI 3 BAN）

图书在版编目（CIP）数据

围术期会诊手册：第3版/（美）莫莉·布莱克利·杰克逊原著；王东信主译.—北京：北京大学医学出版社，2021.3（2024.4重印）

书名原文：The Perioperative Medicine Consult Handbook

ISBN 978-7-5659-2370-8

Ⅰ.①围… Ⅱ.①莫… ②王… Ⅲ.①围手术期—诊断—手册 Ⅳ.①R619-62

中国版本图书馆CIP数据核字（2021）第033906号

北京市版权局著作权合同登记号：图字：01-2021-0453

围术期会诊手册（第3版）

主　　译：王东信
出版发行：北京大学医学出版社
地　　址：（100191）北京市海淀区学院路38号　北京大学医学部院内
电　　话：发行部 010-82802230；图书邮购 010-82802495
网　　址：http://www.pumpress.com.cn
E-mail：booksale@bjmu.edu.cn
印　　刷：北京信彩瑞禾印刷厂
经　　销：新华书店
责任编辑：王智敏　　责任校对：靳新强　　责任印制：李　啸
开　　本：889 mm×1194 mm　1/32　　印张：14.375　　字数：395千字
版　　次：2021年3月第1版　2024年4月第2次印刷
书　　号：ISBN 978-7-5659-2370-8
定　　价：85.00元

译者和审校者名单

（按姓氏汉语拼音排序）

主　译	王东信		
副主译	张　鸿		
译　者	曹爽婕	郭镜飞	何舒婷
	洪　洪	黄文雯	李　俣
	刘雅菲	刘铮烨	刘志华
	汪海峰	王国军	王　焜
	谢　玥	邢茂炜	张玉秀
	张　玥	张泽菲	张　振
	章　芮	朱　珊	
审校者	丁　婷	黄文雯	李纯青
	李怀瑾	许珍真	曾　媛
	张　鸿		
主译助理	黄文雯		

原 著 者

Oyebimpe O. Adesina, MD, MS Department of Medicine, Division of Hematology, University of Washington, Seattle, WA, USA

Tyler J. Albert, MD Department of Medicine, University of Washington and VA Puget Sound Health Care System, Seattle, WA, USA

Pallavi Arora, MBBS, MD, MPH Department of Medicine, Division of General Internal Medicine, Harborview Medical Center, University of Washington, Seattle, WA, USA

Maralyssa Bann, MD Department of Medicine, Division of General Internal Medicine, University of Washington, Seattle, WA, USA

Joshua O. Benditt, MD Department of Medicine, Division of Pulmonary, Critical Care & Sleep Medicine, University of Washington School of Medicine, Seattle, WA, USA

Gabrielle Berger, MD Department of Medicine, Division of General Internal Medicine, University of Washington, Seattle, WA, USA

Lauren Brown, MD Department of Medicine, Division of General Internal Medicine, University of Washington, Seattle, WA, USA

Tiffany Chen, MD Department of Medicine, Division of General Internal Medicine, University of Washington, Seattle, WA, USA

Paul B. Cornia, MD Department of Medicine, University of Washington and VA Puget Sound Health Care System, Seattle, WA, USA

Stefanie Deeds, MD Department of Medicine, Division of General Internal Medicine, University of Washington, Seattle, WA, USA

Sandra Demars, MD Department of Medicine, Division of General Internal Medicine, University of Washington, Seattle, WA, USA

Neha Deshpande, MD Department of Medicine, Division of General Internal Medicine, University of Washington, Seattle, WA, USA

Joana Lima Ferreira, MD Department of Medicine, Division of General Internal Medicine, University of Washington, Seattle, WA, USA

Divya Gollapudi, MD Department of Medicine, Division of General Internal Medicine, Harborview Medical Center, University of Washington, Seattle, WA, USA

Anna L. Golob, MD Department of Medicine, Division of General Internal Medicine, University of Washington, Seattle, WA, USA

Anna Fahy Hagan, MD Department of Medicine, Division of General Internal Medicine, University of Washington, Seattle, WA, USA

Scott Hagan, MD Department of Medicine, Division of General Internal Medicine, University of Washington, Seattle, WA, USA

Michael L. Hall, MD Department of Anesthesiology and Pain Medicine, University of Washington School of Medicine, Seattle, WA, USA

Meghaan Hawes, MD Department of Medicine, Division of General Internal Medicine, University of Washington, Seattle, WA, USA

Ken He, MD Department of Medicine, Division of General Internal Medicine, University of Washington, Seattle, WA, USA

Ronald Huang, MD, MPH Department of Medicine, Division of General Internal Medicine, University of Washington, Seattle, WA, USA

Molly Blackley Jackson, MD Department of Medicine, Division of General Internal Medicine, University of Washington School of Medicine, Seattle, WA, USA

Kay M. Johnson, MD, MPH Department of Medicine, Division of General Internal Medicine, University of Washington, Seattle, WA, USA

Elizabeth Kaplan, MD Department of Medicine, Division of General Internal Medicine, University of Washington, Seattle, WA, USA

Mehraneh Khalighi, MD Department of Medicine, Division of General Internal Medicine, University of Washington, Seattle, WA, USA

Christopher S. Kim, MD, MBA Department of Medicine, Division of General Internal Medicine, University of Washington School of Medicine, Seattle, WA, USA

Hojoong Kim, MD Department of Neurology, University of Washington, Seattle, WA, USA

Jared W. Klein, MD, MPH Department of Medicine, Division of General Internal Medicine, University of Washington, Seattle, WA, USA

Preetma Kooner, MD Department of Anesthesiology and Pain Medicine, University of Washington, Seattle, WA, USA

Michael F. Krug, MD, FACP Department of Medicine, Division of General Internal Medicine, Boise VA Medical Center, Boise, ID, USA

Eve M. Lake, MD, MS Department of Medicine, Division of General Internal Medicine, University of Washington, Seattle, WA, USA

Tyler Y. M. Lee, MD, MSPH Department of Medicine, Division of General Internal Medicine, University of Washington, Seattle, WA, USA

Michael J. Lenaeus, MD, PhD Department of Medicine, Division of General Internal Medicine, University of Washington, Seattle, WA, USA

David S. Levitt, MD Department of Medicine, Division of General Internal Medicine, University of Washington, Seattle, WA, USA

Jennifer R. Lyden, MD Department of Medicine, Division of Hospital Medicine, Denver Health, Denver, CO, USA

Eric Mar, MD Department of Medicine, Division of General Internal Medicine, University of Washington, Seattle, WA, USA

Susan E. Merel, MD Department of Medicine, Division of General Internal Medicine, University of Washington, Seattle, WA, USA

Kara J. Mitchell, MD Department of Medicine, Division of General Internal Medicine, University of Washington, Seattle, WA, USA

Kelly M. Nakamura, MD Department of Medicine, Division of General Internal Medicine, University of Washington, Seattle, WA, USA

Maya Narayanan, MD, MPH Department of Medicine, Division of General Internal Medicine, University of Washington, Seattle, WA, USA

Kim O'Connor, MD Department of Medicine, Division of General Internal Medicine, University of Washington, Seattle, WA, USA

Brian Palen, MD Department of Medicine, Division of Pulmonary, Critical Care and Sleep Medicine, University of Washington, Seattle, WA, USA

Katherin Peperzak, MD Department of Anesthesiology and Pain Medicine, University of Washington, Seattle, WA, USA

Brian S. Porter, MD, FACC Core Physicians, Exeter, NH, USA

Alexander Pratt, MD Department of Medicine, Division of General Internal Medicine, University of Washington, Seattle, WA, USA

George Alec Rooke, MD, PhD Department of Anesthesiology, University of Washington, Seattle, WA, USA

Mala M. Sanchez, MD Department of Medicine, Division of General Internal Medicine, University of Washington, Seattle, WA, USA

Karen Elaine Segerson, MD Department of Medicine, Division of General Internal Medicine, University of Washington, Seattle, WA, USA

Sabeena Setia, MD, MPH Department of Medicine, Division of General Internal Medicine, University of Washington, Seattle, WA, USA

Edie P. Shen, MD Department of Medicine, Division of General Internal Medicine, University of Washington, Seattle, WA, USA

Tara Spector, MD Division of General Internal Medicine, Duke University Health System, Durham, NC, USA

Shobha W. Stack, MD, PhD Department of Medicine, Division of General Internal Medicine, University of Washington, Seattle, WA, USA

Wendy Suhre, MD Department of Anesthesiology and Pain Medicine, University of Washington, Seattle, WA, USA

Rachel Thompson, MD, MPH, SFHM Swedish Health Services, Seattle, WA, USA

Andrew A. White, MD Department of Medicine, Division of General Internal Medicine, University of Washington, Seattle, WA, USA

Jessica Woan, MD Division of General Internal Medicine, University of Washington Medical Center, Puget Sound Veterans Health Administration, Seattle, WA, USA

Christopher J. Wong, MD Department of Medicine, Division of General Internal Medicine, University of Washington, Seattle, WA, USA

Jeanie C. Yoon, MD Department of Medicine, Division of Hospital Medicine, Virginia Hospital Center, Arlington, VA, USA

Yilin Zhang, MD Department of Medicine, Division of General Internal Medicine, University of Washington, Seattle, WA, USA

译者前言

最初组织翻译《围术期会诊手册》，是为设立麻醉评估门诊寻找一本能够“内外兼修”的参考书，为优化患者围术期管理提供更多的基于证据和经验的建议。上一版手册中文版于2016年出版后，意外获得了广泛的欢迎和认可，这也激励了我们继续对此新版手册进行翻译。

这版手册依旧由美国华盛顿大学医学中心、港景医学中心和西雅图退伍军人事务部皮吉特湾健康系统的专家共同编写，旨在给出基于临床经验、循证医学证据及指南的围术期会诊建议，优化围术期管理方案，让患者能够安全度过围术期，并且在术后有更长的生存时间、维持更好的生活质量。本版手册共57章，新增了心力衰竭、激素治疗、术后低氧血症、术后电解质异常、急慢性疼痛管理等章节，较上一版更加突出了多学科合作和交流在围术期会诊中的重要性，并在每章最后归纳了本章的“临床要点”便于快速概览章节重点。

本书适合于围术期医学团队中的所有成员，尤其是负责会诊的麻醉医师，以及越来越多地参与围术期决策的内科医师。我们希望麻醉医师作为围术期医学的核心成员，不断更新和完善围术期医学知识，在患者的围术期管理中更积极、更主动地发挥桥梁纽带作用；我们同时希望通过本书，让来自更多学科的医师了解麻醉的基本理论和外科手术的相关风险，从而对围术期医学有更好的认识。

此书首先由翻译团队的年轻医师们完成每一章的翻译初稿，然后由临床经验更为丰富的高年资医师进行审校和二次翻译，必要时通过查阅相关文献和咨询专家来达成共识，后经主译助理进行再次审核，由主译、副主译审读全稿。在此感谢全体翻译团队成员在繁重的临床工作之余付出的艰辛劳动。我们虽兢兢业业力求完善，但水平有限、难免疏漏，恳请读者在阅读中批评指正。

王东信

北京大学第一医院麻醉科

2020 年 12 月 16 日

原著前言

围术期诊疗的同事们，我们非常高兴给您带来第3版《围术期会诊手册》。每章均已经过重新修订，并在必要之处进行了更新。我们增加了新的章节，涵盖了包括心力衰竭、跨性别人士的照护、激素治疗、易栓症（thrombophilias）、急性和慢性疼痛、脊髓损伤、术后低氧血症和术后心动过速在内的重要主题。为了突出最重要的要点和资源，我们在每章的末尾添加了“临床要点”，并在参考文献列表中标记出了最重要的资源。

与以前的版本一样，我们旨在提供基于证据的推荐意见，以优化围术期对患者的诊疗。此外，我们希望以人性化的方法，将改善患者医疗所必需的测算工具/方式（calculators）、路径、决策工具和流程进行合理的整合，为每位患者提供个性化、周到的医疗服务——就像他们是我们自己的家庭成员一样。我们认为，提供卓越的围术期医疗服务，最关键的要素是花时间个体化了解我们的患者，并与我们的手术、麻醉、社区服务、护理和其他的医院诊疗团队同事进行有效合作。

本手册由我们在华盛顿大学医学中心、港景医学中心、西雅图退伍军人事务部皮吉特湾健康系统及许多其他部门的同事共同撰写。我们很荣幸能成为这个大团队的一员，并对同事们的合作深表谢意。

致敬，

Molly Blackley Jackson

Elizabeth Kaplan

Ronald Huang

Somnath Mookherjee

西雅图，华盛顿州，美国

（朱珊　译　张鸿　校）

目　录

第 1 章
围术期会诊

Ronald Huang，Divya Gollapudi，Paul B. Cornia
朱珊　译　张鸿　校

背景

手术每天在世界各地常规开展。2012 年，全世界估计有 3.12 亿例外科手术，比 2004 年增加了 38%[1]。仅在美国，2014 年就有 0.172 亿人次就诊（非住院或住院）手术治疗[2]。手术和麻醉均具有潜在的风险，患者的围术期诊疗会很复杂，尤其是那些患有多种内科疾病的患者。围术期经常需要会诊来帮助评估和管理手术患者。

围术期会诊

围术期会诊的模式

围术期是指从决定进行手术开始，一直到患者术后完全康复为止。在此期间，会诊在术前门诊、住院期间或随访门诊中提供帮助。会诊申请者，通常是手术医师，与会诊医师之间的关系可以描述为咨询或共同管理。在实践中，外科患者的会诊，基于所处的医疗保健系统、外科服务甚至个人提供者，会有很大的不同，并且经常结合了下述两种模式的要素[3-4]。

- 在咨询模式中，会诊申请者主要负责患者。会诊申请者征求会诊医师的意见。给会诊医师的临床问题通常更具体，会诊医师通常不承担对患者的照护（care）

（会诊医师不下医嘱或转诊给其他医师）。在咨询模式中，当会诊申请者提出要求或有需要时，会诊医师才会给患者会诊。

- 在共同管理模式中，会诊申请者和会诊医师分担对患者的医疗责任。会诊医师的角色范围更为宽泛，会诊医师通常负责处理急性和慢性医疗问题，并协助进行诊疗过渡。在某些情况下，会诊医师可能要提供社区服务。在共同管理模式中，会诊医师定期随访患者，如果患者住院，通常是每日随访。

在过去的二十年中，共同管理变得越来越普遍。到 2006 年，超过三分之一的患者接受了共同管理，在一项研究中，共同管理被定义为，会诊医师在患者住院的至少 70% 的时间内提供服务[5]。外科患者诊疗的这种变化与社区医师作用的扩大有关，而后者是下列因素驱动的：老龄、合并症更复杂的外科患者越来越多，外科医师受限于他们的执业范围，以及医疗保健体系注重价值和安全。尽管它已经是被广泛接受的模式，但是共同管理仍然存在局限性和风险，包括医师之间的沟通不畅，责任不明确，额外成本以及医师的不满意[6-7]。手术患者的最佳会诊模式尚不明确，必须针对每个医疗保健系统的需求和资源而定。

围术期会诊的证据

研究表明，围术期会诊（perioperative medicine consultation）有许多潜在的好处。然而，大多数研究都是回顾性的和小规模的。所研究的围术期会诊服务存在很大的异质性；到目前为止，结果好坏参半。在住院患者中，最近的研究集中在比较共同管理模式和围术期咨询模式的医学会诊。

- 大多数住院研究都集中在骨科患者的共同管理上。在一项研究中，将 526 例行择期髋关节或膝关节置换术且术后并发症风险较高的患者，随机分配到共同管理或咨询模式组[8]。与随机接受咨询模式的患者相比，随机接受共同管理的患者出院时并发症发生率更低，调整后的住院时间更短。在一项 466 例老年髋部骨折患者的回顾性研究中，共同管理模式与术前等待手术时间和住院时间缩短相关，且对 30 天再入院率或死亡率无不良影响[9]。相对应的另一项 951 位老年髋部骨折患者的研究中，共同管理模式的引入与死亡率、内科并发症发生率、再入院率的降低有关，但住院时间没有差异[10]。

- 关注共同管理的研究不仅限于骨科患者。实施外科共同管理（surgical co-management，SCM）社区医师项目后，社区医师对骨科和神经外科的住院患者进行筛查，对选定的患者进行了巡诊，并参加了每天的多学科查房，发现至少有一种医疗并发症的患者和住院时间较长（5 天或更长）的患者的比例有所下降[11]。SCM 还与因医疗原因而导致的 30 天再入院次数减少有关，估计每位患者因此可节省 2642 ～ 4304 美元。当将相同的 SCM 项目应用于结直肠外科服务时，住院时间缩短了，但医疗并发症或再入院率却没有降低[12]。在另一项涉及同一家医院所有手术的为期 2 年的研究中，对至少有一个术后并发症（内科或外科）的患者进行共同管理与风险调整后的死亡率降低有关。该研究的作者认为，较低的死亡率是因为对手术患者的共同管理促进了术后并发症的早期识别和治疗[13]。
- 虽然大多数研究显示了共同管理的一些好处，但在一项对 7596 名神经外科患者的研究中，共同管理与死亡率、再入院、住院时间或患者满意度的许多衡量指标无关[14]。

在门诊患者中，研究关注麻醉主导和内科主导术前评估门诊的影响。与术前内科评估相比，更多的研究评价了门诊术前麻醉评估。考虑到门诊麻醉和内科术前评估在临床上的一些重叠，来自于麻醉术前门诊的研究数据可能也适用于内科主导的评估[15]。

- 一项退伍军人事务部患者的研究发现，重构麻醉主导术前门诊为内科负责，与美国麻醉科医师协会（ASA）3级或以上患者的住院死亡率和住院时间减少有关[16]。
- 其他术前医学评估的研究提示，医学咨询没有影响或有不良影响，但是这些研究都有局限性。一个基于人群的管理数据库的综述，发现术前4个月内的医学咨询与死亡率和住院时间的小幅增高有关[17]。在另一个研究中，围术期会诊与花费和住院时间增加有关，但是围术期会诊的定义为术前一天、当天或术后发生的会诊，而大部分会诊发生在术后[18]。在这两个研究中，会诊包括了不可能做全面术前评估的专科医师。还有一个研究，是一个比较门诊和住院术前医学评估的临床试验，发现门诊评估不能减少总住院时间，尽管确实可以缩短术前住院时间并减少入院后的手术取消[19]。
- 麻醉主导的术前门诊研究，显示减少了当日手术取消、费用、检查和住院时间。另外，一个倾向性匹配的回顾性研究显示，麻醉主导的术前评估门诊的评估与住院死亡率的降低有关[20]。

围术期会诊的方向

随着高龄、内科合并症复杂的外科手术患者数量持续增长，围术期会诊的需求将不断增加。将要求会诊医师提供循证、协作和以患者为中心的高价值诊疗。需要解决关于围术期会诊的最佳模式以及这些项目对患者诊疗有何影响等这些不断出现的问题。作为该进程的一部分，围术期会诊医师将通过帮助创建、实施和评估创新的围术期管理方案和项目，在改善患者的整个围术期诊疗中发挥关键作用[21]。

临床要点

- 在共同管理模式中，转诊医师和会诊医师分担对患者的责任。
- 研究表明，围术期会诊具有许多潜在的益处，包括住院时间缩短，死亡率、并发症、再入院和费用降低。

参考文献

1. Weiser TG, Haynes AB, Molina G, Lipsitz SR, Esquivel MM, Uribe-Leitz T, Fu R, Azad T, Chao TE, Berry WR, Gawande AA. Size and distribution of the global volume of surgery in 2012. Bull World Health Organ. 2016;94(3):201–209F.
2. Steiner CA, Karaca Z, Moore BJ, Imshaug MC, Pickens G. Surgeries in hospital-based ambulatory surgery and hospital inpatient settings, 2014: statistical brief #223. Healthcare Cost and Utilization Project (HCUP) statistical briefs [Internet]. Rockville: Agency for Healthcare Research and Quality (US); 2006–2017.
3. Thompson RE, Pfeifer K, Grant PJ, Taylor C, Slawski B, Whinney C, Wellikson L, Jaffer AK. Hospital medicine and perioperative care: a framework for high-quality, high-value collaborative care. J Hosp Med. 2017;12(4):277–82.
4. Chen LM, Wilk AS, Thumma JR, Birkmeyer JD, Banerjee M. Use of medical consultants for hospitalized surgical patients: an observational cohort study. JAMA Intern Med. 2014;174(9):1470–7.
5. Sharma G, Kuo YF, Freeman J, Zhang DD, Goodwin JS. Comanagement of hospitalized surgical patients by medicine physicians in the United States. Arch Intern Med. 2010;170(4):363–8.
6. Siegal EM. Just because you can, doesn't mean that you should: a call for the rational application of hospitalist comanagement. J Hosp Med. 2008;3(5):398–402.
7. Sharma G. Medical consultation for surgical cases in the era of value-based care. JAMA Intern Med. 2014;174(9):1477–8.
8. Huddleston JM, Long KH, Naessens JM, Vanness D, Larson D, Trousdale R, Plevak M, Cabanela M, Ilstrup D, Wachter RM, Hospitalist-Orthopedic Team Trial Investigators. Medical and surgical comanagement after elective hip and knee arthroplasty: a randomized, controlled trial. Ann Intern Med. 2004;141(1):28–38.
9. Phy MP, Vanness DJ, Melton LJ 3rd, Long KH, Schleck CD, Larson DR, Huddleston PM, Huddleston JM. Effects of a hospitalist model on elderly patients with hip fracture. Arch Intern Med. 2005;165(7):796–801.
10. Fisher AA, Davis MW, Rubenach SE, Sivakumaran S, Smith PN, Budge MM. Outcomes for older patients with hip fractures: the impact of orthopedic and geriatric medicine cocare. J Orthop Trauma. 2006;20(3):172–8; discussion 179–80.
11. Rohatgi N, Loftus P, Grujic O, Cullen M, Hopkins J, Ahuja N. Surgical comanagement by hospitalists improves patient outcomes: a propensity score analysis. Ann Surg. 2016;264(2):275–82.
12. Rohatgi N, Wei PH, Grujic O, Ahuja N. Surgical comanagement by hospitalists in colorectal surgery. J Am Coll Surg. 2018;227(4):404–410.e5.
13. Hinami K, Feinglass J, Ferranti DE, Williams MV. Potential role of comanagement in "rescue" of surgical patients. Am J Manag Care. 2011;17(9):e333–9.
14. Auerbach AD, Wachter RM, Cheng HQ, Maselli J, McDermott M, Vittinghoff E, Berger MS. Comanagement of surgical patients between neurosurgeons and hospitalists. Arch Intern Med. 2010;170(22):2004–10.
15. Adesanya AO, Joshi GP. Hospitalists and anesthesiologists as perioperative physicians: are their roles complementary? Proc (Bayl Univ Med Cent). 2007;20(2):140–2.
16. Vazirani S, Lankarani-Fard A, Liang LJ, Stelzner M, Asch SM. Perioperative processes and outcomes after implementation of a hospitalist-run preoperative clinic. J Hosp Med. 2012;7(9):697–701.
17. Wijeysundera DN, Austin PC, Beattie WS, Hux JE, Laupacis A. Outcomes and processes of care related to preoperative medical consultation. Arch Intern Med. 2010;170(15):1365–74.

18. Auerbach AD, Rasic MA, Sehgal N, Ide B, Stone B, Maselli J. Opportunity missed: medical consultation, resource use, and quality of care of patients undergoing major surgery. Arch Intern Med. 2007;167(21):2338–44.
19. Macpherson DS, Lofgren RP. Outpatient internal medicine preoperative evaluation: a randomized clinical trial. Med Care. 1994;32(5):498–507.
20. Blitz JD, Kendale SM, Jain SK, Cuff GE, Kim JT, Rosenberg AD. Preoperative evaluation clinic visit is associated with decreased risk of in-hospital postoperative mortality. Anesthesiology. 2016;125(2):280–94.
21. Thompson RE. High value collaborative perioperative care programs. Perioper Care Operating Room Manag. 2017;9:3–5.

第 2 章
有效的围术期会诊

Edie P. Shen，Rachel Thompson
朱珊　译　张鸿　校

背景

会诊医师在围术期的各个时间点参与对手术患者的诊疗。围术期中已经描述了四个主要时间段（表 2.1）[1]。有效医学会诊的最初原则是由 Lee Goldman 于 1983 年首次制定的，从那时起，这些原则的智慧就被提炼到各种出版物中[2]。会诊申请医师会在 54% ～ 95% 的时间内遵从会诊医师的建议，根据具体情况会有所不同[3]。无论在围术期何时进行会诊，只有当这些经过时间检验的原则在日常会诊工作流程中始终如一地执行时，才最有可能实现依从性和有效的会诊。

表 2.1　围术期时间轴

时间段	描述
术前	从决定进行手术直至到达术前区域的时间段。在此时间段中经常要求进行风险分层和优化
手术日	从到达到术前区域，经过手术室、恢复并转送到住院病房
术后住院患者	从到达术后病房直至出院。在此期间，可以实施涉及方案引导的早期干预（加强康复）的路径。这是可能出现医疗并发症并需要会诊的时间段
出院后	从出院直至恢复功能。在此期间，通常由社区医师和外科医师管理的患者的临床过程，可能会受到来自住院和门诊的相关沟通质量以及出院后适当随访安排的显著影响

有效的会诊

明确提出临床问题

对于门诊患者，第一步是看会诊申请。如果申请被放入电子病历（EMR）中而没有具体原因，那么查看申请医师的临床记录可能有助于提示，患者是为了一般术前风险分层和优化，还是有更具体的问题，抑或两者都有。如果咨询的原因还是不清楚，则可能需要医师与医师直接对话。

对于住院患者，可以在手术前或术后申请会诊。当需要会诊时，抓住机会在初次交谈中明确提出临床问题。除了针对特定问题进行术前评估或会诊外，还可咨询药物，以共同管理住院患者的内科合并症。在一项研究中，有 59% 的外科医师更喜欢全面的医学会诊而不是针对性咨询[4]。一些研究结果强调了清晰提出临床问题的重要性，这些研究表明有 14% 的申请医师和会诊医师对会诊的主要原因意见不一致，而在 12% 的会诊中，申请医师认为会诊医师忽略了很明显的问题[3]。

区分紧急程度

在门诊和住院情况下，双方应就评估患者和提供建议的适当时间框架达成共识——根据会诊原因（例如，可能有脓毒症患者的心动过速）或手术的时机和紧急程度，可能需要一个加速时间表。在门诊中，评估和建议的时间很大程度上取决于手术的紧迫性。

明确你的角色

医学上复杂患者的围术期诊疗通常涉及许多来自不同专业的医护人员，包括外科、麻醉和内科医师。为避免给患者带来错误和困惑，每个专科医师（包括会诊医师）必须明确自己的角色，这一点很重要。

■ 会诊医师的角色通常是咨询或共同管理角色。在咨询角色中，会诊医师只提供他们的意见，这些意见可以针对具体问题，也可以更笼统。在共同管理角色中，会诊医师通常负责患者诊疗的某些方面，包括下医嘱。

- 避免在不是会诊医师专业的领域中向申请医师提出建议，或者避免向患者传达申请医师可能不会遵循的具体建议。会诊医师应避免推荐特殊麻醉方式或手术方案，或告诉患者手术将被延迟或取消。

信赖但还需确认

收到会诊申请后，查阅电子病历中的可用数据和申请者的临床印象，对于形成初步印象和背景至关重要，但是获得独立的病史和体检仍然至关重要。亲自查看和解释相关记录，以及与相关人员（例如，社区医师或门诊专家）直接进行交流，可以为咨询增加价值。会诊医师专业特有的知识可以提取以前被忽视的有价值的临床信息[5]。

闭环

一致、有效和清晰地进行沟通和记录对于一个有效的会诊至关重要。良好沟通和记录的原则包括：

- 首要的或有实效的建议最好以口头形式提供给照护患者的医师。
- 包括药物名称，治疗的剂量和持续时间或具体检查的建议，应尽可能具体。
- 会诊记录密密麻麻的字，可能很难找到建议或混淆。关键建议的单独或突出显示（例如，带有项目符号的部分）是对会诊申请者的一项服务。申请者可能更喜欢书面的会诊记录格式，首先写明会诊的原因，初步印象和诊疗计划。
- 会诊可能是一个可以教学的时刻，但是是否对申请医师进行教学取决于会诊医师的技巧和时机，申请者当时是否愿意接受，以及是否需要教育。

- 避免陷入病历大战。作为会诊医师，申请医师可能不会采纳您的所有建议。如果在诊疗方面出现分歧，最好以口头讨论，而不是在电子病历中进行记录。使用“考虑”之类的语言可能有助于避免冲突。
- 提供具体的建议来解决可能出现的临床情况。但是，并非所有的突发事件都可以或应该被计划，为每个突发事件提供计划也是不必要的，并且可能导致难以执行的建议。

适当随访

随访会诊的频率和需求取决于患者的临床状况和合并症，推荐的检查，以及是针对重点问题的会诊还是共同管理的关系。通常，需要更密切关注的患者包括：

- 经推荐治疗没有改善的患者
- 由于合并症而有并发症风险的患者
- 检查结果提示需要进一步治疗的患者
- 共同管理的患者

会诊医师应与申请医师明确沟通并记录后续随访计划。对于住院患者，沟通会诊医师是否每天会访视患者，并在停止访视患者时明确地进行告知，包括出现新问题时应与谁联系的信息。

临床要点

- 会诊申请者可能更喜欢书面会诊记录，会诊的理由、初步印象和诊疗计划被强调或置顶。
- 随着时间的推移，与会诊申请者建立信任和合作关系，会诊医师更能够建议和提供高价值诊疗服务。
- 如果会诊申请者和会诊医师对在患者诊疗中的关键临床问题或他们各自角色有不一致的看法，那么直接沟通至关重要。

参考文献

1. Thompson RE, Pfeifer K, Grant PJ, Taylor C, Slawski B, Whinney C, Wellikson L, Jaffer AK. Hospital medicine and perioperative care: a framework for high-quality, high-value collaborative care. J Hosp Med. 2017;12(4):277–82.
2. Goldman L, Lee T, Rudd P. Ten commandments for effective consultations. Arch Intern Med. 1983;143(9):1753–5.
3. Cohn SL. The role of the medical consultant. Med Clin N Am. 2003;87:1–6.
4. Salerno SM, Hurst FP, Halvorson S, Mercado DL. Principles of effective consultation. Arch Intern Med. 2007;167(3):271–5.
5. Chang D, Gabriel E. 10 tips for hospitalists to achieve an effective medical consult. Hospitalist. 2015;2015(7).

第 3 章 术前评估

Christopher S. Kim，Molly Blackley Jackson
王焜　译　张鸿　审校

背景

“术前评估”仍然是医学会诊的常见及重要内容。好的术前评估提供了患者术前状态的基线信息，为患者及外科团队发现围术期风险，并提出建议以减少风险，成为术后管理患者医学状态的起点。

术前评估的重要因素

既往史和体格检查

详细的病史和体格检查有助于确定有手术并发症风险的患者。检查者应当明确诊断并评估与严重围术期风险相关的状况，包括：

- 心力衰竭
- 冠心病
- 心律失常
- 严重的心脏瓣膜疾病
- 控制较差的高血压
- 严重的肺动脉高压
- 阻塞性睡眠呼吸暂停（OSA）
- 重度慢性阻塞性肺疾病（COPD）
- 晚期肝病

- 血栓栓塞性疾病
- 控制不佳的糖尿病
- 肾上腺功能不全
- 重度贫血
- 慢性肾病
- 认知功能障碍
- 虚弱及较差的功能状态

表 3.1 为术前评估的要点总结，表 3.2 为术前系统回顾的建议，表 3.3 示全面的术前体格检查的内容。

手术的紧迫性

了解手术的紧迫性是术前评估的关键部分。对于需要急诊或亚急诊的手术患者，会诊医师的作用可能仅限于有针对性地提出注意事项和术后建议。对于“时间敏感”的限期手术患者，会诊医师的角色应该是预测并减轻围术期并发症，同时避免进行不必要的检查，特别是那些可能会延迟手术且不会改变围术期管理的检查。最后，对于择期手术的患者，术前评估有机会评估患者的整体情况并做好进一步治疗的准备，如果有必要可以申请有助于诊断的检查，并与患者和患者的医疗团队合作以优化整体健康状况。

术前评估的时机

对于那些计划进行择期手术的患者，应与手术团队讨论术前评估的时机。过于接近计划手术日期的评估可能无法留出

表 3.1　术前评估的要点

申请医师	通常是外科医师，有时是社区医师（PCP）或专科医师，或麻醉医师
会诊目的	要求会诊的具体原因，可能是常规的术前评估
主要问题	包括将实施手术的原因
手术日期	包括手术类型

（续表）

医疗团队	列出社区医师和所有当前的或相关的专科医师
现病史（HPI）	简单总结与拟行手术相关的病史。因外科团队已采集相关病情，在术前现病史中仅需重复最重要的要点
当前及既往内科疾病	专注于需要咨询的情况（如冠心病等），但要完整，这需要详细询问患者相关状况和（或）病历回顾
既往手术史及手术并发症史	特别需评估此前的并发症，如出血、血栓形成、感染、谵妄以及任何心肺并发症。如果此前有明确的麻醉相关并发症，需要告知麻醉团队
药物过敏	包括过敏反应的类型，尤其是与围术期相关的药物，如抗生素及阿片类药物
药物	包括处方药、非处方药及中草药
家族史	除了家族医疗病史外，还要评估家族麻醉相关问题
社会史	患者生存状态和监护网络显得非常重要，特别是如果出现术后并发症并在出院后需额外支持的情况
个人习惯	吸烟，饮酒及非法药物使用
系统回顾	进行系统性全面检查，以发现可能需要在手术前处理的任何潜在健康问题。见表 3.2
功能状态及活动耐量	区分术后 30 天内独立、部分依赖或完全依赖他人的患者；明确患者在无明显限制症状的情况下可完成的代谢当量
体格检查	详见正文内容及表 3.3
检查	详见正文内容及表 3.4
评估	描述医学合并症的严重程度和控制情况的问题清单 全面的风险评估，不仅限于心肺相关风险
建议	具体明确术前检查和药物管理 包括术后诊疗和预防措施的建议［例如预防静脉血栓栓塞（VTE）］

表 3.2　术前系统回顾

一般情况	发热，体重改变（量化），寒战，夜间盗汗，不明原因的跌倒，疲劳
眼	视力改变或受损
耳 / 鼻 / 口 / 咽	近期感冒，听力受损，频繁鼻出血，牙痛，松齿或义齿
心血管	胸痛［静息和（或）活动时］，端坐呼吸，夜间阵发性呼吸困难，心悸，水肿，晕厥或先兆晕厥，跛行症状
呼吸	呼吸困难（休息或活动时），咳嗽，喘息，打鼾，呼吸暂停，白天过度嗜睡
胃肠	腹痛，吞咽困难，恶心 / 呕吐，腹泻，便秘，反酸，黑便或血便
泌尿生殖	尿痛，血尿，排尿困难，尿急，尿潴留或失禁，避孕措施（若相关），怀孕的可能性
肌肉骨骼	肌肉或关节疼痛，活动问题
皮肤	皮疹，伤口愈合困难，过敏（例如胶布），皮肤颜色改变（如皮肤黄疸等）
神经	肌张力异常，感觉，平衡，语言，记忆，认知，震颤，神经病变，失眠
精神	抑郁，焦虑，精神错乱
内分泌	热 / 冷不耐受，皮肤干燥，直立（体位）性低血压，脸红，烦渴，多尿
血液	易淤青或出血，输血意愿
过敏 / 免疫	对暴露物的再发或严重过敏反应史（呼吸困难，喘息，肿胀，皮疹）

足够的时间来调整和优化患者的健康状况；与计划的手术日期相差太远的评估可能会解决患者当时的健康状况，但在此期间患者的健康状况会发生变化，从而改变手术时的围术期风险。理想情况下，应尽量在计划手术前 3 ～ 4 周左右对患者进行评

表 3.3　全面的术前体格检查

生命体征	包括血压，静息心率，吸空气时氧饱和度，身高及体重
一般状况	描述整体表现
眼 / 耳 / 鼻 / 口 / 咽	评估瞳孔对称性及对光反射；检查黄疸及结膜苍白，检查困难气道，口咽部病变和记录牙列
心血管	评估失代偿性心力衰竭和严重的瓣膜疾病的征象。常规视诊、触诊心前区隆起，震颤，心尖搏动。听诊应特别关注 S1/S2 心音大小，杂音，奔马律。评估颈静脉压（JVP）。评估周围水肿
呼吸	评估呼吸做功并进行常规听诊喘息音、干啰音和湿啰音。评估延长的呼气时间，尤其是患有阻塞性肺疾病的患者。评估陈-施呼吸（与心脏射血分数下降有关），杵状指
胃肠	常规视诊（尤其对先前手术后瘢痕及扩张的患者），触诊柔韧度及器官肿大，听诊肠鸣音
泌尿生殖	除非有明确病史或手术指征，否则延期检查
肌肉骨骼	评估功能状态，例如没有协助的情况下从坐位站起，在没有帮助或呼吸困难的情况下行走。评估肌肉的结实度和对称性
血液 / 淋巴结	检查皮肤苍白、瘀斑、瘀点。特定患者检查淋巴结
神经	考虑定向力的基本评估。检测老年患者的记忆、认知和握力。若有卒中病史或其他的颅内疾病，应考虑脑神经检查，四肢力量及感觉检查，步态，小脑功能检查以明确基线状态
精神	注意影响力，讲话节奏，思考内容
皮肤	检查皮肤病变，尤其是伤口。评估拟行手术部位出现的皮疹

估，以便会诊医师能够进行彻底的评估；采取适当的干预措施，来评估和优化患者的健康状况，并降低围术期风险；同时与外科、麻醉和其他团队有效沟通。

风险评估

美国心脏病学会和美国心脏协会的指南建议采用逐步评估围术期心脏风险的方法，尽管这些指南没有考虑所有类型的手术或医疗危险因素[1]。会诊医师应综合使用可用的指南、工具和临床判断来评估整体医疗和手术风险。需要考虑的一些临床因素包括：

- 手术持续时间和全身麻醉的使用[2-3]
- 急诊手术[4]
- 估计失血量
- 手术部位和手术类型，包括手术入路
- 内科合并症[5]
- 虚弱 / 功能状态（见第 44 章）
- 近期疾病的存在或慢性疾病的恶化

有几种工具和计算器可用于评估手术的风险。一些用来评估特定的风险或适用于特定的手术，而另一些则适用范围更广。这些工具有局限性，必须理性辨别来解释结果，以帮助单个患者和临床团队做出最佳决策。常用的风险计算器工具包括：

- 美国外科医师学会（ACS）国家外科手术质量改进计划（NSQIP）外科手术风险计算器（https://riskcalculator.facs.org/）整合了多个患者变量和特定手术，以计算几个临床 30 天结局的风险，如心肌梗死或心搏骤停、静脉血栓栓塞、肺炎、手术部位感染和再入院[6]。可提供打印的总结报告，用于患者、外科医师、会诊医师讨论患者的风险。
- 心肌梗死和心搏骤停（MICA）风险计算器（https://qxmd.com/calculate/calculator_245/gupta-peri-operative-cardiac-risk）使用 5 个风险因素［手术部位、功能状态、ASA 分级（见第 4 章）、肌酐和年龄］来估计围术期 30 天的心搏骤停或心肌梗死风险[7]。

- 改良心脏风险指数（RCRI）使用6个变量（高风险手术、缺血性心脏病、充血性心力衰竭、脑血管疾病、胰岛素治疗的糖尿病和血肌酐＞2 mg/dl）来评估心脏并发症的风险[8]。有关估计心脏风险的更多信息，请参见第6章。
- 其他工具和计算器，包括那些估计围术期肺部风险的工具（见第32章），以及肝病患者并发症的风险工具（见第17章）。

诊断检查

不适当的术前检查可能会导致额外的费用、并发症、焦虑和手术推迟[9-12]。几个专业协会，其中一些参加了“明智选择”活动，建议采用一种深思熟虑的方法进行术前诊断评估，避免申请低产出且不太可能改变后续处理的检查[13-17]。一般来说，术前检查应遵循以下原则：

- 不建议常规术前检查，特别是对于低风险手术和（或）无明显系统性疾病的患者。
- 最好根据手术类型和详细的病史、体格检查结果来选择。
- 在考虑可能影响手术时机的术前检查时，会诊医师、患者、外科医师和麻醉团队之间的良好沟通至关重要。

表3.4提供了适用于术前风险评估和管理的诊断检查的一般指南。

记录和交流

医学上复杂的患者的围术期诊疗涉及多种情境中的多个人员。如何记录和传达术前评估报告与评估本身同样重要。

- 应告知患者他们的风险和您的建议。与患者讨论他们对“成功”手术结果的看法，如果患者的预期结果与手术团队提供的描述不一致，则与手术团队进行沟通。
- 术前评估和建议应总结成简明而全面的记录，说明患

表 3.4　术前检查

凝血酶原时间（PT）/国际标准化比值（INR），凝血活酶时间（PTT）	对于服用华法林、已知有肝病和严重营养不良的患者，检测 PT/INR 考虑对个人或家族有异常出血史的患者检测凝血功能
全血细胞计数（CBC）	如果病史或体检提示感染或骨髓增生性疾病，则考虑检查白细胞计数。有贫血病史，或有贫血风险，或任何拟行大出血手术的患者考虑检查血细胞比容。有异常出血病史的患者考虑检查血小板计数
基本代谢检查	病史或体检提示存在异常风险（例如，影响电解质或肾功能的药物治疗）时考虑检查 已知肾脏病的患者、如果需要管理围术期药物（例如，抗凝治疗），任何使用肾毒性药物的患者，或者可能出现大量液体出入或低血压的患者，都需要考虑检查肌酐
肝功能检测	仅当病史或体检提示异常时考虑检查 评估有风险患者的营养状况时，考虑检查白蛋白
尿液分析	仅在病史或体检提示尿路感染时考虑检查。外科医师在特定的手术时考虑检查，例如关节置换或泌尿生殖手术
妊娠检测	所有有可能怀孕的育龄妇女
心电图（ECG）	患有冠状动脉疾病、严重心律失常、心力衰竭或严重结构性心脏病、严重瓣膜疾病、外周动脉疾病、卒中或短暂性脑缺血发作史（如果在过去 12 个月内未做过检查）的患者，都可以考虑检查 对接受低风险手术的患者无须检查
胸部 X 线	仅当病史或检查显示有活动性肺病时，考虑检查
肺功能检查（PFTs）	仅当在择期手术前需要诊断和治疗之前未知的肺部疾病时，申请检查 用于某些特定的手术类型（如胸外科手术）
动脉血气分析（ABG）	仅当怀疑低氧血症或二氧化碳潴留会影响术后处理时，才申请检查

者的健康状况是否达到了手术的最佳状态。如果没有，总结建议以改善手术准备状态，并指定谁将负责遵循这些建议。

- 避免使用“允许手术”这一术语。这个术语可能被认为是在暗示不会出错，但是，任何外科手术都可能有并发症。评估的关键在于拟行手术的预期收益是否超过潜在风险。
- 描述预计的风险。考虑在特定领域使用风险计算器，如心脏并发症。如果引用了并发症的特定风险百分比，那么提供下列信息特别重要，即风险是否高于平均值以及风险是否可改善或不可避免。
- 参见表 3.5，了解记录具体建议较为恰当的范例。
- 如果具体建议需要尽早关注，或者病例特别具有挑战性（例如，手术必须推迟或取消），应直接联系转诊外科医师。
- 术前评估记录应抄送给外科医师、社区医师和相关的专家。
- 会诊记录应明确说明，如有问题如何联系到您（或适当的合作伙伴）。
- 了解您所在机构中谁将在术后随访患者，可能是手术团队、住院医师或其他人，如果术后有什么特别需要注意的地方，请联系那个人。

临床要点

- 美国外科医师学会（ACS）国家外科手术质量改进计划（NSQIP）外科手术风险计算器（https://riskcalculator.facs.org/）是计算特定 30 天结局风险的有用工具。
- 一些专业组织建议不要在手术前进行常规检查。

表 3.5　会诊记录范例

评估总结陈述的范例：
______先生拟行择期全髋关节置换术。他符合手术适应证。由于糖尿病和既往卒中史，患者心血管并发症的风险增加。不过，患者运动耐量非常好，因此我不建议在这个中危手术之前做进一步的心脏检查。由于肺气肿和阻塞性睡眠呼吸暂停，患者肺部并发症的风险增加。患者肺部疾病稳定，睡眠呼吸暂停得到很好的治疗。最后，由于年龄，他有术后谵妄的风险。
关于患者病情、药物或注意事项的具体建议范例：
建议： 1. 安排手术，无须做进一步的心脏检查。 2. 手术前 5 天开始停用华法林，无须对其心房颤动进行桥接治疗，因为患者在停用华法林期间为围术期脑卒中的低危患者。 3. 手术当天早上，我告诉他用一小口水服用美托洛尔，并使用噻托溴铵吸入剂。 4. 持续使用 β 受体阻滞剂，术后不要中断。预计他术后可以立即服用口服药物，因此他需服用 50 mg 酒石酸美托洛尔（家庭剂量），q12 h，如果 SBP 小于 110 mmHg 或心率小于 60 次 / 分则停用；如果不能服用口服药物，可以静脉给药（例如美托洛尔 5 mg 静脉注射，q6 h）。 5. 当手术允许且不需要桥接治疗时，术后重新开始家庭剂量的华法林。如果无活动性出血，华法林一般可以在手术后 24 ～ 48 h 内重新开始服用。 6. 术后继续常规的噻托溴铵吸入剂，根据需要使用沙丁胺醇喷雾剂。 7. 针对阻塞性睡眠呼吸暂停综合征，需要他把他的 CPAP 机器带到医院，在术后睡觉 / 打盹时使用。 8. 每天进行常规肺部并发症预防，包括注意肺部卫生和清醒时每小时进行激励性肺活量锻炼。 9. 常规 VTE 预防。 10. 社区医师术后 2 ～ 4 周随访。

SBP，收缩压；VTE，静脉血栓栓塞症；CPAP，持续气道正压通气

参考文献

1. Fleisher LA, Fleischmann KE, Auerbach AD, Barnason SA, Beckman JA, Bozkurt B, Davila-Roman VG, Gerhard-Herman MD, Holly TA, Kane GC, Marine JE, Nelson MT, Spencer CC, Thompson A, Ting HH, Uretsky BF, Wijeysundera DN. 2014 ACC/AHA guideline on perioperative cardiovascular evaluation and management of patients undergoing noncardiac surgery: executive summary: a report of the American College of Cardiology/American Heart Association Task Force on Practice Guidelines. Circulation. 2014;130(24):2215–45.
2. Reilly DF, McNeely MJ, Doerner D, et al. Self-reported exercise tolerance and the risk of serious perioperative complications. Arch Intern Med. 1999;159:2185–92.

3. Smetana GW, Lawrence VA, Cornell JE. Preoperative pulmonary risk stratification for noncardiothoracic surgery: systematic review for the American College of Physicians. Ann Intern Med. 2006;144:581–95.
4. Mullen MG, Michaels AD, Mehaffey JH, Guidry CA, Turrentine FE, Hedrick TL, Friel CM. Risk associated with complications and mortality after urgent surgery vs elective and emergency surgery: implications for defining "quality" and reporting outcomes for urgent surgery. JAMA Surg. 2017;152(8):768–74. https://doi.org/10.1001/jamasurg.2017.0918.
5. Glance LG, Lustik SJ, Hannan EL, Osler TM, Mukamel DB, Qian F, et al. The surgical mortality probability model: derivation and validation of a simple risk prediction rule for noncardiac surgery. Ann Surg. 2012;255:696–702.
6. Bilimoria KY, et al. Development and evaluation of the universal ACS NSQIP surgical risk calculator: a decision aid and informed consent tool for patients and surgeons. J Am Coll Surg. 2013;217(5):833–842.e3.
7. Gupta PK, Gupta H, Sundaram A, Kaushik M, Fang X, Miller WJ, Esterbrooks DJ, Hunter CB, Pipinos II, Johanning JM, Lynch TG, Forse RA, Mohiuddin SM, Mooss AN. Development and validation of a risk calculator for prediction of cardiac risk after surgery. Circulation. 2011;124(4):381–7.
8. Lee TH, Marcantonio ER, Mangione CM, et al. Derivation and prospective validation of a simple index for prediction of cardiac risk of major noncardiac surgery. Circulation. 1999;100(10):1043–9.
9. Kaplan EB, Sheiner LB, Boeckmann AJ, Roizen MF, Beal SL, Cohen SN, Nicoll CD. The usefulness of preoperative laboratory screening. JAMA. 1985;253(24):3576–81.
10. Smetana GW, Macpherson DS. The case against routine preoperative laboratory testing. Med Clin North Am. 2003;87(1):7–40.
11. Benarroch-Gampel J, Sheffield KM, Duncan CB, Brown KM, Han Y, Townsend CM Jr, Riall TS. Preoperative laboratory testing in patients undergoing elective, low-risk ambulatory surgery. Ann Surg. 2012;256(3):518–28.
12. Sigmund AE, Stevens ER, Blitz JD, Ladapo JA. Use of preoperative testing and physicians' response to professional society guidance. JAMA Intern Med. 2015;175(8):1352–9.
13. Committee on Standards and Practice Parameters, Apfelbaum JL, Connis RT, Nickinovich DG, American Society of Anesthesiologists Task Force on Preanesthesia Evaluation, Pasternak LR, Arens JF, Caplan RA, et al. Practice advisory for preanesthesia evaluation: an updated report by the American Society of Anesthesiologists Task Force on preanesthesia evaluation. Anesthesiology. 2012;116(3):522–38.
14. National Guideline Centre (UK). Preoperative tests (update): routine preoperative tests for elective surgery. London: National Institute for Health and Care Excellence (UK); 2016.
15. American Society of Anesthesthesiologists, Society of General Internal Medicine, American College of Surgeons, The Society of Thoracic Surgeons, American Society of Clinical Pathology, American Society of Echocardiography, American College of Radiology, American College of Physicians. "Five things physicians and patients should question." Choosing Wisely, http://www.choosingwisely.org/. Accessed 7 Dec 2018.
16. Feely MA, Collins CS, Daniels PR, Kebede EB, Jatoi A, Mauck KF. Preoperative testing before noncardiac surgery: guidelines and recommendations. Am Fam Physician. 2013;87(6):414–8. Review.
17. Cohn SL. Preoperative evaluation for noncardiac surgery. Ann Intern Med. 2016;165(11):ITC81–96.

第 4 章
麻醉基础

Wendy Suhre
王焜　译　张鸿　审校

背景

除了实际麻醉管理外，麻醉医师在围术期还扮演着几个重要的角色。麻醉医师在实施麻醉前对患者进行评估和管理，并在手术室和术后早期作为“社区医师”掌握患者的医学状况。麻醉医师掌握广泛的核心医学知识以及围术期处理并存疾病的丰富经验。他们具有心血管和呼吸生理学以及危机事件管理方面的专业知识。麻醉医师在围术期感兴趣的许多问题与会诊医师所关注的问题高度一致。

术前麻醉评估

手术前对复杂患者的评估可以减少手术取消和延迟的天数[1-2]。麻醉医师的全面术前评估包括从手术患者获得相关信息、临床优化和围术期风险评估[3]。术前评估进入到病历中，并作为麻醉团队所需的核心患者信息，以确保围术期患者的安全诊疗。术前麻醉评估应包括以下内容：

- 美国麻醉科医师学会（ASA）患者生理状态分级（表 4.1）。这个分类系统已被证明能预测围术期并发症和死亡率。一项研究显示，ASA Ⅰ级、Ⅱ级、Ⅲ级和Ⅳ死亡率分别为 0.1%、0.7%、3.5% 和 18.3%[5]。
- 基本气道检查，包括张口度、Mallampati 分级（表 4.2）、

表 4.1 美国麻醉科医师学会（ASA）患者生理状态分级[4]

ASA 生理状态分级	定义
ASA Ⅰ	正常健康患者
ASA Ⅱ	没有实质性功能受损的轻度系统性疾病
ASA Ⅲ	有实质性功能受损的重度系统性疾病
ASA Ⅳ	对生命构成持续威胁的严重系统性疾病
ASA Ⅴ	濒临死亡患者，不手术即将死亡

每个 ASA 分级的范例见 https://www.asahq.org/standards-and-guidelines/asa-physical-status-classification-system

表 4.2 Mallampati 分级[6]

MALLAMPATI 分级	可见
Ⅰ级	硬腭，咽腭弓，软腭，悬雍垂
Ⅱ级	咽腭弓，软腭可见，悬雍垂
Ⅲ级	软腭，悬雍垂基底
Ⅳ级	软腭不可见

头部伸展度、下颌前突、甲颌距和牙列评估，以探测可能造成困难插管或困难面罩通气的指标。

- 有手术或麻醉并发症的病史，包括术后恶心或呕吐、插管困难或麻醉不良反应。
- 对患者进行可能使用的麻醉方法和术后疼痛管理计划的教育（见第 56 章），可以减轻患者在围术期的一些恐惧和焦虑。
- 出院计划，特别是门诊操作和手术。
- 输血准备。尽管获得知情同意和输血相关实验室检测的责任通常由手术团队承担，但麻醉医师可以自己关注，或者确保在手术前进行了适当的血液检测，以避免手术当天的延误。

术前麻醉评估的剩余部分与医学术前评估重叠（见第 3 章），包括当前的内科合并症以及它们是否已经被优化；当前应用的药物清单，以及手术前应继续或停用哪些药物的说明（第 5 章）；病史和体检，以评估可能影响麻醉和手术的任何尚未诊断的医疗状况；以代谢当量（METs）来评估的功能状态（见第 6 章）。

围术期麻醉管理

麻醉方法

麻醉方案由麻醉医师决定，取决于手术和患者因素。麻醉方案包括麻醉方法、阿片类药物和用于控制疼痛的辅助药物，以及用于治疗内科合并症和预防麻醉并发症（如术后恶心和呕吐）的各种其他药物。麻醉选择包括几大类。

全身麻醉

全身麻醉产生一种无意识、遗忘、无体动和对伤害性刺激反应减弱的状态。全身麻醉有三个阶段：诱导、维持和苏醒。

- 诱导包括预充氧、给予吸入或静脉麻醉药，有时根据气道管理要求还要给予阿片类和肌松类药物。诱导后，放置气管内导管（ETT）或喉罩气道（LMA）。患者的天然气道可用于某些操作。根据手术类型、外科医师要求和患者因素决定选择哪种气道装置。
- 手术期间需要维持全身麻醉，通常使用吸入或静脉麻醉药，如七氟醚或丙泊酚。常用阿片类药物，因为它可以减少其他麻醉药物的需求，并提供了一些初步的术后镇痛。密切监测患者，确保充足的氧合、通气和血流动力学稳定。潜在的合并症，如糖尿病，也在整个手术过程中得到处理。
- 全身麻醉后的苏醒是一个连续过程，从停止麻醉、肌肉松弛剂逆转、患者对言语刺激产生反应开始，并在拔管和恢复室唤醒的过程中持续进行。一旦患者显示有能力充分供氧、通气并维持气道开放，通常就会移除呼吸装置。

区域麻醉

区域麻醉是指使用局部麻醉药物的周围神经阻滞（PNB）和神经轴索麻醉（NA）（脊柱、硬膜外）。阻滞可通过单次注射（脊柱，PNB）或通过导管连续输注（硬膜外，PNB）进行。区域麻醉技术可单独完成手术，或与全身麻醉或镇静复合使用。

麻醉监护镇静（MAC）

麻醉监护镇静是指“要求麻醉医师提供特定麻醉服务，在这种情况下，患者接受局部麻醉，或者在某些情况下，根本不进行麻醉”[8]。MAC可以只是由麻醉医师监控患者并提供适当的医疗护理，但通常MAC包括镇静和止痛药物的给药。监护过程中需要高度警觉，因为患者可能会达到深度镇静的水平，使他们面临气道阻塞、氧饱和度降低或误吸的风险。

中度镇静

如果只需要轻度或中度镇静，许多操作可以在没有麻醉医师专业诊疗的情况下进行。在这种情况下，在操作医师的监督下，受过适度镇静训练的注册护士可以使用适当的药物。注意避免深度镇静和气道管理的需求。在这些操作中，通常通过鼻导管给氧或面罩给氧。

麻醉注意事项

没有一种麻醉适合所有的患者，所以麻醉方案必须为每个患者制订和个性化。麻醉医师的注意事项如下：

- 麻醉前用药。除了患者可能已经服用的药物之外，还可以在术前等候区给患者服用各种药物。术前用药的使用取决于患者的病史，可用于控制其合并症或用于预防围术期并发症。
- 麻醉方式。在选择手术使用哪种麻醉方式时，麻醉医师会考虑患者因素（气道评估、合并症、患者偏好）、手术方式和持续时间、患者体位和外科医师偏好。

- 监护。对几乎所有患者使用的标准监测包括 EKG、脉搏氧饱和度、血压（无创与动脉内）、呼气末二氧化碳和温度（如果预计温度会发生变化）[9]。特殊情况可能需要神经肌肉监测、脑电图、中心静脉导管、肺动脉导管或经食管超声心动图。
- 静脉通道。根据手术方式、估计失血量和术前实验室值，应在手术开始前确定和建立静脉通道或中心静脉导管的数量和大小。
- 体位。患者的正确体位极其重要，需要手术室的团队努力，包括麻醉医师。某些体位可能会导致显著的心血管或呼吸变化，例如过度头低足高（Trendelenburg）位、过度反向 Trendelenburg 位和坐位 / 沙滩椅位。重要的是要考虑患者是否能忍受所需的体位。
- 疼痛控制。尽管阿片类药物仍是疼痛控制的重要基石，但许多其他药物和疗法也是可用的，并被更普遍地使用。这些包括对乙酰氨基酚、加巴喷丁、塞来昔布、氯胺酮、右美托咪定、局部麻醉药物和区域麻醉。手术和患者因素会影响选择何种药物，以及哪些药物可以在术后持续使用。
- 心脏设备管理。应询问所有心脏植入式电子装置（CIEDs），以确定其功能是否正常，电池是否有足够的剩余寿命，并确定该设备是否需要特定的术前程控，或者术中管理是否只需要放置磁铁。根据不同的机构，这可以在麻醉前门诊或在术前等候区进行，通常由心脏病专家或受过培训的麻醉医师在围术期处理 CIEDs（见第 11 章）。
- 大脑深部 / 周围神经刺激器。这些神经刺激器可能在手术过程中受损，通常在手术前关闭。患者应该总是带着他们的程控器去手术，以便设备可以在必要时关闭。

- 术后管理。麻醉计划还包括在麻醉后恢复室（PACU）照护患者。疼痛管理、止吐药、CPAP/BiPAP 的使用、血压控制、充分的监测和患者从 PACU 的适当转出，这些都由麻醉医师负责[10]。

麻醉并发症

麻醉管理（药物、体位、气道管理）会导致各种并发症。任何在术后管理患者的医师，都应该意识到常见或严重的并发症以及如何处理它们。

- 低血压。所有麻醉药物，包括全身和局部麻醉药物，都可以降低血压。一般来说，这些异常很容易用液体或升压药物治疗。服用血管紧张素转化酶抑制剂（ACEI）和血管紧张素受体阻滞剂（ARB）的患者在麻醉诱导后发生更严重低血压的风险增加[11]。
- 神经损伤 / 神经病变。除非由手术或组织水肿引起，大多数术后神经损伤是由错误摆放体位所致的压迫引起的。尺神经病变是最常见的，但坐骨神经、腓总神经、桡神经和正中神经也可能受损。如果神经病变持续存在，患者可能需要进一步评估。避免神经损伤的最好方法是正确摆放体位。
- 牙齿 / 嘴唇 / 舌头受伤。麻醉最常见的并发症之一。受伤可能发生在气囊面罩通气、插管 /LMA 放置期间，或者在苏醒 / 拔管时。手术前评估患者的牙列有助于避免牙齿损伤。
- 知晓。麻醉中知晓是指患者对全身麻醉时发生的事件有明确的回忆。为了降低麻醉中知晓风险，在全身麻醉期间要监测麻醉深度。危险因素包括急诊手术、血流动力学不稳定（严重低血压）和麻醉药物输送问题（如全静脉麻醉下的静脉输液渗漏）[8]。
- 视力丧失 / 眼睛受伤。术后视力丧失是一种罕见的并发症，但却是灾难性的。危险因素包括极度的 Trendelenburg

体位、失血、贫血和俯卧位低血压。与麻醉相关的最常见的眼部损伤是角膜擦伤。实施麻醉期间和之后应注意保护眼睛。

- 过敏反应 / 恶性高热。对抗生素的过敏反应是最常见的。对药物的其他不良反应也可能发生，包括恶性高热。恶性高热是一种由琥珀胆碱和挥发性麻醉剂（如七氟醚）在遗传易感患者中激发的综合征。最初表现为高碳酸血症、心动过速、肌肉僵硬，而高热通常是晚期征象。恶性高热（MH）的治疗包括丹曲林、过度通气、主动降温和治疗 MH 并发症，包括高钾血症、代谢性酸中毒和横纹肌溶解症 / 肾损伤。
- 术后谵妄和术后认知功能障碍（POCD）。这些问题在老年患者中更为常见，并一直受到极大关注。正在研究术后谵妄和 POCD 的治疗和预防措施，但尚未确立有效的治疗方法[12-13]。关于术后谵妄的更多细节见第 53 章。
- 术后恶心和呕吐（PONV）。PONV 是麻醉后最常见的并发症之一，也是最令患者困扰的。风险因素包括女性、年龄小于 50 岁、不吸烟、PONV 或晕动病病史、接受妇科或腹腔镜手术、术后阿片类药物以及吸入麻醉剂的使用。丙泊酚全凭静脉麻醉、区域麻醉、阿片类药物节约技术和术前 / 术中止吐药都是降低 PONV 风险的策略[14]。
- 术后尿潴留（POUR）。POUR 的危险因素包括良性前列腺增生史、既往 POUR 史、高龄、手术方式（泌尿系、腹股沟、生殖系）、神经轴索麻醉和围术期使用阿片类药物。如果患者在术后 4 h 后不能排尿，则进行膀胱超声检查。如果测量值大于 600 ml，则进行尿管置入术。对于门诊患者，一次尿管置入术可能就足够了。如果出院后 8 h 仍不能排尿，应指导门诊患者寻求医疗照护。对于入院的患者，可保留导尿，并应在出院前进行排尿试验。

临床要点

- 手术前对复杂患者的良好评估可以减少手术取消和延误的天数。
- 麻醉医师决定麻醉方式、气道管理和围术期镇痛方案。
- 许多麻醉并发症可以通过适当的计划来减轻或预防。

参考文献

1. Ferschl MB, Tung A, Sweitzer B, Huo D, Glick DB. Preoperative clinic visits decrease operating room delays and cancellations. Anesthesiology. 2005;103:855–9.
2. Blitz JD, Kendale SM, Jain SK, Cuff GE, Kim JT, Rosenberg AD. Preoperative evaluation clinic visit is associated with decreased risk of in-hospital mortality. Anesthesiology. 2016;125:280–94.
3. American Society of Anesthesiologists Task Force on Preanesthesia Evaluation. Practice advisory for preanesthesia evaluation. Anesthesiology. 2012;116:522–38.
4. ASA Physical Status Classification System, American Society of Anesthesiologists. https://www.asahq.org/resources/clinical-information/asa-physical-status-classification-system. Accessed 10 Aug 2018.
5. Wolters U, Wolf T, Stutzer H, et al. ASA classification and perioperative variables as predictors of postoperative outcome. Br J Anaesth. 1996;77:217–22.
6. Samsoon GL, Young JR. Difficult tracheal intubation: a retrospective study. Anaesthesia. 1987;42(5):487–90.
7. Crowder MC, Palanca BJ, Evers AS. Mechanisms of anesthesia and consciousness. In: Barash PG, Cullen BF, Stoelting RK, Calahan MK, Stock MC, Ortega R, Sharar SR, Holt NF, editors. Clinical anesthesia. 8th ed. Philadelphia: Wolters Kluwer; 2017.
8. Smith I, Skules M, Phillip BK. Ambulatory (outpatient) anesthesia. In: Miller RD, Cohen NH, Eriksson LI, Fleischer LA, Wiener-Kronish JP, Young WL, editors. Miller's anesthesia. 8th ed. Philadelphia: Elsevier Saunders; 2015.
9. Standards for Basic Anesthetic Monitoring, American Society of Anesthesiologists. http://www.asahq.org/quality-and-practice-management/standards-guidelines-and-related-resources/standards-for-basic-anesthetic-monitoring. Accessed 10 Aug 2018.
10. Committee on Standards and Practice Parameters; Apfelbaum JL; The Task Force on Postanesthetic Care; Silverstein JH; Chung FF, et al. Practice guidelines for Postanesthetic care: an updated report by the American Society of Anesthesiologists Taskforce on Postanesthetic care. Anesthesiology. 2013;118:291–307.
11. Hollman C, Fernandes NL, Biccard BM. A systematic review of outcomes associated with witholding or continuing angiotensin converting enzyme inhibitors and angiotensin receptor blockers before noncardiac surgery. Anesth Analg. 2018;127(3):678–87.
12. Humeidan M, Deiner SG, Koenig N. Chapter 30. In: Reves JG, et al., editors. Geriatric anesthesiology. 3rd ed. Cham: Springer International Publishing; 2018.
13. Hood R, Budd A, Sorond FA, Hogue CW. Peri-operative neurological complications. Anaesthesia. 2018;73 Suppl 1:67–75.
14. Gan TJ, Diemunsch P, Habib AS, Kovac A, Kranke P, Meyer TA, Watcha M, Chung F, Angus S, Apfel CC, Bergese SD, Candiotti KA, Chan MT, Davis PJ, Hooper VD, Lagoo-Deenadayalan S, Myles P, Nezat G, Philip BK, Tramèr MR; Society for Ambulatory Anesthesia. Consensus guidelines for management of postoperative nausea and vomiting. Anesth Analg. 2014;118:85–113.

第 5 章
围术期药物管理

Sabeena Setia
王焜 译 张鸿 审校

背景

患者家庭用药方案的围术期管理是围术期医学的重要组成部分。临床医师必须权衡患者使用常规药物导致围术期伤害的风险，以及针对潜在的疾病状况用药的停药风险。本章为临床医师提供风险-效益评估的指导，同时承认围术期常规药物管理普遍缺乏结局数据。

术前评估

手术前必须获得一份全面的药物清单，包括非处方药、补充剂、吸入剂、滴眼剂和口服避孕药，以及所有药物的用法、剂量和途径（如口服、透皮和皮下注射）。临床医师还应考虑手术方式和预期的术后病程，以及这些对围术期药物管理的影响，包括延长的禁食禁饮（nil-per-os，NPO）状态、对肝或肾功能以及药物清除的潜在影响等。同样，在决定继续或暂停特定药物时，也必须考虑正在接受治疗的潜在疾病状况（如器官移植、严重炎性肠病）。

围术期管理

术前

表 5.1 给出了术前药物管理的建议。如果时间允许，理想

表 5.1　术前药物管理

抗心律失常药物	手术当天早上继续，包括地高辛
抗凝剂 华法林 直接口服抗凝剂（DOAC）	通常，华法林在手术前 5 ～ 7 天停用，而 DOAC 在手术前 24 ～ 48 h 停用（取决于肾功能）。达比加群可能需要在手术前 72 ～ 120 h 停用。其他建议见第 26 章
降压药（非利尿剂） 钙通道阻滞剂 硝酸盐（长效和短效） α 受体阻滞剂 联合 α/β 受体阻滞剂 α 受体拮抗剂（可乐定）	通常，在手术当天早上继续服用这些抗高血压药物。可乐定的突然停用会导致反跳性高血压，参见第 10 章
抗高血压类 ACEIs，ARBs 袢利尿剂 噻嗪类利尿剂 保钾利尿剂 直接血管扩张剂（肼屈嗪、米诺地尔）	通常，在手术前 12 ～ 24 h 停用 ACEIs、ARBs 和袢利尿剂，除非患者患有未控制的高血压或晚期充血性心力衰竭。噻嗪类利尿剂、保钾利尿剂和直接血管扩张剂的围术期处理应根据患者情况或临床医师的判断进行个体化管理 详细讨论和建议见第 8 章和第 10 章
抗血小板药物	通常，术前 5 ～ 7 天停用阿司匹林和氯吡格雷。关于进一步建议见第 7 章
哮喘和慢性阻塞性肺疾病药物 吸入性类固醇或吸入性类固醇组合 吸入性抗胆碱能药物 吸入性 β 激动剂 口服药物（孟鲁司特）	通常，继续所有的哮喘和慢性阻塞性肺疾病的吸入和口服药物治疗。考虑围术期停用茶碱。关于进一步的建议见第 33 章
膀胱和前列腺药物 α_1 肾上腺素拮抗剂 5-α 还原酶抑制剂	一般来说，应在手术当天早上继续使用。如果患者在白内障手术前服用了这些药物中的一种，则通知眼科医师，因为存在虹膜松弛综合征的风险
降胆固醇药物	一般来说，在手术当天早上继续服用他汀类药物。在手术当天早上停用非他汀类药物（烟酸、吉非罗齐、非诺贝特、考来烯胺、考来斯汀、依泽替米贝）

（续表）

糖尿病药物 口服和非胰岛素类注射药物 胰岛素	一般来说，在手术当天早晨停用口服降糖药和非胰岛素注射剂 在手术前 3 天停用 SGLT2 抑制剂（卡那格列吡嗪、dapagliflozin、empagliflozin），因为有发生正常血糖酮症酸中毒的潜在风险 一般来说，在手术当天早上停用餐前胰岛素，并继续使用基础胰岛素，在手术前一天晚上和当天早上调整剂量。关于胰岛素管理的详细建议见第 13 章
胃肠药物 质子泵抑制剂、H_2 阻滞剂、止吐药	除了颗粒抗酸剂（如碳酸钙、抗胃酸咀嚼片等）外，在围术期继续使用大多数胃肠药物
痛风药物	一般来说，术前继续预防性药物治疗。关于进一步的建议见第 42 章
激素类 雌激素 孕激素 睾酮	应根据患者和手术风险因素对口服避孕药和激素替代疗法进行个体化管理。围术期继续使用睾酮 激素治疗围术期管理的更多细节见第 15 和第 45 章
激素类药物 SERMs（他莫昔芬） 芳香酶抑制剂（阿那曲唑）	当患者或手术因素导致 VTE 高风险时，建议停止 SERMs 2 ～ 4 周 芳香酶抑制剂通常可在围术期继续服用。详细建议见第 15 章
用于器官移植的免疫抑制剂 霉酚酸酯、他克莫司、环孢素	围术期继续使用，咨询移植专家
神经药物 抗癫痫药 帕金森病药物	一般来说，围术期继续使用抗癫痫药 关于帕金森病药物治疗的建议，包括对 MAO 抑制剂的讨论详见第 30 章
骨质疏松药物 二膦酸盐、钙和维生素 D	手术当天早晨停用

（续表）

止痛药类 阿片类、对乙酰氨基酚、γ-氨基丁酸类似物、肌肉松弛剂、巴氯芬、非甾体抗炎药	一般来说，大多数止痛药都可以在围术期继续使用。考虑在手术前3～5天停用非甾体抗炎药 阿片类部分激动剂或拮抗剂（丁丙诺啡-纳洛酮）和纳曲酮的指南见第43章
精神药物 抗抑郁药物（SSRIs和SNRIs）、安非他酮和抗焦虑药物（苯二氮䓬类、丁螺环酮） 情绪稳定剂/精神安定兴奋剂（哌甲酯、利他林）	一般来说，围术期继续使用精神药物 在咨询精神病学专家后，考虑围术期停用锂剂，因为GFR＜60 ml/（min·1.73 m^2）的患者或接受大量液体出入手术的患者存在锂中毒风险。在缺乏数据的情况下，根据患者的情况并在咨询麻醉专家的情况下对兴奋剂进行个体化管理
肺动脉高压药物 PDE-5抑制剂 sGC刺激剂 内皮素受体拮抗剂	一般来说，围术期继续服用肺动脉高压药物，并咨询肺病或心脏病学专家
风湿病药物和系统性红斑狼疮药物	类风湿关节炎和系统性红斑狼疮的治疗药物管理应根据疾病的严重程度和手术特点，并咨询风湿病学家和外科医师，进行个体化管理。详情见第40、41章
类固醇	一般来说，围术期继续使用类固醇，并根据手术方式考虑"应激剂量类固醇"。详情见第14章
甲状腺药物	手术当天早晨继续服用
维生素和营养补充剂	手术前停用一周 营养缺乏症的补充剂如铁、钙和维生素D不需要在手术前停用一周，但不应该在手术当天早上服用

的做法是停止任何可能对围术期有害的药物（如抗凝剂、口服降血糖药），同时不间断地继续必要的药物治疗（如长期皮质类固醇、β 受体阻滞剂和器官移植药物）。如果患者长期为禁食状态（例如，食管手术或大型头颈手术），考虑使用胃肠外

或局部形式给予必要的药物。

术后

关于重新开始常见门诊药物的建议，见表 5.2。

根据患者服用口服药物的能力以及当前和预期的医疗指征，恢复常规门诊药物治疗，但有某些例外（如患者不能进食时的糖尿病药物治疗——详见第 13 章）。当重新开始使用抗血小板药物和抗凝剂时，一定要和外科医师讨论（见第 7、9 和 26 章），包括非甾体抗炎药。

大多数心血管药物应在术后继续使用。然而，患者的血压经常在手术后下降（尤其是当患者有硬膜外或脊髓麻醉时），所以我们建议为所有血管活性药物写明停药指征。在最初的 2 ～ 3 天，经常需要减少剂量。在血压允许的情况下，依次恢复各种血管活性药物。

在一些手术后，特别是那些涉及胃肠道的大手术，口服

表 5.2　术后用药管理

临床允许下尽快恢复的药物	β 受体阻滞剂 抗心律失常药 他汀类药物 喷雾器和吸入器 皮质类固醇（根据需要与手术团队讨论，见第 14 章） 甲状腺药物 大多数精神药物 治疗肺动脉高压药物 帕金森病药物 免疫抑制、移植和抗逆转录病毒药物（根据需要与手术和移植团队讨论）
需要根据临床状况和与手术团队的讨论，谨慎重启的药物	抗血小板药物 抗凝血剂（见第 26 章） 降压药和利尿剂 胰岛素和非胰岛素糖尿病药物（见第 13 章） 风湿类药物

药物可能会被暂时禁止。对于必要的药物，考虑使用替代制剂，如静脉注射、透皮给药或经直肠给药（如果有）。在其他情况下（例如，胃旁路手术、食管切除术或使用饲养管后），可能需要压碎药物进行给药。请记住，缓释制剂不能被压碎，必须用作用时间较短的等效物进行替代。我们建议与药剂师和外科团队一起审查药物清单，以确保做出适当的调整。

特定药物的注意事项

血管紧张素转化酶抑制剂和血管紧张素受体阻滞剂

围术期使用血管紧张素转化酶抑制剂和血管紧张素受体阻滞剂是个有争论的话题。最近的一项 meta 分析证实，在非心脏手术中继续使用血管紧张素转化酶抑制剂和血管紧张素受体阻滞剂与术中低血压风险增加相关，但不增加死亡率风险[1]。相反，对于严重高血压或晚期心力衰竭患者如果停用这些药物，由于增加的后负荷和高血压，可能会使围术期管理复杂化。我们建议在手术当天早上停用这些药物，除非患者患有持续性高血压，且收缩压持续高于 180 mmHg。如果血管紧张素转化酶抑制剂或血管紧张素受体阻滞剂通常在晚上服用，考虑在手术前一天晚上停用。应该停用这些药物的另一种情况是，在外科手术过程中（例如，一些腹主动脉瘤修复术）肾血流可能会受到损害。对于患有晚期心力衰竭、肝硬化或严重高血压的患者，应根据具体情况个体化决定是否继续使用这些药物。

抗血小板药物

一般来说，已知患有心血管疾病的患者围术期继续服用阿司匹林。然而，关于这个问题的数据仍然存在争议。对于近期患有急性冠脉综合征、近期放置心脏支架、高危机械性心脏瓣膜或近期卒中的患者，如果从外科角度来看是可以接受的，则应在围术期持续使用一种或多种抗血小板药物（通常为阿司匹林），不得中断（更多详情见第 7 章）。围术期缺血评估 2（POISE-2）试验对围术期继续服用阿司匹林的安全性和有效性提出了质疑，尽管高危患者（那些在 6 周内接受裸金属支架治疗，或在 1 年内接受药物洗脱支架治疗的患者）被排除在研究之外。此外，该试验中使用的阿司匹林范围在 75 至 300 mg 之间。总的来说，我们建议患者、心脏病专家、神经科专家和外科团队共同决定继续或停止抗血小板治疗的风险[2-3]。

β 受体阻滞剂

突然停用 β 受体阻滞剂会导致反射性心动过速、高血压和心绞痛。如果患者已经服用 β 受体阻滞剂，则应在围术期继续服用（如果是禁食状态，则使用静脉注射同等药物）。根据对低危患者存在潜在危害的证据，不再常规建议仅仅由于围术期原因而启动 β 受体阻滞剂治疗——更详细的讨论见第 7 章。

钙通道阻滞剂

这些药物通常可以安全地继续使用；如果患者术前血压低，考虑围术期停用。钙通道阻滞剂如果用于房颤的心室率控制，通常会继续使用。

可乐定

突然停药可能导致高血压和心动过速。如果可能的话，用等量的透皮贴剂代替。贴剂需要 2 ～ 3 天才能开始起效。如果可能的话，术前开始使用贴剂。使用贴剂的第一天让患者服用他们的口服药物的全剂量，第二天服用常规剂量的 1/2，第三天服用常规剂量的 1/4，然后停止口服药物治疗。贴剂每 7 天更换一次。

利尿剂

传统的做法和我们的建议是在手术当天的早上停用利尿剂，因为担心术中低血压。然而，2010 年的一项小型研究发现，在低危患者群体中，术中低血压没有差异[4]。利尿剂可以根据容量状态的临床评估在术后恢复使用，但不是根据预定的时间表恢复。许多患者术后由于第三间隙、口服摄入不足等原因出现血管内容量不足，尽管有些患者可能会因术中复苏或维持静脉输液而出现高容量，尤其是在心力衰竭或慢性肾病的情况下。

他汀类药物

血管手术患者的一些研究数据表明，围术期使用 HMG-CoA 还原酶抑制剂（他汀类药物）可降低围术期心血管事件［如心肌梗死（MI）、心绞痛和卒中］的风险[5-6]。一项系统性回顾表明，在心脏和非心脏手术中，围术期治疗未使用过他汀类药物的患者可降低围术期房颤、心肌梗死的风险，并缩短平均住院时间[7]。对于未使用过他汀类药物的患者，考虑在血管手术前和心血管事件风险增加的患者中开始使用他汀类药物，因为这些患者通常也有降脂治疗的指征。如果患者已经在服用他汀类药物，则应在术前继续服用，并在术后有可能时恢复。

雌激素相关药物

雌激素相关药物，包括激素避孕药（口服、阴道或透皮）和激素替代疗法，增加了血栓形成的风险，而高风险的外科手术又进一步增加了血栓形成的风险。对于高危患者和（或）手术，如果可以安全停药，这些药物应在手术前 2 ～ 4 周停用。对于口服避孕药（OCPs）的患者，应非常仔细地考虑停用该药物时意外怀孕的潜在风险；在某些情况下，继续使用口服避孕药可能更好。详细讨论见第 15 章。

选择性雌激素受体调节剂（SERMs）

在美国最常用的 SERMs 是第一代 SERMs 三苯氧胺，众所周知它会增加静脉血栓栓塞（VTE）的风险。乳腺癌患者的数据显示在接受近期化疗或长期他莫昔芬治疗的患者中，手术后 VTE 风险显著增加。我们建议在手术前 2 ～ 4 周停止 SERMs，因为手术或患者因素会导致或增加 VTE 的风险，例如，大关节手术、脊柱手术或神经外科手术。在接受微血管手术的患者中，三苯氧胺应在术前 2 ～ 4 周和术后 2 ～ 4 周停用，停用前应咨询患者的外科医师和肿瘤科医师[8-9]。

选择性 5- 羟色胺再摄取抑制剂（SSRIs）

目前，没有令人信服的证据建议术前常规停用 5- 羟色胺再摄取抑制剂，尤其是对正在接受抑郁症治疗的患者。专家们一致认为，与中止 SSRIs 相关的精神疾病风险大于严重围术期出血的潜在风险。潜在出血风险增加的推测机制是血清素对血小板聚集的调节作用。对接受冠状动脉旁路移植术的患者进行的两项回顾性队列研究并未显示围术期出血或死亡率的差异，但确实显示使用 SSRIs 的患者中，术后红细胞输注量增加[10-11]。一项对 500 000 多名患者进行的大型回顾性研究发现，大手术前接受 SSRIs 的患者，与住院死亡率、出血和 30 天再入院率之间存在关联。值得注意的是，如果对抑郁症患者进行校正，死亡率增加的风险就不存在了[12]。一项由 14 项观察性研究组成的系统综述确实证明了围术期出血和红细胞输注风险的增加，尽管输血风险的增加与同时使用的抗血小板和抗凝药物高度相关[13]。手术方式似乎有一定的作用，在乳房和骨科手术中风险增加。到目前为止，还没有前瞻性的研究来研究这个问题。

单胺氧化酶抑制剂（MAOIs）

许多药物与 MAO B 抑制剂有相互作用，尤其是阿片类药物和抗抑郁药物，导致血压不稳定和血清素综合征。我们建议与麻醉团队讨论 MAO B 抑制剂的围术期处理。更详细的讨论见第 30 章。

非甾体抗炎药（NSAIDs）

NSAIDs 是控制围术期疼痛的极好药物，但是由于担心胃肠道出血、吻合口愈合不良（尤其是在结肠直肠手术中）或肾损伤，通常未得到充分使用。一项大型州际回顾性队列研究显示，接受紧急结直肠切除术的患者发生吻合口并发症的风险显著增加。然而，NSAIDs 组和非 NSAIDs 组患者之间的死亡率没有显著差异[14]。在一项对接受紧急肠道手术的患者进行的多机构回顾性研究中，一项事后分析显示，服用 NSAIDs 的患者与未服用NSAIDs的患者之间的小肠吻合失败方面没有差异[15]。根据手术方式和NSAIDs的半衰期，在精心选择的患者中，NSAIDs可以在术前3～5天安全停用。NSAIDs在半衰期、环氧合酶-2选择性、品牌名称和配方方面差异很大。一般来说，半衰期较短的NSAIDs包括布洛芬、吲哚美辛、双氯芬酸和酮洛芬；半衰期较长的NSAIDs包括萘普生、萘丁美酮、美洛昔康和吡罗昔康。请记住，还有几种短效药物的缓释制剂。选择性环氧合酶2抑制剂正被更广泛地使用，作为围术期疼痛控制所公认的阿片类药物节约策略。尽管如此，考虑到在特定患者群体中手术部位出血和吻合口瘘的风险增加（例如，减肥手术、结肠直肠手术），有必要对所有NSAIDs的围术期持续使用进行讨论。

阿片类止痛药

围术期慢性阿片类止痛药的管理需要与外科医师、开止痛药处方的医师（如果与外科医师不同）和患者进行讨论。有限的证据表明，接受骨科手术的患者如果接受慢性阿片类药物治疗，可能会有更差的结局[16]，但术前阿片类药物治疗的减少是否会导致更好的结局尚不清楚。术前接受长期高剂量阿片类药物治疗的患者，应考虑申请疼痛管理专家会诊（如果有）。

用于自身免疫性疾病的风湿病学和生物学药物

在患有自身免疫性疾病如类风湿关节炎、系统性红斑狼疮、脊椎关节病和炎性肠病的患者中，疾病控制药物可能增加围术期感染的风险或影响伤口愈合。如果停用这些药物，这种风险必须与疾病爆发的风险相平衡。解决这些药物的一般围术期管理的数据非常有限。2017年发表了对接受择期全髋关节和全膝关节置换术的患者进行风湿病药物管理的指南[17]。详细建议见第40章和第41章。

参考文献

1. Hollmann C, Fernandes NL, Biccard BM. A systematic review of outcomes associated with withholding or continuing angiotensin-converting enzyme inhibitors and angiotensin receptor blockers before noncardiac surgery. Anesth Analg. 2018;127:678.
2. Devereaux PJ, Mrkobrada M, Sessler D. Aspirin in patients undergoing noncardiac surgery. N Engl J Med. 2014;370:1494–150.
3. Gerstein NS, Schulman PM, Gerstein WH, et al. Should more patients continue aspirin therapy perioperatively? Clinical impact of aspirin withdrawal syndrome. Ann Surg. 2012;255(5):811–9.
4. Khan NA, Campbell NR, Frost SD, et al. Risk of intraoperative hypotension with loop diuretics: a randomized controlled trial. Am J Med. 2010;123:1059e1–8.
5. Durazzo AE, Machado FS, Ikeoka DT, et al. Reduction in cardiovascular events after vascular surgery with atorvastatin: a randomized trial. J Vasc Surg. 2004;39:967–76.
6. Schouten O, Boersma E, Hoeks SE, et al. Fluvastatin and perioperative events in patients undergoing vascular surgery. N Engl J Med. 2009;361:980–9.
7. Chopra V, Wesorick DH, Sussman JB, et al. Effect of perioperative statins on death, myocardial infarction, atrial fibrillation, and length of stay. Arch Surg. 2012;147(2):181–9.
8. Hussain T, Kneeshaw PJ. Stopping tamoxifen peri-operatively for VTE risk reduction: a proposed management algorithm. Int J Surg. 2012;10(6):313–6.
9. Ellis AJ, Hendrick VM, Williams R, Komm BS. Selective estrogen receptor modulators in clinical practice: a safety overview. Expert Opin Drug Saf. 2015;14(6):921–34.
10. Andreasen JJ, Riis A, Hjortdal VE, et al. Effect of selective serotonin reuptake inhibitors on requirement for allogeneic red blood cell transfusion following coronary artery bypass surgery. Am J Cardiovasc Drugs. 2006;6:243–50.
11. Xiong GL, Jiang W, Clare RM, et al. Safety of selective serotonin reuptake inhibitor use prior to coronary artery bypass grafting. Clin Cardiol. 2010;33(6):E94–8.
12. Auerbach AD, Vittinghoff E, Maselli J, et al. Perioperative use of selective serotonin reuptake inhibitors and risks for adverse outcomes of surgery. JAMA Intern Med. 2013;173(12):10751081.
13. Mahdanian AA, Rej S, Bacon SL, Ozdin D, Lavoie KL, Looper K. Serotonergic antidepressants and perioperative bleeding risk: a systematic review. Expert Opin Drug Saf. 2014;13(6):695–704.
14. Hakkarainen TW, Steele SR, Bastaworous A, et al. Nonsteroidal anti-inflammatory drugs and the risk for anastomotic failure, a report from Washington State's Surgical Care and Outcomes Assessment Program (SCOAP). JAMA Surg. 2015;150(3):223–8.
15. Haddad NN, et al. Perioperative use of nonsteroidal anti-inflammatory drugs and the risk of anastomotic failure in emergency general surgery. J Trauma Acute Care Surg. 2017;83(4):657–61.
16. Zywel MG, Stroh A, Lee SY, Bonutti PM, Mont MA. Chronic opioid use prior to total knee arthoplasty. J Bone Joint Surg Am. 2011;93:1988–93.
17. Goodman SM, Spring B, Guyatt G. American College of Rheumatology/American Association of hip and knee surgeons guideline for the perioperative management of antirheumatic medication in patients with rheumatic diseases undergoing elective total hip or total knee arthroplasty. Arthritis Care Res. 2017;69:1111–24.

第 6 章 心血管风险分层

Paul B. Cornia，Kay M. Johnson，Molly Blackley Jackson
郭镜飞　译　张鸿　校

背景

围术期心血管并发症会显著增加患者的风险，尤其是对那些术前伴有心脏病的患者。风险的程度差别很大，主要取决于患者的合并症和手术的类型。术前仔细医学评估可以帮助患者和术者形成风险意识，并且加强管理来降低风险。

术前评估

详细的病史、体格检查（包括活动耐量评估）以及对手术的了解为我们提供了讨论患者围术期心脏风险的基础，让我们明确需要哪些额外的检查。由美国心脏病学会和美国心脏协会（ACC/AHA）以及欧洲心脏病学会和欧洲麻醉学学会（ESC/ESA）发布的指南提供了围术期心血管风险分层的循证医学方法[1-2]。对于主要心脏并发症风险高的患者，如果检查结果将改变围术期决策，那么可以考虑术前无创应激负荷试验。我们提倡一种类似的方法（图 6.1），同时要认识到指南并不能取代恰当的临床决策。

手术的类型、预计失血量、麻醉时长以及体液变化等因素造成了手术应激。同样的手术种类也存在非常不同的手术风险（例如：腹腔内手术，选择腹腔镜束带手术的风险通常低于复杂的开腹手术）。麻醉时间过长（超过 8 h）、大量的体液变化或出血的手术都增加了围术期并发症的风险。

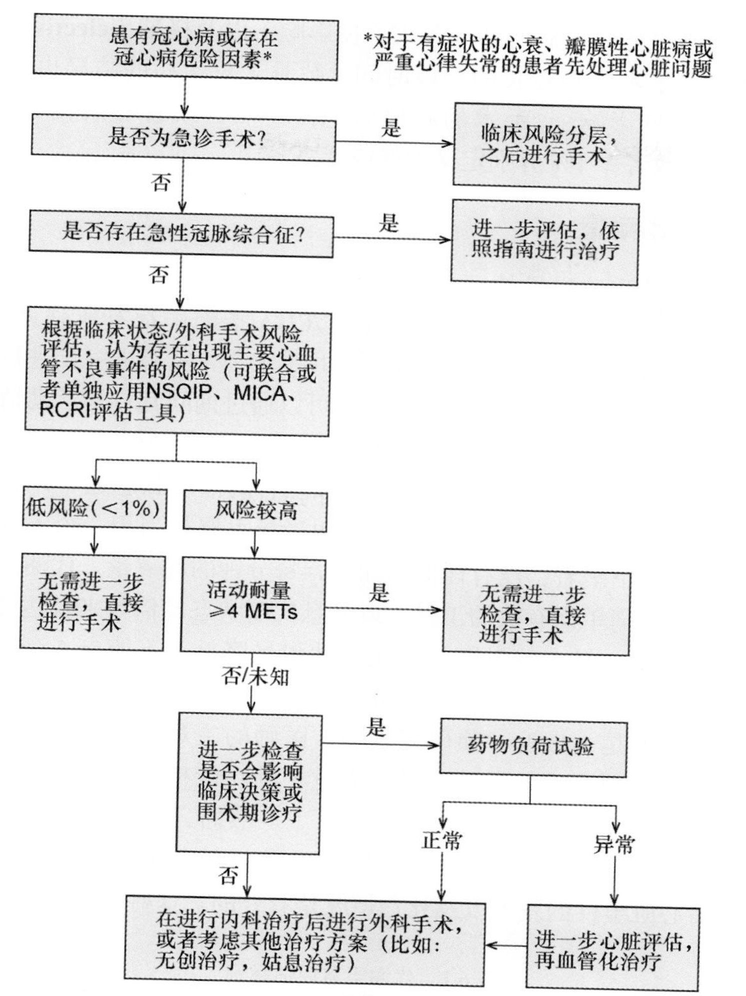

图 6.1　术前心脏评估流程（Reprinted from［1］（Fig.1），with permission from Elsevier）

目前的 ACC/AHA 指南将手术分为**急诊（emergent）手术**（患者生命或者肢体存在危险；手术应在 6 h 内进行；几乎没有时间进行术前临床评估），**亚急诊（urgent）手术**（患者生命或者肢体存在危险；手术应在 6 ～ 24 h 内进行；术前临床评估的时间有限），**限期（time-sensitive）手术**（手术推迟数周则可能对疾病的结局造成不良影响）以及**择期（elective）手术**［手术推迟较长的一段时间（数月）对疾病的结局也不造成不良影响］。手术的心血管风险（死亡或者心肌梗死）＜1%或者≥1%分别定义为低或者高。

活动耐量

患者活动耐量的评估是术前评估中非常重要的一部分，这一点在目前的ACC/AHA和ESC/EHA指南中都有所强调。活动耐量评估有助于评价手术风险并决定是否需要进一步进行心脏方面的检查。患者的活动状态可以通过询问其日常活动情况来获得；患者自述是个有效的方法，许多活动耐量相关的研究都是用它来评估的（表6.1）[3]。患者的活动状态通常用代谢当量（METs）来评价，一个代谢当量大概相当于一个人在安静状态下坐着，没有任何活动时，每分钟的耗氧量。代谢当量是一个简单而有效的工具，以静息代谢状态的倍数来表达各种活动需要努力的强度。自述活动耐量降低（不能走4个街区或爬2层楼梯）预示围术期并发症的发生风险增加[4]。值得注意的是，最近一项研究表明，医师的主观活动状态评价不能准确预测差的活动耐量（通过心肺功能检测获得的客观评价）或围术期并发症及死亡情况[5]。然而，标准化的Duke Activity Status Index（DASI）量表以及NTpro-BNP对于预测术后心脏事件的发生以及死亡情况是有效的。这些证据可能会

表6.1　代谢当量评估举例

1～3	生活自理（吃饭、穿衣、上厕所），室内行走，以2～3英里/小时的速度平地步行一两个街区
4～10	轻体力家务劳动（如刷盘子），爬1层楼梯，步行上山，以4英里/小时的速度在平地步行，重体力家务劳动（擦地，搬动较沉的家具），中等强度的娱乐项目（保龄球，跳舞，网球双打，中速骑行）
＞10	强度较大的运动（游泳，跑步，篮球，网球单打）

Reprinted from［3］（Table 2），with permission from Elsevier

影响后续指南的推荐意见。

心脏风险评估的临床工具

目前已经有一些围术期心血管风险评估的临床工具。当与传统医学评估和临床完美结合使用时，这些方法会非常有帮助。当和患者讨论风险时，尽量避免将这些工具描述为精确的百分数，而表述为这些患者伴有低、中、高危心脏并发症风险更加实用。值得注意的是，每项研究中评估的心脏风险，时间跨度（住院期间对比术后30天的并发症）和研究人群都有很大差异[5]。

常用的三种评估工具如下：

- 改良心脏风险指数（RCRI）

  改良心脏风险指数（表6.2）评价了50岁以上行非心脏大手术的患者，发生心搏骤停、非致死性心肌梗死、完全性心脏传导阻滞和肺水肿的风险[6]。它随后在许多患者人群中被验证，是一个易用的工具。值得注意的是，加拿大心血管协会的指南指出，基于近期研究的结果，实际的心脏并发症风险可能高于RCRI原始研究的心脏并发症风险[7]。这可能是由于术后心肌梗死的检测变得更为普遍、检测手段从使用肌酸激酶转变为使用肌钙蛋白、并在几个研究中（包括国际上大规模的VISION研究）纳入了急诊手术的原因[8-9]。我们将原始的和近期加拿大心血管协会报道的心血管风险评估都列在了表6.2中。

- 围术期心肌梗死或心搏骤停（MICA）/Gupta围术期心脏风险评估计算器

  围术期心肌梗死和心搏骤停（perioperative myocardial infarction or cardiac arrest，MICA）风险计算器，根据5个主要因素来评估围术期心肌梗死或心搏骤停的风险：手术类型、功能状态、ASA分级、肌酐水平和老龄。MICA的产生，来源于美国外科医师协会2007国

表 6.2 改良心脏风险指数

主要心脏并发症的独立风险预测因素		
1. 高风险手术（腹膜内手术，胸腔内手术，腹股沟以上的血管外科手术） 2. 缺血性心脏病（病理性 Q 波，心绞痛，使用硝酸盐药物，既往心肌梗死病史，心脏负荷试验阳性） 3. 充血性心力衰竭病史 4. CVA 或者 TIA 病史 5. 糖尿病病史且使用胰岛素 6. 术前肌酐水平 > 2.0 mg/dl		
风险预测因子的数量	出现主要心脏并发症 * 的概率 %（95%CI）	
	原始 RCRI 研究[6]	CCS 指南，综合估计[12]
0	0.4（0.05 ～ 1.5）	3.9（2.8 ～ 5.4）
1	0.9（0.3 ～ 2.1）	6.0（4.9 ～ 7.4）
2	6.6（3.9 ～ 10.3）	10.1（8.1 ～ 12.6）
≥ 3	11（5.8 ～ 18.4）	15.0（11.1 ～ 20.0）

* 主要心脏并发症：心肌梗死，肺水肿，室颤或心搏骤停，完全性心脏传导阻滞

家外科手术质量改进计划（NSQIP）数据库及其超过 20 万外科患者[10]。在线计算器可以参考 http://www.surgicalriskcalculator.com/miorcardiacarrest.

- 美国外科医师协会（ACS）NSQIP 外科手术风险计算器

　　该工具将各种类型手术特异性的风险纳入评估，还纳入了 21 项患者特异性变量[11]。除了术后 30 天心肌梗死和心搏骤停的风险外，该工具还可以计算术后死亡、严重并发症、肺炎、术后再次入院、出院后转入康复护理中心等其他风险。在线计算器可以参考：https://riskcalculator.facs.org/

术前心脏检查

ACC/AHA 围术期指南推荐术前心脏检查如下[1]：

12 导联心电图

- 无临床症状患者行低危手术，不需要常规心电图（ECG）检查。（Ⅲ级推荐，B 级证据）
- 当患者拟行高危手术，合并明确的心血管疾病、严重心律失常、外周动脉疾病、脑血管疾病或其他严重的结构性心脏病时，12 导联 ECG 检查是合理的。（Ⅱa 级推荐，B 级证据）
- 尽管 ACC/AHA 指南中并不主张对单纯高龄患者进行常规 ECG 检查，然而，临床工作中，我们仍建议对 70 岁以上的患者进行 ECG 检查，因为异常的 ECG 表现很可能改变我们对手术风险的预测，而当患者术后出现心脏并发症时，也有助于给解释术后 ECG 的变化提供基线资料。

静息超声心动图

- 如患者伴有不明原因的呼吸困难，或心衰患者的呼吸困难加重，或临床症状发生变化，应考虑给患者行经胸超声心动检查以评估心室功能。（Ⅱa 级推荐，C 级证据）

心脏负荷试验

在预约负荷试验以评估心肌缺血之前，首先要问问自己：检查结果会改变我的围术期管理吗？面对结果我该如何处理？术前心脏负荷试验的目的是对患者进行风险分层，发现那些需要心脏咨询、血管重建或其他需要优化心血管功能的患者。有几种无创心脏负荷检查类型可以选择。

运动试验

运动耐量试验（ETT）是一个相对便宜、有效的检查方法，用以评估患者的活动耐量，以及患者对运动的症状、血流动力学和 ECG 反应。这些变化每一个都有独立的预测价值。

- 平板运动试验评分（Duke Treadmill Score），即 Duke 评分（DTS），根据以标准 Bruce 方案运动的持续时间、症状及心电图 ST 改变，对患者进行风险评分[12]。
- 带心电图监测的 ETT 加上心肌灌注显像（见下文）或经胸超声心动图检查（TTE）就可提供额外的预后信息。高危结果，例如大面积前壁心肌缺血或多个区域心肌梗死，可能会改变围术期管理。
- 然而，在一些情况下，无法（如患者伴有骨关节病或者血管性跛行）或者不推荐（如患者合并大的主动脉瘤）进行运动试验。

药物心脏负荷试验

药物负荷试验更适用于不能耐受运动耐量试验的患者。一般来说，它们的阴性预测值高（如果阴性，围术期心血管事件发生率很低）。心肌缺血的征象会增加围术期心脏风险，而陈旧性心肌梗死征象的阳性预测值较低[1]。通常有两种药物负荷试验：

- 多巴酚丁胺负荷超声心动图试验：可以为我们提供非常重要的预后信息，包括心脏左/右心室的大小和功能、与陈旧心肌梗死相关的静息性室壁运动不良、提示心肌缺血的药物负荷下室壁异常运动以及瓣膜异常。试验前 12 ～ 24 h 停用 β 受体阻滞剂，因为它们可能减弱多巴酚丁胺对心肌的影响。有不稳定心绞痛病史，近期心肌梗死，室性心律失常以及严重高血压的患者，应当禁忌大剂量多巴酚丁胺输注。
- 血管扩张剂心肌灌注显像（MPI）：MPI 也提供了有用的预后信息，包括左心室大小和功能，与陈旧心肌梗死相一致的固定心肌灌注异常，心肌缺血造成的可逆的灌注异常。双嘧达莫、腺苷、瑞加德松均可用于在心肌灌注显像中扩张血管，它们都有各自的禁忌证。其中，瑞加德松是最优选择，可安全用于严重 COPD、哮喘及肺部纤维化的患者。但瑞加德松仍然存在所有血管扩张药物共同的禁忌证，即对于严重主动脉狭窄的患者不适用。单光子发射计算机断层扫描（SPECT）仍然是核医学领域最常用的成像方法，正电子发射计算机断层扫描（PET）应用不如 SPECT 广泛，价格较昂贵，但是对于病态肥胖、冠状动脉多支病变和（或）伴有严重缺血性心肌病的患者，PET 可以提供更好的图像显影（对缺血具有更高的敏感性）。整个静息 / 负荷 PET 灌注显像可在 1 h 内完成，比 SPECT 射线暴露时间缩短一半。

负荷试验的结果以及后续的处理

- ACC/AHA 指南推荐：如果患者心脏检查具有如下特征（表 6.3），不管是否选择手术治疗，也不管是否出现临床症状，都应该进行心脏评估和冠状动脉造影检查[13]。
- ACC/AHA 指南指出，由于在非心脏手术前进行经皮

表 6.3　高风险无创检查结果

高风险无创检查结果
严重的静息状态下左心室功能障碍（LVEF ＜ 35%）
高风险平板运动试验评分（分数≤－11）
严重的活动状态时左心室功能障碍（LVEF ＜ 35%）
负荷试验导致大的灌注缺损（尤其是前壁）
负荷试验导致中等大小的多个灌注缺损
大的、固定的灌注缺失伴左心室扩张或肺摄取增加（铊 201）
负荷试验导致心肌中度灌注缺失伴左心室扩大或肺摄取增加（铊 201）
在应用小剂量多巴酚丁胺（≤ 10 mg/kg）或较慢的心率（＜ 120 次 / 分）下，心脏超声显示室壁运动不良（＞ 2 节段）
负荷超声试验显示广泛心肌缺血

Reprinted from［13］（Table 5），with permission from Wolters Kluwer

冠脉介入治疗（PCI）并不降低围术期心血管事件的风险，因此，仅在存在与非心脏手术无关的治疗指征的情况下才进行冠脉再血管化治疗。冠状动脉血运重建预防（CARP）试验指出，择期行血管手术的患者，预防性血管重建［PCI 或者冠状动脉旁路移植术（CABG）］不会降低患者围术期死亡、心肌梗死或脑卒中风险[14]。然而，这个试验排除了冠状动脉左主干狭窄≥ 50%，严重左心室功能障碍（射血分数＜ 20%）以及严重主动脉狭窄的患者。

- 我们需要明确非心脏手术的紧迫性和必要性，考虑是否患者本身存在与非心脏手术无关的心脏血运重建的适应证，我们应该和患者、外科医师以及心脏病专家一起讨论患者进行手术的获益和风险。

病例讨论

1. 65 岁女性胰腺癌患者，拟行胰十二指肠切除手术，行术前评估。既往高血压、高脂血症、2 型糖尿病，胰岛素治疗，控制差。患者活动耐量差。血管扩张剂负荷 MPI 扫描显示：心脏下壁有轻度缺血。

点评：该患者的手术是必须进行的，心脏负荷试验结果为低危，因此不应该推迟手术。术前不进行心脏负荷试验也是合理的，因为检查不会改变围术期的管理。最佳诊疗包括：针对患者可能的冠状动脉疾病、高血压进行内科治疗，充分镇痛并警惕心肌缺血的征象。

2. 65 岁男性，吸烟史，2 型糖尿病，活动耐量差，确诊腹主动脉瘤（AAA），大小为 5.6 cm。他伴有劳力性呼吸困难。血管扩张剂负荷 MPI 扫描显示几处心肌缺血灶（多处存在风险），包括一处涉及前壁的严重心肌缺血。

点评：择期大血管手术患者，负荷试验高风险以及存在症状。应推迟外科手术，给予心脏内科会诊。随后的心导管检查证实三支血管病变及正常左主干。符合 CABG 标准，在 AAA 修复手术前先完成血运重建。然而，冠状动脉血运重建术也不一定改变将来 AAA 修复手术的围术期心脏风险。

3. 60 岁女性，高血压、2 型糖尿病、高脂血症、慢性阻塞性肺疾病（COPD），因非小细胞性肺癌预行部分肺叶切除术。血管扩张剂负荷心肌灌注显像阳性，大面积中度心肌缺血涉及整个前壁（LAD 分布区）。

点评：该患者预行胸科手术伴有明确冠心病风险因素，包括心导管检查在内的心内科咨询是更加稳妥的，存在几种选择，包括：

（a）如果推迟手术不会造成癌细胞广泛扩散的风险，可以放置金属裸支架，将手术推迟 1 个月。

（b）CABG，单支血管，与肺叶部分切除联合手术。

（c）将冠状动脉血运重建预防（CARP）试验的结果延伸至非血管手术，在肺叶部分切除术前不进行冠脉干预，仅仅优化 CAD 药物治疗，优化麻醉方案。

（d）彻底推迟外科手术。前提是患者也倾向于推迟外科手术，或者还存在非手术疗法。

4. 与病例 3 同样的患者因退行性骨关节病预行全膝关节置换术。

点评：该患者手术为择期手术，但围术期心血管并发症风险高，应推迟手术，门诊完善心血管评估检查。

临床要点

- 对于无症状且拟行低危手术的患者，无需常规进行 ECG 检查。
- 仅对通过标准化心脏风险预测工具发现预计心脏并发症风险＞ 1% 的患者，或者有症状或缺血性 ECG 改变的患者，进行心脏负荷试验（如果检查结果可能影响诊疗的话）。

- 对拟行心脏负荷试验的患者，如果还存在肥胖、冠脉多支病变和（或）严重的缺血性心肌病，应考虑行PET检查（如果有）而非常规的SPECT，因为PET发现心肌缺血的敏感性可能更高。

致谢

Laurie A. Soine, Ph.D. A.R.N.P, Teaching Associate, Department of Medicine.

参考文献

1. Fleisher LA, Fleischmann KE, Auerbach AD, et al. 2014 ACC/AHA guideline on perioperative cardiovascular evaluation and management of patients undergoing noncardiac surgery. J Am Coll Cardiol. 2014;64:e77. https://doi.org/10.1016/j.jacc.2014.07.944.
2. Kristensen SD, Knuuti J, Saraste A, et al. ESC/ESA guidelines on non-cardiac surgery: cardiovascular assessment and management: the joint task force on non-cardiac surgery: cardiovascular assessment and management of the European Society of Cardiology (ESC) and the European Society of Anaesthesiology (ESA). Eur Heart J. 2014;35:2383. https://doi.org/10.1093/eurheartj/ehu282.
3. Eagle KA, Berger PB, Calkins H, et al. ACC/AHA guideline update for perioperative cardiovascular evaluation for noncardiac surgery--executive summary: a report of the American College of Cardiology/American Heart Association task force on practice guidelines (committee to update the 1996 guidelines on perioperative cardiovascular evaluation for noncardiac surgery). J Am Coll Cardiol. 2002;39:542.
4. Wijeysundera DN, Pearse RM, Shulman MA, et al. Assessment of functional capacity before major non-cardiac surgery: an international, prospective cohort study. Lancet. 2018;391(10140):2631–40.
5. Cohn SL, Ros NF. Comparison of 4 cardiac risk calculators in predicting postoperative cardiac complications after noncardiac surgery. Am J Cardiol. 2018;121:125–30.
6. Lee TH, Marcantonio ER, Mangione CM, et al. Derivation and prospective validation of a simple index for prediction of cardiac risk of major noncardiac surgery. Circulation. 1999;100:1043–9.
7. Duceppe E, Parlow J, MacDonald P, et al. Canadian cardiovascular society guidelines on perioperative cardiac risk assessment and management for patients who undergo noncardiac surgery. Canadian J Cardiol. 2017;33(1):17–32.
8. Association between postoperative troponin levels and 30-Day mortality among patients undergoing noncardiac surgery. JAMA. 2012;307(21):2295.
9. Devereaux PJ, Biccard BM, Sigamani A, et al. Association of postoperative high-sensitivity troponin levels with myocardial injury and 30-Day mortality among patients undergoing noncardiac surgery. JAMA. 2017;317(16):1642.
10. Gupta PK, Gupta H, Sundaram A, et al. Development and validation of a risk calculator for prediction of cardiac risk after surgery. Circulation. 2011;124:381–7.
11. Cohen ME, Ko CY, Bilimoria KY, et al. Optimizing ACS NSQIP modeling for evaluation of surgical quality and risk: patient risk adjustment, procedure mix adjustment, shrinkage adjustment, and surgical focus. J Am Coll Surg. 2013;217:336–346.e1.
12. Mark DB, Shaw L, Harrell FE, et al. Prognostic value of a treadmill exercise score in outpatients with suspected coronary artery disease. N Engl J Med. 1991;325:849–53.
13. Scanlon PJ, Faxon DP, Audet AM, et al. ACC/AHA guidelines for coronary angiography: executive summary and recommendations. Circulation. 1999;99:2345–57.
14. McFalls EO, Ward HB, Moritz TE, et al. Coronary-artery revascularization before elective major vascular surgery. N Engl J Med. 2004;351:2795–804.

第 7 章 缺血性心脏病

Karen Elaine Segerson
郭镜飞　译　张鸿　校

背景

缺血性心脏病史是围术期心脏并发症一个明确的危险因素，后者包括术后心肌梗死、心力衰竭、心律失常、心搏骤停及心因性死亡[1]。术前详细的询问病史和体格检查，包括陈旧心肌梗死和（或）冠心病的程度，对于与患者以及外科医师更好地评估和交流风险、提出降低围术期风险的管理建议都是至关重要的。

术前评估

病史和体格检查

主要需确认的病史要点总结于表 7.1。术前心脏风险评估及各种负荷试验介绍见第 6 章，其他考虑因素包括：

- 明确有缺血性心脏病的患者，术前应行 ECG 检查，除非进行低危手术。新出现和（或）有变化（例如，病理性 Q 波，ST-T 改变或新出现的心律失常）的 ECG 将有助于风险评估和（或）围术期优化。拟行低危手术患者在术前无需进行 ECG 检查，即使有缺血性心脏病，除非确实有临床需要[2]。通常术前 1 ～ 3 个月以内的心电图对于稳定的患者是可以接受的[2]。
- 如果伴有活动性心脏病症状（劳力性胸骨后疼痛，呼

表 7.1 缺血性心脏病患者术前病史要点

心肌梗死病史	时间，症状
支架放置病史	日期和支架放置血管位置， 支架放置原因（心肌梗死？负荷试验异常？） 支架类型：裸金属支架，药物洗脱支架（包括药物 / 品牌）
血管旁路手术病史	时间，堵塞（移植）血管
目前的症状	心绞痛，呼吸困难（尤其是劳力性），水肿，心悸，晕厥 / 几近晕厥，最近症状的变化
先前的心脏检查（负荷试验，ECG，心脏超声，心导管）	日期及检查结果
用药回顾	列出用药清单，包括近期是否服用硝酸酯类、β 受体阻滞剂、抗血小板药物及他汀类药物及用药频率。特别要关注患者用药依从性
首诊心内科专家	需要和心脏病学专家交流意见，尤其患者伴有心脏并发症高危因素和（或）患者抗血小板药物正准备停用

吸困难，近期晕厥等），应考虑立即进行心脏评估。

- 如果手术非常紧急，应直接与麻醉团队进行病情讨论，对于有严重冠心病的患者，考虑需要心脏麻醉医师的介入。

冠状动脉支架患者的管理

药物洗脱支架（DES）在冠心病患者中很常见，如果在术前近期放置，将会给围术期带来挑战。对于急性冠脉综合征（ACS）的患者，建议 DES 置入 1 年内应用双联抗血小板药物治疗（DAPT）（如氯吡格雷和阿司匹林）以降低支架内血栓的风险；对于稳定型缺血性心脏病（SIHD）的患者，也应至少进行 6 个月的双抗治疗[3]。近期的几项研究认为，置入新型 DES 支架的患者可接受更短的双联抗血小板治疗（3～6 个月）[4-7]。在一些高风险人群中，DAPT 应超过 12 个月[8-10]。应在权衡手术出血的风险和停止 DAPT 的风险后决定何时进行手术。目前的推荐意见是：择期手术应在 DES 置入 1 年后进行[2，11-13]。如果手术的紧迫性超过了血栓形成风险，可考虑在 DES 置入半年后进行手术[3，11]。如果可以在不停止 DAPT 的前提下进行非心脏手术的话，可以考虑在 DES 置入半年之内进行手术[3，11-13]。

金属裸支架（BMS）相比 DES 支架再狭窄率更高，但有些患者如果预计因为非择期手术而必须停止 DAPT 治疗，那么可以考虑使用裸支架。目前的推荐意见是：置入裸支架后至少一个月再进行择期手术，以避免较高的支架内血栓风险[14-16]。

如果在以上提到的时间窗内，确实需要行急诊或者亚急诊手术，应仔细权衡停止抗血小板治疗的利弊，外科医师、麻醉医师、心脏科医师和患者应共同讨论决定何时重新开始抗血小板治疗。应尽量继续阿司匹林的治疗，并在外科出血风险允许的情况下，尽快重启 P2Y12 抑制剂的使用[17-18]。

围术期管理

药物管理（参阅第 5 章）

抗血小板药物

不中断阿司匹林潜在的益处可能高于手术出血的风险，尤其是对于血管疾病或先前行经皮冠脉介入治疗（PCI）的患者。推荐手术医师、心脏病医师和患者进行多学科讨论来达成共识。

- 有研究表明，停止阿司匹林可能会导致短暂的阿司匹林停药综合征，增加了心血管疾病患者脑卒中和心肌梗死风险（尤其是血管支架置入的患者）[18]。
- 低剂量阿司匹林对手术出血的影响程度尚无定论，各项研究的结果不一致[17-21]。
- 对于使用阿司匹林作为一级预防的患者来说，术前停用阿司匹林 7 ～ 14 天。
- 在手术类型允许的前提下，对于有严重心血管疾病的患者，尤其是近一年置入了心脏支架或发生过 ACS 的患者，应该考虑围术期继续使用小剂量阿司匹林（81 mg/d）[17-19]。

- 对以下类型的手术，即使是心脏病患者也要术前停用阿司匹林 7～14 日：神经外科手术，髓内手术，眼后节手术，中耳手术，经尿道前列腺电切术（对于神经外科 / 脊柱手术，阿司匹林应该停药 14 天）。
- 对于多数外科手术，术前应停用氯吡格雷 5～7 天
- 术后只要外科情况允许，应尽快重新开始使用阿司匹林。
- 对于术前一年内出现过 ACS 的患者，不管是否进行过再血管化治疗，术后只要外科允许，都应尽快重启 DAPT 治疗[3，22-23]。

β 受体阻滞剂

- 术前长期服用的 β 受体阻滞剂应当继续服用，直至术日晨。
- 术前 1 天开始使用 β 受体阻滞剂可能降低非致死性心肌梗死的风险，但可能增加卒中、死亡、低血压及心动过缓的风险。
- 术前 2 天或者更早开始使用 β 受体阻滞剂的风险尚不清楚[24]。

其他药物治疗

- 应该继续他汀类药物治疗。
- 对于围术期是否应继续使用血管紧张素转化酶抑制剂（ACEI）和血管紧张素受体阻滞剂（ARBs），尚无统一意见。详细讨论见第 5 章和第 10 章。

术后心肌缺血的监测

围术期缺血评估（POISE）研究，发现高危患者术后心肌梗死的发生率高于预期的发生率（5%）；其中许多患者表现为无症状心肌缺血[25]。采用血浆标志物检测非心脏手术术后的心肌损伤（MINS）是一个正在研究中的领域[26]。尽管血浆标志物可能提供预后相关的信息[27-29]，如果临床上并不怀疑

出现了心肌缺血，则没有证据表明常规行心肌标志物的检查有助于改善预后。

因此，缺血性心脏病患者术后监测应包括：

- 考虑远程监控那些心脏并发症风险最高的患者（包括既往心肌缺血、心力衰竭、脑血管疾病、糖尿病及慢性肾脏病患者）。
- 密切监测患者血压、心率，如果有任何心肌缺血的症状或体征，连续复查心肌酶和 ECG。

临床要点

- 低危手术术前无需常规行 ECG 检查，即使对于有缺血性心脏病的患者来说也是如此，除非临床上考虑有行 ECG 检查的必要。
- 对于服用阿司匹林作为一级预防的患者来说，术前 7 ～ 14 天应该停用阿司匹林；对于术前有严重心血管疾病的患者，尤其是近一年置入过心脏支架或发生过 ACS 的患者来说，只要手术允许就应该继续使用低剂量的阿司匹林。
- 术前长期服用的 β 受体阻滞剂和他汀类药物应该继续服用，不应停药。

参考文献

1. Lee TH, Marcantonio ER, Mangione CM, et al. Derivation and prospective validation of a simple index for prediction of cardiac risk of major noncardiac surgery. Circulation. 1999;100:1043–9.
2. Fleisher LA, Fleischmann KE, Auerbach AD, et al. 2014 ACC/AHA guideline on perioperative cardiovascular evaluation and management of patients undergoing noncardiac surgery: a report of the American College of Cardiology/American Heart Association task force on practice guidelines. Circulation. 2014;130:3278–333.
3. Levine GN, Bates ER, Bittl JA, et al. 2016 ACC/AHA guideline focused update on duration of dual antiplatelet therapy in patients with coronary artery disease. J Am Coll Cardiol. 2016;68(1):1082–115.
4. Colombo A, Chieffo A, Frasheri A, et al. Second-generation drug-eluting stent implantation followed by 6- versus 12-month dual antiplatelet therapy: the SECURITY randomized clinical trial. J Am Coll Cardiol. 2014;64:2086–97.
5. Gwon H-C, Hahn J-Y, Park KW, et al. Six-month versus 12-month dual antiplatelet therapy after implantation of drug-eluting stents: the efficacy of Xience/Promus versus cypher to reduce late loss after stenting (EXCELLENT) randomized, multicenter study. Circulation. 2012;125:505–13.
6. Schulz-Schupke S, Brune RA, Ten Berg JM, et al. ISAR-SAFE: a randomized double-blind,

placebo-controlled trial of 6 vs. 12 months of clopidogrel therapy after drug-eluting stenting. Eur Heart J. 2015;36:1252–63.

7. Palmerini T, Sangiorgi D, Valgimigli M, et al. Short- versus long-term dual antiplatelet therapy after drug-eluting stent implantation: an individual patient data pairwise and network meta-analysis. J Am Coll Cardiol. 2015;65:1092–102.
8. Mauri L, Kereiakes DJ, Yeh RW, et al. Twelve or 30 months of dual antiplatelet therapy after drug-eluting stents. N Engl J Med. 2014;371:2155–66.
9. Hermiller JB, Krucoff MW, Keriakes DJ, et al. Benefits and risks of extended dual antiplatelet therapy after everolimus-eluting stents. JACC Cardiovasc Interv. 2016;9:138–47.
10. Leon MB, Baim DS, Popma JJ, et al. A clinical trial comparing three antithrombotic drug regimens after coronary artery stenting. Stent Anticoagulation Restenosis Study Investigators. N Engl J Med. 1998;339:1665–71.
11. Wijeysundera DN, Wijeysundera HC, Yun L, et al. Risk of elective major noncardiac surgery after coronary stent insertion: a population-based study. Circulation. 2012;126:1355–62.
12. Berger PB, Kleiman NS, Pencina MJ, et al. Frequency of major noncardiac surgery and subsequent adverse events in the year after drug-eluting stent placement results from the EVENT (Evaluation of Drug-Eluting Stents and Ischemic Events) Registry. JACC Cardiovasc Interv. 2010;3:920–7.
13. Mehran R, Baber U, Steg PG, et al. Cessation of dual antiplatelet treatment and cardiac events after percutaneous coronary intervention (PARIS): 2 year results from a prospective observational study. Lancet. 2013;382:1714–22.
14. Schömig A, Neumann FJ, Kastrati A, et al. A randomized comparison of antiplatelet and anticoagulant therapy after the placement of coronary-artery stents. N Engl J Med. 1996;334:1084–9.
15. Wilson SH, Fasseas P, Orford JL, et al. Clinical outcome of patients undergoing noncardiac surgery in the two months following coronary stenting. J Am Coll Cardiol. 2003;42:234–40.
16. Nuttall GA, Brown MJ, Stombaugh JW, et al. Time and cardiac risk of surgery after bare metal stent percutaneous coronary intervention. Anesthesiology. 2008;109:588–95.
17. Oscarsson A, Gupta A, Fredrickson M, et al. To continue or discontinue aspirin in the perioperative period: a randomized, controlled clinical trial. Br J Anaesth. 2010;104:305–12.
18. Burger W, Chemnitius J-M, Kneissl GD, et al. Low-dose aspirin for secondary cardiovascular prevention- cardiovascular risks after its perioperative withdrawal versus bleeding risks with its continuation- review and meta-analysis. J Intern Med. 2005;257:399–414.
19. Graham M, Sessler D, Parlow J, et al. Aspirin in patients with previous percutaneous coronary intervention undergoing noncardiac surgery. Ann Intern Med. 2018;168:237–44.
20. Devereaux PJ, Mrkobrada M, Sessler D. Aspirin in patients undergoing noncardiac surgery. N Engl J Med. 2014;370:1494–150.
21. Gerstein NS, Schulman PN, Gerstein WH, et al. Should more patients continue aspirin therapy perioperatively? Clinical impact of aspirin withdrawal syndrome. Ann Surg. 2012;255:811–9.
22. Wallentin L, Becker RC, Budaj A, et al. Ticagrelor versus clopidogrel in patients with acute coronary syndromes. N Engl J Med. 2009;361:1045–57.
23. Wiviott SD, Braunwald E, McCabe CH, et al. Prasugrel versus clopidogrel in patients with acute coronary syndromes. N Engl J Med. 2007;357:2001–15.
24. Wijeysundera DN, Duncan D, Nkonde-Price C, et al. Perioperative beta blockade in noncardiac surgery: a systematic review for the 2014 ACC/AHA guideline on perioperative cardiovascular evaluation and management of patients undergoing noncardiac surgery. Circulation. 2014;130:2246–64.
25. Devereaux PJ, Xavier D, Pogue J, et al. Characteristics and short-term prognosis of perioperative myocardial infarction in patients undergoing noncardiac surgery: a cohort study. POISE (PeriOperative Ischemic Evaluation) Investigators. Ann Intern Med. 2011;154(8):523.
26. Botto F, Alonso-Coello P, Chan MR, et al. Myocaardial injury after noncardiac surgery: a large, international, prospective cohort study establishing diagnostic criteria, characteristics, predictors, and 30-day outcomes. Anesthesiology. 2014;120:564–78.
27. Devereaux PJ, Biccard BM, Sigamani A, et al. Association of post-operative high-sensitivity troponin levels with myocardial injury and 30-day mortality among patients undergoing noncardiac surgery. JAMA. 2017;317:1642–51.
28. Karthikeyan G, Moncur RA, Levine O, et al. Is a pre-operative brain natriuretic peptide or N-terminal pro-B-type natriuretic peptide measurement an independent predictor of adverse cardiovascular outcomes within 30 days of noncardiac surgery? A systematic review and meta-analysis of observational studies. J Am Coll Cardiol. 2009;54(17):1599.
29. Rodseth RN, Bicard BM, Le Manach Y, et al. The prognostic value of pre-operative and post-operative B-type natriuretic peptides in patients undergoing noncardiac surgery: B-type natriuretic peptide and N-terminal fragment of pro-B-type natriuretic peptide: a systematic review and individual patient data meta-analysis. J Am Coll Cardiol. 2014;63(2):170. Epub 2013 Sep 26.

第 8 章
心力衰竭

Michael J. Lenaeus，Kelly M. Nakamura
郭镜飞　译　张鸿　校

背景

美国约有 6 百万人口罹患心力衰竭（心衰，HF），且其患病率还呈上升趋势[1]。心衰是一种异质性很大的疾病，可能源于心肌梗死、高血压及瓣膜病变等多种病因。无论其病因如何，心衰是一种左心室充盈压力增高导致呼吸困难及容量过负荷等症状的临床综合征。本章的重点在于如何识别出失代偿的和临床未诊断的心力衰竭，以及如何在围术期进行最佳的监测和处理。

心衰在老年手术患者中尤其常见，一项针对美国老年医保人群的研究显示，转诊进行常规手术的患者中有近 20% 都罹患心力衰竭[2]。心衰是围术期死亡及再次入院的重要预测指标[3-4]。一项针对美国老年医保患者行非心脏手术的研究显示，心衰患者的围术期死亡率是匹配的对照组患者的 2 倍，其死亡率甚至是冠心病患者的 2 倍[3]。另一项在加拿大开展的样本量更大的研究也得到了类似的结果，即心衰患者术后 30 天死亡率是对照组以及单纯患有冠心病的患者的 3 倍[4]。

因此，许多围术期风险评估工具中都纳入了心力衰竭这一项，包括广泛使用的改良心脏风险指数（RCRI）、新英格兰血管研究组（VSGNE）指数以及美国外科协会的外科手术风险评估工具（NSQIP）[5-7]。但是这些外科手术风险评估工具并没有将心衰和心肌病变的异质性考虑在内。有些证据认为，无症状的左心室功能障碍或射血分数保留的心衰（HFpEF）比起射血分数降低的心衰（HFrEF）风险更高。还有证据认为，慢性心衰且症状稳定多年的患者比起近期发生失代偿心衰或持续进展心衰患者的风险更低[8-11]，这一点有重要的意义，因为在非心脏手术术前优化心衰治疗方案可能有助于改善围术期心衰的预后[12]。

术前评估

有针对性地进行病史询问和体格检查，确定心衰的病因及病情是否稳定。还应询问是否有围术期心衰的病史，以识别出需要心内科进一步处理的高危患者。标准的术前评估也可能识别出有心衰症状而之前没有心衰诊断的患者；对于这些患者应该行进一步检查，以明确心衰或者导致心衰类似症状的其他疾病的诊断。

病史

- 询问心衰相关的症状：功能状态，活动耐量，呼吸困难，端坐呼吸，夜间阵发性呼吸困难，体重变化，腹胀，下肢水肿。
- 询问合并症及伴随症状。这有助于识别出进展中正在恶化的心衰，可能需要术前或围术期的处理（比如，缺血性心肌病患者出现胸痛，或者房颤患者出现心悸）。
- 明确心衰的严重程度，并识别出需要在术前接受进一步心脏评估的患者。对于有以下情况的患者，我们推荐在术前请心脏科医师进行评估：有严重心衰症状的患者（比如，静息时或稍作活动即有呼吸困难的患者），终末期心衰患者（比如，HFrEF 且 EF ＜ 25%，需要正性肌力药物维持循环，需要左心室辅助装置或 LVAD 等机械循环支持），或者不常见的心衰综合征（比如，限制型心肌病，缩窄性心包炎，梗阻性肥厚型心肌病，患有先心病的成年人）。有条件的话，应将终末期心衰以及患有不常见的心衰综合征的患者转诊到有终末期心衰治疗经验的区域中心医院。对于所有其他的心衰患者，即使病情稳定且处于代偿期，最好也将手术计划告知患者的心脏病医师，并与之共同讨论围术期的处理。

- HFrEF 的患者经常接受心脏植入式电子装置（CIED）的治疗，比如植入式心脏除颤仪（ICDs）或心脏再同步化治疗（CRT）。这些设备的信息在第 11 章中有所提及，心脏科医师和麻醉医师应该共同讨论决定治疗方案。

体格检查和辅助检查

- 经典的失代偿心衰的体征包括：颈静脉压力升高，出现第三或第四心音，静息时心动过速，心脏杂音出现改变，肺部啰音，腹水，下肢水肿。
- 压腹颈静脉试验阳性以及 Valsalva 试验异常也提示左心充盈压力增高，在失代偿心衰的诊断不明确时应参考这些检查的结果[13]。
- 有失代偿心衰的患者或考虑有未诊断心衰的患者应行进一步检查：包括心电图，胸片以评估心肺系统的合并症；行经胸心脏超声评估左心室功能及其他间歇性改变，可以解释症状和（或）优化围术期处理[14]。
- 术前评估心衰时不建议进行冠状动脉造影、负荷试验或右心导管检查。但如果存在其他的检查指征（例如，疑似冠心病是导致心衰恶化的原因），则可以考虑进行。

围术期管理

心衰的标准治疗包括利尿剂治疗容量超负荷症状，对于 HFrEF 患者来说，还应使用神经激素阻滞剂治疗［即血管紧张素转化酶（ACE）抑制剂或血管紧张素受体阻滞剂（ARB），β 受体阻滞剂和盐皮质激素受体拮抗剂］[15]。HFrEF 患者通常还需要其他药物治疗：包括血管紧张素–中性溶酶抑制剂（ARNIs，屈比特尔 / 缬沙坦），地高辛，肼屈嗪，硝酸盐，伊伐布雷定和抗心律失常药物如胺碘酮。这些药物在围术期的使用取决于患者的心肌病和失代偿程度。HFrEF 的心衰患者通常也接受心脏植入式电子装置（CIED）治疗。CIED 的术前处理应与心脏病专家或麻醉专家讨论。

稳定心衰的围术期处理

- 稳定心衰的患者在围术期通常应继续服用心衰药物，包括 ACEI、β 受体阻滞剂和盐皮质激素受体拮抗剂[14]。
- 利尿剂的使用剂量应基于对容量状况的评估，有些医师在术日当天早上停用利尿剂，并在患者术后恢复经口进食时重新开始使用利尿剂。
- 对于在围术期是否应使用 ARBs、ARNIs、肼屈嗪 / 硝酸酯类药物的证据尚不充分，但专家推荐：将这些药物当作 ACEI 类药物对待，心衰患者应在围术期持续应用[14]。
- 如果患者存在低血压的风险，或者可能存在利尿剂使用过量的话，应在手术日当天早上停用利尿剂和（或）ACEI[14]。关于没有心衰的患者围术期是否应该应用 ACEI 存在争议，近期的一项观察性研究显示：持续使用 ACEI 的患者术中发生低血压的可能性增加，术前停用 ACEI 的患者死亡率和术后血管事件的发生率有所降低[16]。然而，几项随机试验和系统综述显示：术前是否使用 ACEI 对于围术期并发症的发生没有影响[17-19]。这些研究的统计效力并不足以分辨出心衰或者心衰亚类的患者结局是否有所差异，但基于这些研究结果，我们有一定理由在 HFpEF 患者或存在术中低血压风险的患者中术前停用 ACEI。

- 尽管证据不足，其他的心衰药物还应持续使用（比如，地高辛，胺碘酮，伊伐布雷定），用法用量应据患者个体情况而定。
- 如果围术期停止使用了治疗心衰的药物，应在术后尽快重新开始使用[14]。如果术后延迟了心衰的治疗，可能与不良的临床结局和再次入院率增高相关[14]。

失代偿心衰的围术期处理

- 失代偿心衰患者或者新诊断的心衰患者应该推迟择期手术，直到心衰得到了妥善治疗，病情稳定为止。没有研究为择期手术前的心衰治疗时间做出具体指导，因此我们推荐根据临床反应和手术的紧急程度来决定。如果手术非常紧急，或者患者的心衰病情严重（比如，症状严重或者左心室射血分数＜ 25%），则我们建议请心脏科医师来指导围术期治疗和监测。
- 心衰的病情应在术前充分控制，使患者处于最佳状态，通常使用利尿剂治疗容量过负荷直到病情达到稳定状态。对于 HFrEF 的患者，还应该逐渐调整神经激素抑制剂的用量，具体做法是每隔 1 ～ 2 周增加 ACEI 用量直至达到目标剂量，之后如果手术时间允许的话，再逐渐调整 β 受体阻滞剂的用量直至达到目标剂量。
- 非心脏手术术前是否应预防性使用 β 受体阻滞剂尚无定论。HFrEF 的患者需要经过数周乃至数月的时间才能从 β 受体阻滞剂的使用中获益[14-20]。如果手术能推迟至少几周的话，我们推荐在围术期使用 β 受体阻滞剂，从保守剂量开始逐渐调整，术后根据患者对药物的耐受性调整剂量。HFpEF 的患者如果有指征也可以在围术期使用 β 受体阻滞剂（比如，≥ 3 个 RCRI 危险因素，术前检查中危或高危），如果决定使用则应在术前尽早开始，这样才能保证患者有足够的耐受性[15]。

- 围术期不宜开始盐皮质激素拮抗剂（比如，螺内酯）的使用。原因是：没有如此用药的证据，用药剂量不是通常用于利尿的有效剂量，而且盐皮质激素拮抗剂对于心衰的治疗效果要通过长时间才能显现出来。
- 应该密切监测以上药物的治疗效果，如果使用药物后仍有症状发作（比如，不断发作的房颤，不稳定型心绞痛）或者手术需要紧急进行，则应该咨询心脏科医师。
- 对于稳定心衰来说，药物在调整好剂量后就应不间断地持续使用。如果考虑患者存在低血压的风险，应在术日当天早上停用利尿剂以及 ACEI，对于 HFpEF 患者来说尤其如此。术后应尽快开始心衰的药物治疗。

术后监测

心衰的患者在术后应该密切监测容量过负荷情况、低血压发生情况和急性肾损伤（AKI）的发生。

- 对容量状态的评估包括：计算术中输液总量，严密监测术后每日出入量，体重，以及进行有针对性的体格检查（比如，颈静脉怒张、肺水肿或外周组织水肿）。如果存在容量过负荷的话，使用利尿剂治疗。初始治疗可采用静脉注射的利尿剂，后续可根据患者反应调整为口服利尿剂或者居家用药方式。
- 低血压的原因可能是围术期经口入量减少或者隐匿性失水。我们推荐按需暂停利尿剂使用或者调整剂量，并可根据需要逐渐缓慢增加静脉补液量[15]。尽快重新开始心衰的药物治疗[14]。
- AKI 是围术期的一项常见并发症，在心衰患者中尤其如此。我们推荐围术期每日监测肌酐水平，并在 AKI 缓解之前谨慎调整利尿剂的使用剂量和（或）停用 ACEI（或 ARB/ARNIs）。

临床要点

- 对于失代偿的心衰，应在围术期给予详细的评估。术前的失代偿是围术期不良事件及再次入院的危险因素，而术前给予最佳的心衰治疗可降低风险。
- 有不明原因呼吸困难或失代偿心衰的患者术前应行超声心动图检查，以帮助确定手术时机并指导术前诊疗，后者可能包括药物剂量的调整以及心脏科的转诊咨询。
- 无论在术前还是术后，所有心衰治疗都不应该停药。术后推迟使用心衰治疗药物与不良临床结局以及再次入院率增加相关[14]。

参考文献

1. Mozaffarian D, et al. Heart disease and stroke statistics – 2015 update. Circulation. 2015;131:e29–e322.
2. Hammill BG, et al. Impact of heart failure on patients undergoing major noncardiac surgery. Anesthesiology. 2008;108:559–67.
3. Hernandez AF, et al. Outcomes in heart failure patients after major noncardiac surgery. J Am Coll Cardiol. 2004;44:1446–53.
4. Van Diepen S, Bakal JA, McAlister FA, Ezekowitz JA. Mortality and readmission of patients with heart failure, atrial fibrillation, or coronary artery disease undergoing noncardiac surgery: an analysis of 38 047 patients. Circulation. 2011;124(3):289–96.
5. Lee TH, et al. Derivation and prospective validation of a simple index for prediction of cardiac risk of major noncardiac surgery. Circulation. 1999;100:1043.
6. Bertges DJ, et al. The Vascular Study Group of New England Cardiac Risk Index (VSG-CRI) predicts cardiac complications more accurately than the revised cardiac risk index in vascular surgery patients. J Vasc Surg. 2010;52:674.
7. Bilimoria KY, et al. Development and evaluation of the universal ACS NSQIP surgical risk calculator: a decision aid and informed consent tool for patients and surgeons. J Am Coll Surg. 2013;217:833.
8. Healy KO, et al. Perioperative outcome and long term mortality for heart failure patients undergoing intermediate and high risk non-cardiac surgery: impact of left ventricular ejection fraction. Congest Heart Fail. 2010;16(2):45–9.
9. Kazmers A, Cerqueira MD, Zierler RE. Perioperative and late outcome in patients with left ventricular ejection fraction of 35% or less who require major vascular surgery. J Vasc Surg. 1988;8(3):307–15.
10. Doughty RN. The survival of patients with heart failure with preserved or reduced left ventricular ejection fraction: an individual patient data meta-analysis: Meta-analysis Global Group in Chronic Heart Failure (MAGGIC). Eur Heart J. 2012;33:1750–7.
11. Flu W-J, et al. Prognostic implications of asymptomatic left ventricular dysfunction in patients undergoing vascular surgery. Anesthesiology. 2010;112:1316.
12. Xu-Cai YO, et al. Elective noncardiac surgery in stable heart failure. Outcomes of patients with stable heart failure undergoing elective noncardiac surgery. Mayo Clin Proc. 2008;83:280–8.
13. McGee S. Evidence-based physical diagnosis: 4th edition, Elsevier Inc; Philadelphia, PA, 2018.
14. Fleisher LA, et al. 2014 ACC/AHA guideline on perioperative cardiovascular evaluation and management of patients undergoing noncardiac surgery: a report of the American College of Cardiology/American Heart Association task force on practice guidelines. J Am Coll Cardiol. 2014;64:2373.
15. Yancy CW, et al. 2013 ACCF/AHA guideline for the management of heart failure: a report of

the American College of Cardiology Foundation/American Heart Association Task Force on practice guidelines. Circulation. 2013;128(16):e240–327.
16. Roshanov PS, et al. Enzyme inhibitors or angiotensin II receptor blockers. Anesthesiology. 2017;126:16–27.
17. Zou Z, et al. Perioperative angiotensin-converting enzyme inhibitors or angiotensin II type 1 receptor blockers for preventing mortality and morbidity in adults. Cochrane Database Syst Rev. 2016;(1):CD009210.
18. Rouleau JL, et al. Effects of angiotensin-converting enzyme inhibition in low-risk patients early after coronary artery bypass surgery. Circulation. 2008;117:24–31.
19. Turan A, et al. Angiotensin converting enzyme inhibitors are not associated with respiratory complications or mortality after noncardiac surgery. Anesth Analg. 2012;114:552–60.
20. Devereaux PJ, et al. Effects of extended-release metoprolol succinate in patients undergoing non-cardiac surgery (POISE trial): a randomised controlled trial. Lancet. 2008;371(9627):1839–47.

第 9 章
心房颤动

Kay M. Johnson，Paul B. Cornia
李俣　译　许珍真　校

背景

合并心房颤动（房颤）和术后新发房颤是麻醉会诊中经常面临的问题。围术期抗凝和抗血小板的决策须在栓塞风险（尤其在卒中人群中）和出血风险并发症中取得平衡。过去几年中，指南对以下两方面进行了更新，其一是对卒中风险的评估，其二是关于使用华法林患者的肝素桥接治疗。随着临床中对直接口服抗凝药（DOACs）的广泛应用，华法林的使用在逐渐减少。心率控制和节律的维护是围术期会诊必须要关注的问题。本章主要探讨非瓣膜性房颤患者行非心脏手术的围术期管理策略，这部分患者一般指除外风湿性二尖瓣疾病，任何因素导致的二尖瓣狭窄以及人工瓣膜置换后的患者。

术前评估

对于原先合并房颤的患者：

- 确定房颤的性质，是阵发性或永久性[1]。
- 与患者本人或其护理人员核对所用药物，须特别关注控制心率药、抗心律失常药、抗凝药或抗血小板药。
- 鉴别重要相关病史，包括心脏瓣膜病、心力衰竭、高血压、短暂性脑缺血发作（TIA）或卒中。
- 查阅既往的超声心动图报告。
- 查阅以往抗凝治疗的中断管理方法，包括使用华法林患者的肝素桥接治疗（见下文）。

- 行完整的心血管检查，除非手术预期风险极低（比如白内障手术），还建议行心电图检查[1]。
- 使用 CHA_2DS_2-VASc 评分系统评估动脉血栓风险[2]（见下文）。

围术期管理

会诊的核心内容：优化围术期心率和节律至最佳水平，以及对抗凝药物的管理（含抗血小板药物、华法林、DOACs）。

心率和节律控制

在非手术时，推荐无症状的房颤患者静息心率控制在 110 次 / 分以下[3]，推荐有症状或有心脏收缩功能不全的患者在 80 次 / 分以下[4]。如果出现任何血流动力学不稳定的迹象（如缺血、肺水肿、低血压），建议推迟择期手术。如果心率高于 110 次 / 分，通常也建议推迟择期手术。围术期常规建议继续服用控制心率药和抗心律失常药（如 β 受体阻滞剂、钙通道阻滞剂、胺碘酮），并且需根据患者能否恢复口服药物来制订术后用药计划（表 9.1）。

抗血小板药物的管理

卒中低危的房颤患者通常仅使用阿司匹林以预防卒中事件的发生，而围术期停用阿司匹林通常被认为是安全的，且能降低出血风险[5]。合并卒中、TIA 或其他栓塞病史的患者多用抗凝药代替阿司匹林，但如果此类患者由于某些情况而需使用阿司匹林（比如患者拒绝抗凝药，或合并有禁忌证），通常我们在围术期会继续建议他们应用小剂量阿司匹林，除非该择期手术的出血风险非常高。相比起阿司匹林，氯吡格雷具有更高的出血风险[6]，术前应常规停用 5 ～ 7 天，停药期间可根

表 9.1　合并房颤患者的术后管理

心率控制	对于口服药物的患者： 多数情况可恢复既往的门诊心率控制方案。鉴于术后可能存在相对的低血容量状态，患者可能较不耐受药物的降血压作用，因此应警惕低血压的发生 对于不能口服药物的患者： 应依据患者基线心率，是否存在心肌缺血以及术后血压情况，来具体制订心率控制目标。通常 60 ～ 100 次 / 分是合理的范围。药物选择包括： 美托洛尔 IV（起始剂量 5 mg/q6 h，个体化制订） 或 地尔硫䓬 IV 如术前口服地高辛，可继续使用相同剂量静注 可口服时，过渡至口服药物
抗凝	当外科条件允许时，恢复抗凝治疗（见正文） 依指征行肝素桥接直至恢复华法林治疗 如因出血风险未能及时开始抗凝，仍应给予静脉血栓的预防（禁忌证除外）

IV，静脉用

据情况用阿司匹林暂时替代。双嘧达莫常规也需停用 7 ～ 10 天。另外，还应考虑患者的抗血小板治疗是否有除房颤之外的适应证，比如冠脉支架置入后，此时应与患者的心脏科医师进行沟通协商（见第 7 章）。

华法林抗凝和肝素桥接治疗

对于大多数外科手术，围术期必须停用华法林（例外情况见下）。由于华法林的半衰期较长（36 ～ 42 h）、波动性较大，且恢复用药后需 5 ～ 10 天才能完全起效，由此导致血液处于高凝状态的时间可长达数天[7]。当使用肝素桥接时，应确保尽量缩短抗凝中断的时间。BRIDGE 试验[8]结果显示，桥接未减少栓塞风险并增加出血风险，然而此实验仅纳入了少数的高危患者（$CHADS_2$ 评分＞ 4[9]，或合并卒中 /TIA 病史）。在 2017 年美国心脏病学会（ACC）非瓣膜性房颤抗凝指南中，使用了更详尽的新版 CHA_2DS_2-VASc 对房颤患者进行卒中风险预测[7]。基于此指南的桥接治疗详见第 26 章。包括对于 CHA_2DS_2-VASc 评分介于 0 ～ 4 分，且无卒中 /TIA 或全身性栓塞病史的患者，不推荐抗凝桥接；以及，桥接治疗时，皮下注射低分子肝素与静脉注射普通肝素的使用对比。需要特别注意的几点：

- 术前围术期抗凝计划常需要多学科会诊后制订，通常需要咨询抗凝管理小组、外科医师、心脏专科医师、神经科医师、初级卫生保健提供者（这里所指一般为全科医师，护士和卫生保健工作者）等。
- 与患者本人或其护理人员讨论此计划，向他们提供书面说明，并在病历中详细记录。该计划应预见可能影响术后抗凝治疗恢复的情况。
- 对于某些低风险手术无需停用华法林，如拔牙、皮肤及白内障手术。确保外科医师同意该计划，并调整术前 INR（国际标准化比值）< 3.0[7]。
- 对于其他手术，华法林术前常规停用 5 天（或 5 次使用）。应个性化确定停药时间，需考虑的因素包括手术类型（神经外科、脊柱外科手术，血运丰富的肿瘤切除术，需要更早地中断抗凝来确保手术安全），外科医师的偏好，以及华法林的维持剂量（需要较低剂量便可达到治疗 INR 水平的患者，在停药后，其 INR 恢复到正常也会相对较慢）[7]。
- 不要低估门诊手术的出血风险（比如血管栓塞术）。应与外科医师或介入科医师进行沟通讨论。

直接口服抗凝药（DOACs）的管理

- 达比加群、利伐沙班、阿哌沙班和依度沙班已批准用于非瓣膜性房颤患者的卒中预防治疗。
- 达比加群是Ⅱa 因子的直接竞争性抑制剂，其他三种药物是Ⅹa 因子的直接抑制剂。

- 与华法林不同，DOACs 均无需做常规凝血监测［比如 PT（凝血酶原时间）和 INR］。
- 该类药的半衰期短且起效快，因此围术期临时停药时一般不需要用肝素桥接。
- 术前末次服用时间取决于手术的出血风险高低，以及患者的肾功能状态（见第 26 章）。
- DOACs 几小时内即可完全起效，因此术后恢复用药时要确保止血到位（见第 26 章）。而华法林的抗凝起效时间较长，一般术后当晚便需恢复用药。

术后管理

对术前房颤患者的术后管理建议见表 9.1。恢复抗凝的时机依具体情况进行调整，包括术后血压、心率，外科对患者出血风险的评估，或是否出现未预料的并发症。如果术后不立即重启抗凝治疗，则应根据患者和手术情况，给予药物静脉血栓栓塞预防治疗。同时须监测可能出现的栓塞并发症。

术后新发房颤的处理

- 鉴别诱因（心力衰竭、心肌梗死、电解质紊乱、感染、血栓形成、酒精戒断、甲状腺功能亢进、贫血、低血容量、肺部疾病、瓣膜性心脏病、肺栓塞、容量超负荷 / 第三间隙液体重吸收等）。
- 评估可能与心律不齐有关的症状和体征：如低血压，心力衰竭或心肌缺血。
- 进行超声心动图检查，以评估导致房颤的结构因素，例如左心功能不全和瓣膜性心脏病。
- 对于快室率房颤，如急需控制心率，首选静脉用药。心衰或低血压患者应谨慎使用 β 受体阻滞剂和钙通道阻滞剂（见表 9.2）。积极邀请心脏科医师会诊。

表 9.2　术后新发快室率房颤的心率控制方案

药物	方案
美托洛尔	5 mg IV 1 次，若血压平稳，可按需重复 2 次
地尔硫䓬	负荷量 10 ～ 20 mg IV，维持量 10 ～ 20 mg/h IV，调整剂量至心率控制在 80 ～ 100 次 / 分
地高辛	起效慢。0.5 mg IV 1 次，之后每日 0.25 mg IV q6 h×2 并随时调整；标准剂量为每日 0.125 mg IV 或 PO 若有肾功能障碍应减量，老年患者慎用
胺碘酮	负荷量 150 mg IV，维持量 1 mg/min IV×6 h，之后 0.5 mg/min IV×18 h 适用于难治性房颤或房颤伴心力衰竭 检查促甲状腺素（TSH）、肺功能检查（PFTs）基础值
艾司洛尔	负荷量 0.5 mg/kg IV，给药时间长于 1 min，维持量 50 μg/（kg · min）IV，最大剂量可至 200 μg/（kg · min） 需警惕低血压
口服药物	多种选择：若有指征，可选美托洛尔、阿替洛尔、地尔硫䓬、地高辛或胺碘酮
电复律	如果血流动力学不稳定应立即行电复律

IV，静脉用

当房颤反复发作或呈持续性，则必须根据患者卒中危险因素考虑进行抗血小板或抗凝治疗，这个决定应该个体化制订，需考虑到患者的卒中风险（或其他血栓栓塞）、出血风险和患者的偏好。与患者之前的保健医师沟通可能会获得更多的帮助。相比较简单的 $CHADS_2$ 评分，CHA_2DS_2-VASc 评分是更佳的风险分级工具[2]，尤其是针对低危患者（如 $CHADS_2$ 评分 0 ～ 1 分）可提供更为准确的血栓栓塞事件预测[7]（表 9.3 和表 9.4）。

术后房颤通常是短暂的、自限性的，一旦术后应激消失，房颤就会消失。是否对短暂性术后房颤进行长期抗凝治疗尚无明确指南。非心脏手术术后出现的短暂性房颤可能是长期卒中风险升高的标志。一项纳入 170 万例非心脏手术住院患者的研究显示，相比于未发生房颤的患者，诊断有围术期房颤的患者

表 9.3　$CHADS_2$ 评分与 CHA_2DS_2-VASc 评分[2，9]

危险因素	$CHADS_2$ 评分	CHA_2DS_2-VASc 评分
充血性心力衰竭	1	1
高血压	1	1
年龄≥ 75 岁	1	2
糖尿病	1	1
卒中 /TIA/ 外周栓塞事件	2	2
心血管疾病（冠心病，心肌梗死，周围动脉疾病，主动脉斑块）		1
年龄 65 ～ 74 岁		1
女性		1

TIA，短暂性脑缺血发作

表 9.4　无抗凝一年内卒中风险（基于 $CHADS_2$ 评分与 CHA_2DS_2-VASc 评分）[9，12]

分数	$CHADS_2$ 评分	CHA_2DS_2-VASc 评分
	无抗凝的卒中风险（%）	
0	1.9	0
1	2.8	1.3
2	4.0	2.2
3	5.9	3.2
4	8.5	4.0
5	12.5	6.7
6	18.2	9.8
7	—	9.6
8	—	6.7
9	—	15.2

在术后 1 年发生卒中的概率明显升高（1.47% *vs.* 0.36%）[校正风险比 2.0，95% 置信区间（CI），1.7 ～ 2.3][10]。遗憾的是围术期房颤的持续时间并没有详细记录。另一项来自丹麦的研

究显示，和诊断新发房颤的非手术患者相比，围术期新发房颤的患者发生卒中或其他血栓栓塞事件风险相同，尽管术后房颤持续期同样也没有被记录[11]。在这项队列研究中，术后新发房颤的患者 30 天内开始口服抗凝药物治疗可降低卒中或血栓栓塞事件的长期风险（校正风险比 0.52，95%CI 0.40 ～ 0.67）。2014 年房颤指南指出，对于非心脏疾病（包括围术期），房颤短暂发作后的抗凝作用还不清楚，应根据患者的风险分级和房颤持续时间来具体分析，但并未给出详细的做法[4]。

如果考虑节律控制，通常需要心内科会诊来提供药物复律或是电复律方面的建议，并可能需要行经食管超声评估左心房血栓情况。会诊的重点包括：

- 胺碘酮是常用药，但其半衰期长，可能导致严重的长期副作用。
- 其他抗心律失常药物（例如多非利特、氟卡尼、普罗帕酮和索他洛尔）以及电复律需在心脏科医师会诊后考虑应用。

临床要点

- 直接口服抗凝药（DOACs，达比加群，利伐沙班，阿哌沙班和依度沙班）在术前临时停药时几乎不需要肝素桥接。
- 术前末次 DOAC 的使用时间取决于手术的出血风险和患者的肾功能状况。
- 对使用华法林的房颤患者，如果 CHA_2DS_2-VASc 评分为 0 ～ 4 分，且没有卒中 /TIA 或全身性血栓栓塞病史，不推荐进行肝素桥接。

致谢

Dr. Kai-Chun (Daniel) Yang, Acting Assistant Professor, Division of Cardiology, Department of Medicine, University of Washington, and Staff Cardiologist at VA Puget Sound Health Care System.

参考文献

1. Fleisher LA, et al. 2014 ACC/AHA guideline on perioperative cardiovascular evaluation and management of patients undergoing noncardiac surgery: a report of the American College of Cardiology/American Heart Association Task Force on Practice Guidelines. J Am Coll Cardiol. 2014;64(22):e77–137.
2. Lip GY, Nieuwlaat R, Pisters R, Lane DA, Crijns HJ. Refining clinical risk stratification for predicting stroke and thromboembolism in atrial fibrillation using a novel risk factor-based approach: the euro heart survey on atrial fibrillation. Chest. 2010;137(2):263–72.
3. Van Gelder IC, et al. Lenient versus strict rate control in patients with atrial fibrillation. N Engl J Med. 2010;362(15):1363–73.
4. January CT, et al. 2014 AHA/ACC/HRS guideline for the management of patients with atrial fibrillation. JACC. 2014;64(21):e1–e76.
5. Devereaux PJ, et al. Aspirin in patients undergoing noncardiac surgery. N Engl J Med. 2014;370:1494–503.
6. Hansen ML, et al. Risk of bleeding with single, dual, or triple therapy with warfarin, aspirin, and clopidogrel in patients with atrial fibrillation. Arch Intern Med. 2010;170(16):1433–41.
7. Doherty JU et al. 2017 ACC expert consensus decision pathway for periprocedural management of anticoagulation in patients with nonvalvular atrial fibrillation: a report of the American College of Cardiology Clinical Expert Consensus Document Task Force. J Am Coll Cardiol. 2017;69(7):871–898.
8. Douketis JD, et al. Perioperative bridging anticoagulation in patients with atrial fibrillation. N Engl J Med. 2015;373(9):823–33.
9. Gage BF, et al. Validation of clinical classification schemes for predicting stroke: results from the national registry of atrial fibrillation. JAMA. 2001;285(22):2864.
10. Gialdini G, et al. Perioperative atrial fibrillation and the long-term risk of ischemic stroke. JAMA. 2014;312(6):616–22.
11. Butt JH, et al. Risk of thromboembolism associated with atrial fibrillation following noncardiac surgery. J Am Coll Cardiol. 2018;72:2027–36.
12. Lip GY, et al. Identifying patients at high risk for stroke despite anticoagulation: a comparison of contemporary stroke risk stratification schemes in an anticoagulated atrial fibrillation cohort. Stroke. 2010;41:2731–8.

第 10 章
高血压

Tiffany Chen
李俣　译　许珍真　校

背景

尽管高血压本身并不是围术期严重不良心血管事件的主要危险因素，但若伴有高血压相关终末器官损害（如充血性心力衰竭，肾功能受损和心血管疾病）的患者将面临额外的风险[1-2]。术前严重高血压（收缩压＞ 180 mmHg 或舒张压＞ 110 mmHg）与术中血压不稳定和心肌缺血有关[3]；基于有限的资料，此时建议这些患者推迟择期手术[4-5]。虽然目前尚不清楚为控制血压而推迟手术能否改善预后[6]，但临床中很多医师此时会犹豫是否应该继续手术。术前优化血压会有助于避免不必要的手术取消，并减少围术期并发症的发生。

术前评估

- 评估血压控制水平。
- 评估长期高血压的并发症（卒中、心肌病和肾病）。
- 血压控制不佳的高血压患者（BP ＞ 180/110 mmHg），考虑推迟择期手术。
- 术前用药建议（表 10.1）。

围术期管理

根据手术方式不同，高血压患者术中更易出现血压波动。

表 10.1　降压药的术前管理

β 受体阻滞剂	继续使用至术晨
ACEI/ARB	术前 24 h 停药，除非血压控制不佳（收缩压 > 180 mmHg 或舒张压 > 110 mmHg）
利尿剂	术晨停药，除非血压控制不佳，或基于容量评估须继续使用
钙通道阻滞剂	继续使用至术晨，除非血压得到了严格控制
可乐定	继续使用至术晨，若术后严格禁食，术前过渡为经皮给药：术前 3 天使用贴剂，并同步减停口服剂量
硝酸酯类	继续使用至术晨
肼屈嗪	继续使用至术晨

诱导过程中交感神经激活使血压上升，随后外周血管阻力降低而逐渐下降[4，7]。虽然研究显示严重高血压和低血压均与不良预后相关，但术中低血压似乎尤其与非心脏手术术后 30 天死亡率增加相关[7]。

术前管理

一般原则

- 对于术前有严重高血压的患者，应根据其合并症的情况，基于循证指南开始降压药物治疗。若有充分的术前准备时间则更为理想，可以重新评估患者的血压控制情况，以及药物的副作用。
- 如果术前准备时间非常有限，或是手术日当天严重高血压（收缩压 > 180 mmHg，舒张压 > 110 mmHg），则必须要进行个体化评估以确定手术是否应按计划进行。对于无终末器官损害（高血压急症）的患者，是应推迟手术优化血压，还是在术前等候区临时控制血压尚无定论，且缺乏相关的预后数据[6]。
- 高血压的风险应连续统一地看待，即必须考虑其与其他危险因素间的平衡，比如手术的急迫性等等。如果考虑取消手术，最好麻醉医师和外科医师之间开展充分的讨论。

药物管理

大多数降压药均可安全用至术前（表 10.1）。然而过于严格的血压控制可能会导致严重的术中低血压，所以应注意降压药的使用推荐，尤其是血管紧张素转化酶抑制剂（ACEI）、血管紧张素受体阻滞剂（ARBs）和利尿剂。

- ACEI/ARBs：尽管这两类药与术中低血压相关[8-10]，但有关是否影响预后的数据（死亡率或心血管事件）仍不统一[9-10]。因此术前是否停药尚有争议。我们的经验是术前 24 h 停药，除非患者有难以控制的高血压或收缩性充血性心力衰竭。
- 利尿剂：理论上存在低血容量和低血钾的风险。低血容量可进一步加重术中低血压，低血钾可能导致心律失常以及肌肉传导阻滞。一项小型研究显示，术前是否停用袢利尿剂对预后的影响并未见差异[12]。我们的经验是术晨停药，除非患者有难以控制的高血压，或者患者处于一个难以控制的容量超负荷状态，需要依赖利尿剂控制，比如严重的心力衰竭或终末期肾病。
- β 受体阻滞剂：指南建议围术期间继续使用，由于围术期突然停药会增加心血管事件和死亡率[2]。
- 可乐定：突然停药会导致严重的高血压反弹。

术后管理

术后低血压很常见，原因包括失血、容量不足、镇静/镇痛药、硬膜外麻醉等。因此应谨慎恢复降压药的使用（表 10.2）。相对的，一些患者可能因疼痛、躁动、戒断效应、容量过多而血压偏高。轻至中度的高血压一般无需处理；我们的经验是当收缩压＞ 180 mmHg 或舒张压＞ 110 mmHg 时再进行干预。在应用降压药之前，应确保可能导致血压升高的因素已得到处理，比如疼痛、戒断综合征（酒精、苯二氮䓬类药物依赖）。

- 通常用口服药物治疗术后高血压，最好是患者术前的常规用药，除非有急性终末器官损害的风险的顾虑。
- 与外科医师沟通明确患者的术后禁食状态很重要。因为很多患者即使还未恢复进食，但仍然可以口服和吸收药物。

如果严格禁食（包括药物），则可经静脉或经皮给药（表 10.3）。目前尚无强力的证据支持术后应使用某种指定类型的降压药。

临床要点

- 评估高血压相关的终末器官损害，因其与围术期主要心血管不良事件相关。
- 收缩压＞ 180 mmHg 或舒张压＞ 110 mmHg 时建议推迟择期手术，尽管门诊降压方案是否优于术前临时降压尚无定论。

表 10.2　降压药的术后管理

β 受体阻滞剂	继续使用，若严格禁食，则静脉给予同等剂量 低血压或心动过缓时停药或减量 通常收缩压＜ 100 mmHg 或心率＜ 60 次 / 分时停药，但应个体化对待
ACEI/ARB	收缩压＞ 120 mmHg 且无急性肾损伤风险时，恢复使用
利尿剂	考虑术后停药数天，尤其在大手术后禁食或进食减少，可导致低血容量、电解质紊乱如低钠血症、低钾血症
钙通道阻滞剂	继续使用，若有低血压或心动过缓时停药或减量
可乐定	继续口服或经皮给药，避免高血压反弹
硝酸酯类	继续使用，若有低血压时停药或减量
肼屈嗪	继续使用，若有低血压时停药或减量

表 10.3 控制高血压的静脉和经皮给药方式

美托洛尔	2.5 ～ 5 mg IV q4 ～ 6 h 口服与静脉剂量换算比例 2.5：1
拉贝洛尔	初始剂量 10 ～ 20 mg IV，每 10 min 剂量翻倍，依效果而定，最高不超过 80 mg。全天最大累积剂量 300 mg。发生心动过缓需酌情减量
硝酸甘油	起始泵速 5 μg/min ivgtt，每 5 min 增加 5 μg/min 的泵速调整剂量 经皮涂抹 1.2 ～ 5.0 cm 软膏 q6 h
肼屈嗪	10 ～ 20 mg IV，q30 ～ 60 min
艾司洛尔	第 1 分钟负荷量 250 ～ 500 μg/（kg·min），维持量 25 ～ 50 μg/（kg·min），最高不超过 300 μg/（kg·min）
尼卡地平	初始泵速 5 mg/h，每 5 min 增加 2.5 mg/h，最高 15 mg/h
依那普利	0.625 ～ 1.25 mg IV q6 h，每 4 ～ 6 h 翻倍 单次最大给药剂量 5 mg，或全天最大累积剂量 20 mg

- 多数情况下可术前 24 h 停用 ACEI 和 ARB 类药物以避免术中低血压，尽管围术期对这两类药物的管理仍有争议。

致谢

G. Alec Rooke, MD, Professor, Department of Anesthesiology and Pain Medicine, University of Washington.

参考文献

1. Lee TH, Marcantonio ER, Mangione CM, Thomas EJ, et al. Derivation and prospective validation of a simple index for prediction of cardiac risk of major noncardiac surgery. Circulation. 1999;8:1043–9.
2. Fleisher LA, Fleischmann KE, Auerbach AD, et al. 2014 ACC/AHA guideline on Perioperative Cardiovascular Evaluation and Management of Patients Undergoing Noncardiac Surgery: executive summary: a report of the American College of Cardiology/American Heart Association Task Force on Practice Guidelines. Circulation. 2014;130(24):2215–45.
3. Howell SJ, Sear JW, Foex P. Hypertension, hypertensive heart disease and perioperative risk. Br J Anaesth. 2004;92(4):570–82.
4. Hartle A, McCormack T, Carlisle J, et al. The measurement of adult blood pressure and management of hypertension before elective surgery: joint guidelines from the Association of Anaesthetists of Great Britain and Ireland and the British Hypertension Society. Anaesthesia 2016;71:326–337.
5. Nadella V, Howell SJ. Hypertension: pathophysiology and perioperative implications. BJA Education. 2015;15(6):275–9.
6. Weksler N, Klein M, Szendro G, et al. The dilemma of immediate preoperative hypertension: to treat and operate, or to postpone surgery? J Clin Anesth 2003;15:179–183.

7. Monk TG, Bronsert MR, Henderson WG, et al. Association between intraoperative hypotension and hypertension and 30 day postoperative mortality in noncardiac surgery. Anesthesiology. 2015;123(2):307–19.
8. Rosenman DJ, McDonald FS, Ebbert JO, et al. Clinical consequences of withholding versus administering renin-angiotensin-aldosterone system antagonists in the perioperative period. J Hosp Med. 2008;3(4):319–25.
9. Roshanov PS, Rochwerg B, Patel A, et al. Withholding versus continuing antiogensin-converting enzyme inhibitors or angiotensin II receptor blockers before noncardiac surgery: an analysis of the vascular events in noncardiac surgery patients cohort evaluation prospective cohort. Anesthesiology. 2017;126(1):16–27.
10. Hollman C, Fernandes NL, Biccard BM. A systematic review of outcomes associated with withholding or continuing angiotensin-converting enzyme inhibitors and angiotensive receptor blockers before noncardiac surgery. Anesth Analg. 2018;127:678.
11. Kristensen SD, Knuuti J, Saraste A, et al. 2014 ESC/ESA guidelines on non-cardiac surgery: cardiovascular assessment and management: the joint task force on non-cardiac surgery: cardiovascular assessment and management of the European Society of Cardiology (ESC) and the European Society of Anaesthesiology (ESA). Eur Heart J. 2014;35(35):2383–431.
12. Khan NA, Campbell NR, Frost SD, et al. Risk of intraoperative hypotension with loop diuretics: a randomized control trial. Am J Med. 2010;123:1059e1–9.

第 11 章 心脏植入式电子设备

Michael L. Hall，G. Alec Rooke
李俣　译　许珍真　校

背景

设备相关并发症概述

当暴露于电磁干扰（EMI）环境中时，带有起搏器或植入式心脏除颤仪（ICD）的患者将面临设备故障的风险。EMI 可来源于单极电刀、磁共振成像（MRI）、射频消融、电休克治疗、碎石术和放疗等[1]。EMI 最常导致的致命风险有：

- 抑制心脏起搏导致严重的心动过缓甚至停搏。
- 如果 ICD 将 EMI 的干扰信号错误识别为预设心率信号，则会带来意外电击。

然而，EMI 也可因以下情况导致心动过速：

- 噪声反转功能，即设备误感知到 EMI 造成的干扰时，可能会自动转换至非同步起搏模式，从而与自身节律产生竞争。
- EMI 对频率应答功能的激活可致起搏心率增加，常导致心动过速（见下文）。
- EMI 被误识别为心房节律，导致室性起搏。
- 起搏器介导的心动过速（PMT），最常见原因是逆行 P 波触发心室起搏并重复循环。

此外，若 EMI 变得强烈，比如电刀烧灼距设备 8 cm 以内，设备可能出现以下状况：

- 暂时关闭并重启，重启后恢复为系统默认设置，而不是原有的程控设置。

- 如果导线绝缘层有破损，起搏电极尖端可能会灼伤心肌。
- 如果电刀直接烧灼设备，可能会烧毁设备致其无法工作。

起搏器和 ICD 的基础功能

起搏器的功能通常用 3 ～ 4 个字母编码来概括，分别表示起搏心腔、感知心腔和感知后反应[2-4]（表 11.1）。若带有频率调节或频率应答起搏功能，通常用第 4 位字母 R 表示。当起搏器的活动传感器监测到身体运动时，备用（按需）起搏心率就会增加。传感器的感知途径有以下几种[5]：

- 利用压电晶体感知肌肉压力或身体活动：在手术室内，摇动患者可引起心率增快。
- 起搏发生器和导线之间的微小电流，可以用来测量经胸生物阻抗，以获得潮气量和呼吸频率。而大多数手术室或重症监护室内监护仪使用类似的技术来监测呼吸频率，这可导致起搏器 /ICD 对患者体动的误判，从而引起不当过度起搏。
- 导线尖端可测量心肌内生物阻抗，目前虽尚不清楚 EMI 的相互影响作用，但术中的交感神经兴奋可能会引起最低起搏频率的增加。

常见起搏模式

- VVI：心室感知和心室起搏（按需起搏）。

表 11.1　起搏器功能代码

第一个字母	第二个字母	第三个字母
起搏心腔	感知心腔	感知后反应
A ＝心房	A ＝心房	I ＝抑制
V ＝心室	V ＝心室	T ＝触发
D ＝双腔（心房＋心室）	D ＝双腔（心房＋心室） O ＝不感知	D ＝均有（根据具体情况抑制或者触发） O ＝两种方式均无

- DDD：心房和心室分别进行感应和起搏。
- VVIR 和 DDDR：同 VVI 和 DDD，但还具备频率应答功能。

植入式心脏复律除颤器[2-3]

- 适用于检测到的明确的、快室率的快速性心律失常（尤其是室性心动过速和心室颤动）。
- 治疗包括快速起搏（即心动过速起搏，ATP），低能量同步电击，或高能量非同步电击。
- 所有 ICD 均带有起搏功能，其起搏组件与常规起搏器相同，且 4 位字母编码依然适用。ICD 的起搏设置功能范围很广，从基本到复杂的起搏要求都可以胜任。

心脏再同步化治疗（CRT）

- 通过双室起搏产生更协调的左心室收缩[2-3]。
- 如有除颤功能，称为 CRT-D。
- 4 位字母编码模式仍可用来描述 CRT 和 CRT-D 的起搏器功能。

皮下 ICD

皮下 ICD 系统将除颤器置于胸腔外的皮下组织中，避免了静脉内导线引起的并发症，比如感染和心血管损伤[1-2]。此系统仅有电击除颤功能，无 ATP 功能，亦缺乏按需起搏功能。如果术中存在 EMI 风险，与其他所有 ICD 一样，需要用磁铁将电击功能关闭或重新进行程控设定。需要注意的是，皮下 ICD 有特定的程控仪，常规程控仪并不能识别该仪器。此外磁铁放置时，必须要放在设备顶部或底部的中央位置，若位置合适，磁铁放置后的头 60 s 内可听到代表 QRS 波群的蜂鸣音。

无导线起搏器

目前无导线起搏器产品有两种，分别是 Micra TPS 无导线起搏器（Transcatheter Pacemaker System；美敦力公司，明尼苏达州，明尼阿波里斯市），以及 Nanostim 无导线起搏器（圣犹达公司，明尼苏达州，圣保罗市）。目前对于这两种新型起搏器，尚无术中管理指南，使用时要遵循专家建议。与传统起搏器不同，无线起搏器在影像学检查中不容易识别，且由于完全置于心脏内部，体检也不能查出。Micra 起搏器无磁铁模式；Nanostim 起搏器在磁场作用下会转为心率 65 次 / 分的 VOO 模式。两种起搏器均可程控。

术前评估

多数专家建议术中管理计划应参考手术安排、起搏器的近期程控资料，并由有资质的医师来定制[1，6-7]。多数的建议如下：

- 无须干预（如腿部手术，目前未有 EMI 影响设备的报告）。
- 磁铁放置或备用，以防术中 EMI 导致的严重心动过缓（手术部位在脐部以下的 ICD 携带者可不用）。
- 若需改变程控参数，必须由有资质的人员来操作。

若没有正式的设备评估，则必须谨慎决定是否进行手术。显然手术的急迫程度是一个因素，如果存在以下情形同样会增加不良事件的风险：单极电刀使用距设备 8 cm 以内、导线使用单极感知（尽管大部分设备均使用双极感知模式，但没有程控信息亦无法准确判定）、患者为起搏依赖、ICD 设定为对磁铁无反应（罕见，但可能造成灾难性后果）[8]、电量不足、负极板未正确放置。

如果缺少有资质人员的参与，即使没有正式的程控报告，依然可有办法获得大量信息。以下分析可以帮助决定是否需要有资质人员的介入[9]。

第一步：识别设备，起搏器或是 ICD？

- 患者可能并不了解两者的区别，但他们大多数会携带具有设备信息的识别卡，内含设备和导线型号、置入日期和操作者、最近的程控调整日期。一般而言，ICD 患者需在术后 3 个月接受复查，起搏器则为术后 6 个月。

- 胸部 X 线检查可明确设备的类型和潜在起搏功能。如果观察到所有的导线都很细，那可确定是起搏器。如果导线有粗大不透射线的部分（位置一般在上腔静脉和右心室），则是 ICD。
- 在 X 线检查中仔细察看，通常可见代表制造商和设备型号的符号以及数字 / 字母编码。亦可致电制造商（表 11.2）或登录官网查询设备信息，包括设备对磁铁的反应等。但制造供应商是无法提供患者的具体疾病信息的。

第二步：确定是否起搏依赖。

- 获取长的心电图条带或在监护仪上进行观测。所有监护仪均带 ECG 滤波功能以排除峰值信号干扰，因此观测时要确保开启监护仪的起搏波检测功能。如果患者心律较为规整，不伴或伴有少量起搏信号波，则可确定是非起搏依赖。持续的起搏心率提示却不代表一定是起搏依赖，比如患者为窦性心律，但心率略低于程控下限心率。为了保证心室同步收缩改善心输出量，CRT 设置为较短的 P-R 间期，因此心电图或许并不能反映出真实的房室传导情况，只能通过程控资料或咨询患者的心内科医师来确定起搏依赖程度。

表 11.2　起搏器公司联系信息

制造商和联系电话	电池状态良好时起搏器磁频率
Biotronik：（800）547-0394	90
Ela Sorin：（303）467-6101	96
Guidant/Boston Scientific：（800）227-3422	90
Medtronic：（800）723-4636	85
St. Jude：（800）933-9956	98.6 或 100

第三步：在 ECG 监测下，将磁铁放置在起搏器部位的皮肤表面。

- 若观察到非同步的固定起搏磁频率（表 11.2），那么该设备不是 ICD 且电池电量充足。
- 随着电量耗竭，磁频率会比电池状态良好时下降至少 10 次 / 分。
- 除非特别紧急的状况，术前电池电量不足时应寻求专业人士的介入。

第四步：检查电解质。

- 使用利尿剂的患者和急重症患者应检查电解质。电解质紊乱和酸碱平衡紊乱均会影响起搏阈值。

第五步：和有资质的人士取得联系。

- 应尽可能地联系到有资质的个人，可以是设备的管理人员，或者是自己机构里的专业人士。
- 根据对相关设备和拟行手术的了解，决定术前是否需要程控信息，以及最佳的应对策略（无干预、放置磁铁，或为手术做程控调整）。

围术期管理

术中管理

对于所有患者，以下几点均应注意：

- 负极板应妥当置于患者身上，以使电刀的烧灼电流环路远离设备和电极导线。
- 电刀应用期间必须使用其他来源的脉搏监测，通常选用脉搏血氧仪。
- 可建议外科使用双极或缩短电刀烧灼时间，然而这几乎难以落实，且此建议最好交由手术室团队提出。
- 依据电刀和设备导线电极的距离，起搏依赖患者的设备常需改为非同步起搏模式。放置磁铁可预防心动过缓或停搏，但较快的磁铁频率并不一定适合所有患者。

- 麻醉团队与程控设定者之间的讨论将有助于制订管理策略，也可以让麻醉医师更清晰地了解设备在术中的具体工作过程。
- 最坏的情况是：植入 ICD 并伴起搏依赖的患者，接受脐部以上手术。此时虽然使用磁铁可以预防意外电击，但 EMI 仍可抑制按需起搏，若此时患者进一步出现心率下降甚至停搏，则必须限制电刀的使用频率和工作时长。
- 很多设备（不是所有）带噪音反转模式。EMI 激活此模式后设备会转为异步起搏。该模式可程控关闭。

ICD 的管理

- 应禁用对心动过速的感知功能，以防止不必要的电击。
- 如果使用磁铁，操作者需要知道：是否已禁用对磁铁的反应；如有磁铁反应，设备感应到磁铁时会发出怎样的提示音。若术中出现快速性心律失常，只需移除磁铁即可重新激活设备。
- 如果抗心动过速功能已关闭，则应备体外除颤仪或贴片式除颤仪。

术后管理

术后应对设备进行随访[1]：

- 恢复设备之前的设定。
- 如果电刀在设备或电极导线近距离范围内使用，可能导致设备受损，或者使设备重置为默认设定。随访应确保没有上述情况的发生。

提示应进行术后随访的其他情况包括：

- 在设备 8 cm 范围内使用过单极电刀。
- 进行过心脏复律或除颤。
- 术中出现严重的血流动力学异常（如胸外按压、大出血、长时间低血压等）。

- 患者进行了射频消融。
- 有中心静脉置管。
- 术中对设备功能存有任何疑虑。

单极电刀使用范围在脐部以下，或行碎石术以及电休克治疗的患者，术后不需要程控，但应在 1 个月以内去心内科复诊。

临床要点

- 术前评估记录应包括，设备类型（起搏器、ICD 或 CRT），制造商，植入日期以及适应证。
- 尽可能地获取设备最近一次的评估报告。ICD 应在术后 3 个月内复诊，起搏器为 6 个月内。
- 对于所有植入起搏器或 ICD 的患者，应根据需要选择邀请专业人士共同来制订最佳的术中设备管理方案。
- EMI 最常见和潜在的致命威胁有抑制起搏（起搏器或 ICD），以及错误感知带来的不合理电击（ICD）。

参考文献

1. Gold MR, Aasbo JD, El-Chami MF, Niebauer M, Herre J, Prutkin JM, Knight BP, Kutalek S, Hsu K, Weiss R, Bass E, Husby M, Stivland TM, Burke MC. Subcutaneous implantable cardioverter-defibrillator post-approval study: clinical characteristics and perioperative results. Heart Rhythm. 2017;14(10):1456–63.
2. Chang PM, Doshi R, Saxon LA. Subcutaneous implantable cardioverter-defibrillator. Circulation. 2014;129(23):e644–46.
3. Mickus GJ, Soliman GI, Reed RR, Martin AK. Perioperative management of a leadless pacemaker_ the paucity of evidence-based guidelines. J Cardiothorac Vasc Anesth. 2016;30(6):1594–8.
4. Crossley GH, Poole JE, Rozner MA, Asirvatham SJ, Cheng A, Chung MK, Ferguson Jr TB, Gallagher JD, Gold MR, Hoyt RH, Irefin S, Kusumoto FM, Moorman LP, Thompson A. The Heart Rhythm Society expert consensus statement on the perioperative management of patients with implantable defibrillators, pacemakers and arrhythmia monitors: facilities and patient management. Heart Rhythm. 2011;8:1114.
5. Allen M. Pacemakers and implantable cardioverter defibrillators. Anaesthesia. 2006;61:883–90.
6. Moses HW, Mullin JC. A practical guide to cardiac pacing. 6th ed. Philadelphia: Lippincott Williams & Wilkins; 2007. ISBN 978-0-7817-8881-6.
7. Bernstein AD, Daubert JC, Fletcher RD, et al. The revised NASPE/BPEG generic code for antibradycardia, adaptive-rate, and multisite pacing. Pacing Clin Electrophysiol. 2002;25:260–4.
8. Leung S-K, Lau C-P. Developments in sensor-driven pacing. Cardiol Clin. 2000;18:113–55.
9. Gallagher MD, David Hayes MD, Jane EH. ASA task force on perioperative management of patients with cardiac implantable electronic devices. Practice advisory for the perioperative management of patients with cardiac implantable electronic devices: pacemakers and implantable cardioverter-defibrillators. Anesthesiology. 2011;114:247–61.

第 12 章
心脏瓣膜疾病

Pallavi Arora，Divya Gollapudi
李俣　译　许珍真　校

背景

在美国心脏病学会和美国心脏协会（ACC/AHA）围术期指南中[1-2]，严重的心脏瓣膜疾病被认为是心血管事件危险因素。在术前访视中注意心脏瓣膜疾病的类型和严重程度有助于指导围术期风险评估和管理。相对于瓣膜反流性病变，严重的主动脉瓣狭窄和二尖瓣狭窄被认为会带来更高风险的围术期不良事件[1-2]。评估中，首要步骤是区分功能性和病理性杂音，以及通过仔细的病史回顾和体格检查评估患者功能状态。ACC/AHA 围术期心脏风险评估指南推荐，如果临床怀疑有中-重度瓣膜疾病、有症状或者体检有变化、或在 1 年内没有接受超声心动检查，术前应获得超声心动图检查。

对于其他结构性心脏病变，比如先天性发绀性心脏病，这些患者围术期注意事项超出了本书的范围，通常这类患者的心脏专科医师会一同参与管理。

主动脉瓣狭窄

术前评估

主动脉瓣狭窄（AS）是老年人常见的心脏瓣膜病[3-4]。症状包括心绞痛、劳力性晕厥、呼吸困难和活动耐量下降；冠心病是常见的合并疾病。AS 的杂音是收缩期的，位于胸骨右缘

表 12.1　超声心动图下主动脉瓣狭窄的严重程度分级

分级	主动脉射血速度（m/s）	跨瓣压力梯度（mmHg）	瓣口面积（cm^2）
轻度	＜3.0	＜25	＞1.5
中度	3.0～4.0	25～40	1.0～1.5
重度	＞4.0	＞40	＜1.0

第 2 肋间，可放射至右侧颈动脉或者锁骨下区域。

体格检查发现以下体征提示可能为严重 AS，应建议行超声心动图检查[5]：

- 收缩晚期高调杂音（阳性似然比：＋LR 4.4）
- 心尖抬举样搏动（＋LR 4.1）
- 颈动脉射血延迟（＋LR 3.3）
- 肱桡动脉搏动迟缓（＋LR 2.5）

在 AS 病变进程中，瓣口面积平均每年降低大约为 0.1 cm^2，但是进展难以预测，也可能会迅速发展[6]。有新出现或者加重的症状以及体格检查提示严重 AS 的患者，术前行超声心动检查是必要的，针对不同程度，应该接受超声心动图检查的时间间隔如下：

- 重度 AS 6～12 个月
- 中度 AS 1～2 年
- 轻度 AS 3～5 年

围术期风险分层

严重 AS 增加非心脏手术围术期死亡率[1-2]。

AS 的严重程度，术前合并临床症状，并存中-重度的二尖瓣反流（MR）以及冠状动脉疾病会使患者行高风险非心脏手术的术后主要不良心血管事件的风险增加。

严重 AS 患者可能会损害血小板功能和降低 von Willebrand 因子水平，引起临床出血症状（通常是鼻出血或瘀斑）[6]。

无狭窄的主动脉瓣硬化并非围术期独立危险因素。

围术期管理

术前注意事项

- 有症状的患者行非心脏手术前推荐瓣膜置换[6]。
- 无症状的中度或重度 AS 患者行非心脏手术风险会增加，需考虑行心脏专科会诊，合并有严重 MR，左心室射血分数（LVEF）减少，或原先存在冠心病等将增加术后心肌梗死发生率和 30 天死亡率。
- 严重 AS 行非心脏手术，不推荐球囊扩张术作为过渡性治疗[6]。

术中和术后注意事项

对于中–重度的无症状患者推荐术后在 ICU 内接受密切的血流动力学监测（监测至术后 48 h）。

AS 导致慢性压力过负荷，从而降低左心室顺应性，导致前负荷依赖。因此，术中和术后阶段的重点是维持血管内容量，避免低血压、心动过速，维持窦性心律[6-7]。

出现大出血或者容量丢失时，维持良好的静脉通路和快速复苏是关键。

严重或者危急的 AS 患者应避免使用硝酸酯类药物，因为硝酸酯类药物可降低充盈压（前负荷），并可能引起心搏骤停。

主动脉瓣狭窄患者（特发性肥厚性主动脉瓣下狭窄）的管理方法与 AS 患者相似。

二尖瓣狭窄

术前评估

尽管二尖瓣狭窄在发达国家发生率较低，然而在发展中国家由于风湿热高发，二尖瓣狭窄仍然较普遍。二尖瓣狭窄患者围术期心律失常和心衰风险增加；因此，术前鉴别该类患者非常重要[1]。

二尖瓣狭窄常见的症状是呼吸困难、疲劳、活动耐力下降、心悸和晕厥。

二尖瓣狭窄引起低调舒张期吹风样杂音，使用钟形听诊器听诊效果最佳[5]。病变程度严重的二尖瓣狭窄表现包括：

- 微弱或者听不到的杂音[5]。
- S1 消失。

二尖瓣狭窄患者如非出现新的或恶化的症状，在行非心脏手术前在以下时间段内应具备超声心动图检查[6]：

- 重度 MS 12 个月。
- 中度 MS 1 ～ 2 年。
- 轻度 MS 3 年。

围术期管理

- 对有症状和（或）严重肺动脉高压的重度二尖瓣狭窄的患者，应该考虑介入或者手术修复[1，6]。
- 无症状重度二尖瓣狭窄患者可在术中和术后密切监护前提下进行非心脏手术。
- 围术期应当控制心率和维持窦律，因为心动过速可能降低舒张期充盈并导致肺水肿；有必要与心脏专科医师讨论[1，6]。
- 二尖瓣狭窄导致每搏量变得相对固定，因此围术期应避免低血压和维持正常外周血管阻力。二尖瓣狭窄患者对于左心房压突然增高是敏感的，会导致急性肺水肿。因此血容量控制对于维持血管阻力以及避免低血压很重要[1,6-7]。

主动脉瓣反流

术前评估

有限的数据提示与没有严重主动脉瓣反流的患者相比，

中–重度主动脉瓣反流（AR）的患者围术期心肺疾病发病率和死亡率风险增加[8]。

慢性 AR 的症状包括心悸、呼吸困难和胸痛。

有数项体格检查提示 AR，最重要的是可听诊到舒张早期吹风样高频杂音[5, 9]。

中到重度 AR 的体格检查体征包括[5]：

- 舒张压≤ 50 mmHg（＋ LR 19.3）。
- 脉压差≥ 80 mmHg（＋ LR 10.9）。
- 杂音分级 3 级或者更响（＋ LR 8.2）。
- S3 奔马律（＋ LR 5.9）。

主动脉瓣反流患者如非出现新的或恶化的症状，推荐在下列时间间隔内接受超声心动图检查[6]：

- 重度 AR 6 ～ 12 个月（左心室扩张患者应缩短检查间隔时间）。
- 中度 AR 1 ～ 2 年。
- 轻度 AR 3 年。

围术期管理

- 有严重左心室（LV）功能下降的 AR 患者，不论有无症状都应考虑主动脉瓣置换[6]。
- 无症状重度 AR 和左心室射血分数正常的患者进行手术术中和术后需密切监测血流动力学变化。
- 围术期管理应该注意控制容量和降低后负荷[1]。
- 避免心动过缓，因为慢心率时舒张期延长会进一步加重反流[7]。

二尖瓣反流

术期评估

二尖瓣反流（MR）被认为是最常见的瓣膜病变[3]。最常见的病因是缺血性心脏病导致的乳头肌功能不全和二尖瓣脱垂。最近的观察性研究和回顾性研究报告，严重 MR 患者发生围术期心衰（20%）和房颤（14%）的风险最大[10-11]——这些风险在缺血性心脏病导致的 MR 和左心室功能降低的患者进一步增加[10-11]。

MR 的杂音是全舒张期高调的，在心尖部听诊最佳。中-重度 MR 的特征包括[5]：

- 3 级杂音或更高（+ LR 4.4）。
- S3（89% 的重度 MR 患者）。

超声心动图检查：

- 在重度 MR 情况下，超声心动图测量可能高估左心室射血分数。
- 超声心动图射血分数正常或者仅轻度降低时就可能出现心室功能不全。

二尖瓣反流患者如非出现新的或恶化的症状，根据情况建议术前需要在下列时间间隔内接受超声心动图检查[6]：

- 重度 MR 6 ～ 12 个月（左心室扩张患者可以缩短时间间隔）。
- 中度 MR 1 年。
- 轻度 MR 3 年。

围术期管理

- 有症状的 MR 患者或左心室射血分数严重降低的无症状 MR 患者应该考虑瓣膜修复或置换[6]。
- 在接受高风险治疗的重症 MR 患者中，围术期的血流动力学目标应该是通过维持后负荷降低和允许高心率来最大化左心室前向输出量和最小化反流。推荐术后转至 ICU 监护[1，7]。
- 心动过缓增加舒张时间，可以增加反流，因此应尽量减少；但是，需要注意有严重冠心病和缺血性 MR 的患者，心率快可能诱发缺血[7]。

- 对于二尖瓣脱垂或者 MR 的患者，不推荐预防性使用抗生素治疗感染性心内膜炎[12-14]。

人工心脏瓣膜

围术期注意事项

人工瓣膜的功能

如果有新的杂音、新的症状或者临床状态改变（包括新发或者恶化的心衰、溶血性贫血、全身性栓塞），需进行超声心动图检查[6，15]。

经食管超声心动图能充分地评估二尖瓣和人工主动脉的后部结构。

抗凝治疗

机械或者生物人工瓣膜患者的抗凝治疗需要仔细的术前计划和与外科团队共同协商。

抗凝治疗详细内容见第 26 章。

预防心内膜炎

基于 2017 年 ACC/AHA 指南心脏瓣膜疾病方面的更新，建议以下患者在做口腔手术（牙龈破坏，腺样体手术，扁桃体手术）之前预防心内膜炎[12]：

- 人工心脏瓣膜或人工材料用于心脏瓣膜修复。
- 既往感染性心内膜炎病史。
- 心脏移植受体因为瓣膜结构异常导致瓣膜反流。
- 未修复的发绀型 CHD 或者修复的 CHD，合并姑息性分流或者在邻近的人工补片或人工装置处有残余分流和瓣膜反流。

非牙科手术不建议预防感染性心内膜炎，特别是在无活动性感染的情况下，或在有常见瓣膜异常（包括双尖瓣主动脉

表 12.2　高危患者进行特定手术预防心内膜炎的抗生素原则

	抗生素原则	青霉素或者氨苄西林过敏的抗生素原则
口服	阿莫西林 2 g	头孢氨苄 2 g 或克林霉素 600 mg 或阿奇霉素 500 mg 或克拉霉素 500 mg
不能口服者	氨苄西林 2 g IM/IV 或头孢唑啉 1 g IM/IV 或头孢曲松 1 g IM/IV	头孢唑啉 1 g IM/IV 或头孢曲松 1 g IM/IV 或克林霉素 600 mg IM/IV

通常于术前 30 ～ 60 min 给药。Adapted with permission from［13］

瓣、主动脉瓣狭窄和二尖瓣脱垂）的患者中。

预防心内膜炎的抗生素方案见表 12.2［13］。

临床要点

- 合并瓣膜疾病及其严重程度是术前评估十分重要的内容。
- 如果有症状或者严重的瓣膜狭窄或者反流术前应具备超声心动图检查。
- 有症状或者重度瓣膜疾病患者行非心脏手术前考虑行瓣膜修补或置换。
- 重度瓣膜反流或狭窄的患者术后应密切监测血流动力学和容量变化。
- 有心脏瓣膜、感染性心内膜炎病史和某些特征的先天性心脏疾病的患者接受牙科治疗时推荐预防性治疗以避免感染性心内膜炎的发生。

参考文献

1. Fleischmann KE, Auerbach AD, et al. 2014 ACC/AHA guideline on perioperative cardiovascular evaluation and management of patients undergoing non-cardiac surgery. J Am Coll Cardiol. 2014. https://doi.org/10.1016/j.jacc.2014.07.944.
2. Goldman L, Caldera DL, Nussbaum SR, et al. Multifactorial index of cardiac risk in non-\cardiac surgical procedures. N Engl J Med. 1977;297:845–50.
3. Nkomo VT, Gardin JM, Skelton TN, et al. Burden of valvular heart diseases: a population-based study. Lancet. 2006;368(9540):1005–11.

4. Wright D. Aortic stenosis and surgery. J Hosp Med. 2012;7(8):655–6.
5. McGee S. Evidence-based physical diagnosis. 3rd ed. Philadelphia: Elsevier Saunders; 2012. p. 736.
6. Nishimura RA, Otto CM, Bonow RO, et al. 2014 AHA/ACC guideline for the management of patients with valvular heart disease: a report of the American College of Cardiology/American Heart Association task force on practice guidelines. J Am Coll Cardiol. 2014;63(22):e57–185.
7. Frogel J, Galusca D. Anesthetic considerations for patients with advanced valvular heart disease undergoing non-cardiac surgery. Anesthesiol Clin. 2010;28(1):67–85.
8. Lai HC, Lai HC, Lee WL, et al. Impact of chronic advanced aortic regurgitation on the perioperative outcome of non-cardiac surgery. Acta Anaesthesiol Scand. 2010;54(5):580–8.
9. Choudhry NK, Etchells EE. The rational clinical examination. Does this patient have aortic regurgitation? JAMA. 1999;281(23):2231–8.
10. Bajaj NS, Agarwal S, Rajamanickam A, et al. Impact of severe mitral regurgitation on post-operative outcomes after non-cardiac surgery. Am J Med. 2013;126(6):529–35.
11. Lai HC, Lai HC, Lee WL, et al. Mitral regurgitation complicates postoperative outcome of non-cardiac surgery. Am Heart J. 2007;153(4):712–7.
12. Nishimura RA, Otto CM, Bonow RO, et al. 2017 AHA/ACC focused update of the 2014 AHA/ACC guideline for the management of patients with valvular heart disease: a report of the American College of Cardiology/American Heart Association task force on clinical practice guidelines. Circulation. 2017;135(25):e1159–95.
13. Nishimura RA, Carabello BA, Faxon DP, et al. ACC/AHA 2008 guideline update on valvular heart disease: focused update on infective endocarditis. Circulation. 2008;118:887–96.
14. Wilson W, Taubert KA, Gewitz M, et al. Prevention of infective endocarditis: guidelines from the American Heart Association. Circulation. 2007;115:1736–54.
15. Pibarot P, Dumesnil JG. Prosthetic heart valves: selection of the optimal prosthesis and longterm management. Circulation. 2009;119:1034–48.

第 13 章
糖尿病

Tiffany Chen
刘铮烨　译　许珍真　校

背景

糖尿病和围术期高血糖症很常见，这会增加发生感染以及其他并发症的风险[1-6]。围术期高血糖症的控制能改善预后[7-8]。术前评估对于高风险人群风险分层以及制订一个围术期血糖管理方案很重要。基础的胰岛素治疗是控制血糖的关键。采用基础、加餐时及校正胰岛素的强化治疗方案（表 13.1）优于仅非强化标准胰岛素治疗方案[8]。

表 13.1　胰岛素术语

基础胰岛素	长效胰岛素［如：甘精胰岛素，地特胰岛素和中性鱼精蛋白锌胰岛素（NPH）］能够在不考虑进食因素的情况下提供一个恒定的胰岛素"背景量" 所有的 1 型糖尿病患者以及很多 2 型糖尿病患者需要用此治疗，特别是在围术期
餐时（进食/进餐）胰岛素	固定剂量（或者根据进餐多少调整剂量）的速效胰岛素（如：赖脯胰岛素，天冬胰岛素，普通胰岛素）应用于餐前，可以模拟机体对热量摄入的正常反应
校正胰岛素	可变剂量的速效胰岛素，用以在基础胰岛素和（或）进餐胰岛素的基础上进一步纠正高血糖 建议用于当血糖＞ 180 mg/dl 时 校正胰岛素可以用于睡前，但是睡前时段应用胰岛素有增加低血糖的风险 患者需要经常调整胰岛素，尤其是基础胰岛素和进餐胰岛素用量 大多数医疗机构有一个基于患者全天日常胰岛素需求的方案

术前评估

围术期的评估在于关注发生并发症、心血管事件以及其他围术期并发症风险的评估，并制订围术期血糖管理方案。尽管糖化血红蛋白（HbA1c）升高与增加术后感染和不良事件[2]相关，但尚不清楚推迟手术以优化血糖控制是否会降低这种风险。目前仍未有针对择期手术患者糖化血红蛋白超过临界值时是否需要推迟手术的相关共识，但当该值＞8.5%时仍需要考虑推迟手术[9]。同样的，手术当日血糖升高没有存在绝对的警告值，大多数当血糖＞500 mg/dl或者出现高渗性高血糖、糖尿病酮症酸中毒或严重的电解质紊乱时会取消择期手术。

- 确定糖尿病的分类，如1型糖尿病必须有持续的基础胰岛素治疗以预防糖尿病酮症酸中毒。
- 评估糖尿病相关并发症的发生（尤其是心血管和肾脏疾病），评估主要围术期心血管不良事件风险（见第6章）。
- 回顾当前的药物治疗。
- 评估血糖控制情况。回顾近期的糖化血红蛋白值，尽管我们已经认识到，在许多情况下糖化血红蛋白值测量是不准确的（终末期肾病，促红细胞生成素治疗，急性贫血，近期输血治疗，慢性溶血等）[10]。糖化血红蛋白是血糖异常的一个粗略标志，不能反映血糖的变异性或餐后高血糖。可能的情况下，了解家庭血糖记录包括日志、手指末梢血记录和（或）持续的血糖仪数据。
- 警惕“过度基础化”，如果一个患者的基础胰岛素量超过了他总的每日胰岛素剂量（total daily dose，TDD）的60%或者出现夜间/空腹低血糖症。这将影响围术期的血糖管理，当患者使用基础剂量胰岛素后禁食禁饮（NPO）会带来严重的低血糖。
- 评估低血糖，如果出现，确定发生频率、时间、严重程度和意识情况。
- 回顾手术特点和患者围术期预期的热量摄入。一些加速术后康复（ERAS）的措施，例如术前碳水化合物摄入，在一些糖尿病患者可能会带来严重高血糖，因而应该禁止在该人群中使用。相反地，减肥手术需要严格限制术前碳水化合物摄入，这可能会使患者有低血糖的风险。

- 如果患者血糖控制较差并且没有充分的时间调整血糖时，应确定择期手术是否需要延期。推迟手术直到糖化血红蛋白值达到一个理想目标是不切实际的，但为了改善血糖控制情况进行血糖监测是可行的。
- 如果手术时间是紧迫的，无法达到像门诊患者那样理想的血糖控制，而快速纠正血糖本身并不安全的，可以考虑术前静脉滴注胰岛素。
- 提供术前用药管理建议。

围术期管理

围术期高血糖和多种术后并发症相关，包括感染，延长住院时间，增加死亡率[3-6]。这对于术前未被诊断出糖尿病的患者尤其显著[5-6]。有证据显示胰岛素治疗围术期高血糖能改善结局[7-8]，尽管缺乏最优的血糖控制范围的相关共识。不同学者建议血糖控制在 80 ～ 200 mg/dl 的范围[11-16]。我们的经验是希望血糖控制目标在 80 ～ 180 mg/dl。由于严格的术后血糖控制似乎并不优于更宽松的策略[17]，而且与危重患者死亡率的增加有关，因此我们避免将有低血糖倾向的患者的控制目标设为正常下限[18]。

术前管理

门诊患者早上空腹，他们能继续使用基础胰岛素并且不需调整剂量。口服药和进餐胰岛素术后可继续使用。

以下是对于术前午夜禁食禁饮（NPO）并且有可能会减

少术后热量摄入患者的推荐。

- 术晨停止使用口服和非胰岛素注射剂（表 13.2）。钠葡萄糖协同转运蛋白 2 抑制剂（SGLT2）因为存在糖尿病酮症酸中毒的风险，因此术前 3 天停用[19-20]。
- 术晨停用进餐胰岛素。手术前夜及术晨继续维持基础胰岛素，但应减少剂量。表 13.3 列出了指南建议。

术后管理

许多变化的因素会影响术后的血糖，使血糖管理更具挑战性。主要有手术、全麻和术中地塞米松（经常用于预防术后呕吐），可导致短暂的高血糖和胰岛素抵抗。相反地，术后患者经常热量摄入减少，尽管在不同患者之间变化较大。针对高血糖管理我们主要依赖胰岛素的使用以及停用口服和非胰岛素类降糖药直到患者病情恢复至相对稳定以及恢复正常的饮食。

良好控制血糖的关键是基于强化的胰岛素方案（B-B-C），而不是仅使用非强化胰岛素治疗（表 13.1）。B-B-C 方案不仅能改善术后血糖控制，还能减少并发症[8]。

以下是对于其他注意事项的管理建议：

禁食禁饮后静脉胰岛素使用方案

- 针对术后早期胰岛素需求不定的（应激诱导的高血糖

表 13.2　术前口服及非胰岛素注射剂管理

	推荐	备注
二甲双胍	术晨停用	急性肾损害乳酸酸中毒风险
磺酰脲类	术晨停用	低血糖风险
氯茴苯酸类	术晨停用	
噻唑烷二酮类	术晨停用	可导致液体潴留
SGLT2 抑制剂	术前 3 天停用	和糖尿病酮酸中毒有关
DPP-IV 抑制剂	术晨停用	
GLP-1 受体激动剂	术晨停用	减慢胃蠕动

表 13.3　术前胰岛素管理

基础胰岛素		2 型糖尿病	1 型糖尿病
	NPH	75% 的常规夜间剂量用于术前夜 50% 的常规日间剂量用于术晨	不少于 80% 常规夜间剂量用于术前夜和术晨
	甘精胰岛素	如果 < 50 单位：使用常规剂量的 75% 如果 > 50 单位：使用常规剂量的 50%	不少于常规剂量的 80%
	地特胰岛素	如果 < 50 单位：使用常规剂量的 75% 如果 > 50 单位：使用常规剂量的 50%	不少于常规剂量的 80%
	德谷胰岛素 U200 或 U100（Tresiba®）	使用常规剂量的 75%	不少于常规剂量的 80%
	甘精胰岛素 U300（Toujeo®）	使用常规剂量的 75%	不少于常规剂量的 80%
	预混胰岛素（NPH/ 普通胰岛素 70/30，优泌乐 ® 75/25 或 50/50，诺和锐 ® 70/30）	75% 常规夜间剂量用于术前夜 50% 常规术晨剂量	不少于 80% 常规夜间剂量用于术前夜和术晨
	胰岛素泵	通常设置持续背景速度，于术前中断泵入并改用葡萄糖盐水和胰岛素静脉输注。直到患者可以进食再停用静脉胰岛素。如果患者情况平稳，并有能力自理胰岛素泵，则可恢复皮下胰岛素泵的使用。应考虑协请内分泌科会诊	
餐时（进食 / 进餐）胰岛素	短效胰岛素（regular，lispro，aspart，fiasp，glulisine）	术日清晨不要使用单次胰岛素，除非需要使用速效胰岛素——赖脯胰岛素，天冬胰岛素或者赖谷胰岛素治疗高血糖 注意：不要用普通胰岛素（U100 和 U500）进行血糖纠正，因为其作用效果会持续很久	

以上的指导意见应该根据患者具体情况进行个体化调整

不同患者变化较大）和动态的（随着时间推迟，术后胰岛素需求逐渐减少）特点，静脉输注胰岛素这一方式非常有用。

- 当患者可以进食或者当患者胰岛素输注后有比较稳定的血糖时可过渡到皮下注射胰岛素。从静脉输注过渡到皮下注射的计算建议见表 13.4。
- 皮下注射基础量胰岛素因起效慢，需和静脉输注胰岛素重叠 2 h（表 13.5）。这点对于 1 型糖尿病患者尤其重要。

禁食禁饮后不经静脉胰岛素使用方案

- 当患者禁食禁饮后采用皮下注射基础量以及校正胰岛素量方案。
- 当患者进食后增加单次胰岛素量。

表 13.4　静脉输注过渡到皮下注射：计算剂量的方法

指南	举例
皮下注射剂量仅为静脉用量的 60% ～ 80%。术后胰岛素所需量随时间有降低趋势，因此合理的方案需要经过一定的计算，可以通过此前 16 h 的静脉胰岛素使用量估算皮下胰岛素 24 h 所需量	此前 16 h 里，每小时需要 3 个单位的静脉胰岛素
此前 16 h 静脉胰岛素量＝之后 24 h 皮下胰岛素量	计算皮下注射剂量：3×16 ＝ 48 单位皮下注射量
将 24 h 皮下注射剂量分成基础量和进餐单次量 将 50% 的估算所需量用作基础量 将 50% 的估算所需量用作进餐单次量 * 如果患者进食三餐未达全量，需要给予超过 50% 的基础胰岛素量，并减少餐时胰岛素量。如果完全没有进餐，则只需 60% ～ 70% 的基础胰岛素量 * 基于使用量来增加校正胰岛素量以及调整计划的基础量 / 进餐单次量	**基础量：**0.5×48 ＝ 24 单位基础胰岛素（例如甘精胰岛素，睡前用） **餐时量：**0.5×48 ＝ 24 单位进餐胰岛素（例如赖脯胰岛素，或天冬胰岛素，或赖谷胰岛素）平分到每一餐前 每餐（如果每餐热量相当）前使用 8 单位（＝ 24 单位 /3）

表 13.5　各种胰岛素起效时间、峰效应时间以及作用持续时间

	起效时间	峰效应时间	作用持续时间	备注
NPH	1 ～ 1.5 h	4 ～ 12 h	12 ～ 16 h	常规剂量一天两次作为基础量。有峰效应时间因此需要加上餐时剂量
甘精胰岛素（U100）	1 h	无	20 ～ 24 h	常规的剂量是每天一次，但有时候需要一天两次，特别是 1 型糖尿病患者
地特胰岛素	1 h	无	20 ～ 24 h	同甘精胰岛素相似
U300 甘精胰岛素（Toujeo®）	1 ～ 2 h	无	超过 36 h	和 U100 甘精胰岛素 1∶1 转换
U200 或 U100 德谷胰岛素（Tresiba®）	0.5 ～ 1.5 h	无	> 42 h	和 U100 甘精胰岛素 1∶1 转换 大约需要 3 ～ 4 天才能达到稳定状态 如果患者在住院期间服用甘精胰岛素并在出院后转换回 Degludec U200，则可能在头几天会出现血糖波动
赖脯 / 天冬 / 赖谷胰岛素（速效天冬胰岛素）	5 ～ 20 min	0.5 ～ 1.5 h	3 ～ 6 h	6 ～ 8 h 后还能有残留效应，频繁的校正剂量易于发生药物“堆积”，用药频率不超过 2 h 一次以便将这种风险减到最低
常规胰岛素	30 ～ 60 min	2 ～ 4 h	8 ～ 10 h	不应用作校正胰岛素使用（使用速效类似物作为替代）
U500	应用于一些有特殊考虑的情况。常被用于产科患者，脂代谢障碍患者，有较强胰岛素抵抗的患者，药物代谢动力学随剂量变化。如果患者之前在家有使用 U500，建议请内分泌科医师共同诊治			

- 若患者之前使用胰岛素，按照他们家中常规剂量作为参考。
- 其他情况，根据体重（0.2 ～ 0.5 单位 / 千克）计算他们估计每日胰岛素总量，老年患者和肾功能不全患者使用该剂量的最低限值。当患者可进食后给予 1/2 估计的每日需求量作为基础量，另外 1/2 作为进餐量。

完全胃肠外营养（TPN）

- 通过胰岛素静脉输注计算得到精准的胰岛素剂量，而不要靠猜测。
- 当患者病情稳定且胰岛素需求已通过胰岛素输注方案确定时，向 TPN 袋中添加胰岛素。
- 计算 24 h 胰岛素所需量的方法：患者之前 12 h 胰岛素用量的总和乘以 2。
- 将 80% ～ 100% 的 24 h 胰岛素计算量加入到下一组 TPN 袋中。
- 当添加有胰岛素的 TPN 袋开始输注时，停止胰岛素静脉输注。每 6 h 通过增加皮下注射胰岛素来校正血糖。
- 根据需要每天调整 TPN 袋中的胰岛素总量。
- 如果患者使用的是周期性 TPN，请确保在计算需在 TPN 袋中加入胰岛素量，患者不使用 TPN 期间，患者仍然需要使用基础胰岛素，在这段时间可以使用胰岛素静脉输注或者 NPH 皮下注射。
- 当静脉输注胰岛素不可用时，TPN 使用时需要每天 20 单位的校正胰岛素，可通过保守的胰岛素与碳水化合物的比例用来估算首次常规胰岛素量加入到 TPN 袋。从每 10 克碳水化合物 1 单位开始，每日进行调整[16]。

胃管喂食

- 推荐意见见表 13.6。

表 13.6 接受胃管营养的患者胰岛素管理

持续管饲	如果静脉输注胰岛素，则维持输注至一个稳定的需求。然后，每日两次予 1/2NPH，间隔 6 h 予普通胰岛素来满足剩下的 1/2 每日胰岛素需求量（表 13.4）。将 NPH 剂量分成间隔 12 h（如果每日胰岛素需求≤ 20 单位）或者间隔 6 h（如果每日胰岛素需求＞ 20 单位） 如果没有使用静脉胰岛素，持续之前在家时基础胰岛素量 另外，每 6 h 使用常规胰岛素来满足胃管喂食。每 10 ～ 15 g 碳水化合物 1 个单位胰岛素[16] 如果患者没有持续输注胰岛素，则通过患者体重计算每日基础 / 进餐胰岛素所需量，用量为 0.2 ～ 0.5 单位 / 千克。用量还要考虑患者的年龄、肾功能以及血糖控制的基线水平
单次胃管喂食	予进餐胰岛素优先于每个单次胰岛素，并且分次予基础胰岛素
周期性胃管喂食	8 h 周期：在胃管喂食开始前给 1/2 进餐需求量 12 h 周期：在胃管喂食开始前给予 1/2 的需要量作为基础 NPH 剂量 分开予基础胰岛素需求量，可简单化，间隔 12 h 予 NPH 基础剂量，在胃管喂食开始时将 NPH 基础量和进餐量一起使用

周期性胃管喂食十分有难度。16 ～ 12 h“禁食”后需持续 8 ～ 12 h“喂食”要求在血糖控制水平上持续滴定胰岛素。

另外，胃管喂食会因管道阻塞或其他情况被打断，因此导致低血糖风险。如果胃管喂食被打断超过 1 h，建议开始静脉输注葡萄糖

减肥手术

- 患者经过胃肠道改道手术后对胰岛素较为敏感，尤其是 Roux-en-Y 胃旁路术后[21]。
- 如果可以的话，根据患者目前的基础需要量，术后早期使用静脉输注胰岛素。术后每小时需要少于 1 单位胰岛素的患者，可以从静脉注射过渡到胰岛素强化治疗的校正剂量。
- 因为严格限制热量摄入，术后早期并不需要餐时胰岛素。

- 可以一天两次并在早上予较高剂量的 NPH，不仅可以提供基础剂量，也能覆盖全天少量进餐所需量。
- 虽然在手术后和出院后的早期阶段，进餐量较少，但在没有外源性胰岛素的情况下，先前接受胰岛素治疗的患者期血糖会低于 180 mg/dl 是预料之中。

持续类固醇使用

- 使用类固醇会加重餐后高血糖。
- 如果患者规律饮食，给予不超过 40% 基础胰岛素以及至少 60% 的餐时胰岛素。

U200 德谷胰岛素（Tresiba®）

- 该基础胰岛素有较长的半衰期，需要几天才能达到稳定状态（表 13.5）。
- 该胰岛素在门诊患者中使用越来越常见，尽管其较少出现在医院的药品名录里。
- 由于该胰岛素的药物代谢动力学，在停药后会有残余效应。此外，患者出院后可能会出现一两天的高血糖，因为他们在住院期间会停止服药，而在家中重新启动后需要几天才能达到稳定状态

持续血糖监测仪

- 这还没有被用于门诊之外的血糖监测或药物治疗。一般情况下，当患者在手术室或住院时，应使用标准的指端末梢血监测血糖。

出院后随访

外科手术的趋势是实施系统化管理（如 ERAS，加速外科康复路径）来规范术后护理、改善预后和缩短住院时间。总的来说，患者总住院时间较以往缩短。由此，重要的一点是要确定那些胰岛素治疗尚处于不稳定状态的患者，需要对他们安排适当的随访。

临床要点

- 围术期血糖目标控制范围在 100 ～ 180 mg/dl。
- 良好控制血糖的关键是利用强化胰岛素的治疗方法，而不是依赖非强化的胰岛素治疗。
- 多次评估以调整术后胰岛素方案，因为患者的胰岛素敏感性和热量摄入是动态变化的。

致谢

Cora Espina, MN, ARNP, CWCN, Teaching Associate, Division of Endocrinology, UW School of Medicine.

参考文献

1. Lee TH, Marcantonio ER, Mangione CM, Thomas EJ, et al. Derivation and prospective validation of a simple index for prediction of cardiac risk of major noncardiac surgery. Circulation. 1999;8:1043–9.
2. Underwood P, Askari R, Hurwitz S, et al. Preoperative A1c and clinical outcomes in patients with diabetes undergoing major noncardiac surgical procedures. Diabetes Care. 2014;37:611–6.
3. Van den Boom W, Schroeder RA, Manning MW, et al. Effect of A1c and glucose on postoperative mortality in noncardiac and cardiac surgeries. Diabetes Care. 2018;41(4):782–8.
4. Kwon S, Thompson R, Dellinger P, et al. Importance of perioperative glycemic control in general surgery. Ann Surg. 2013;257(1):8–14.
5. Kotagal M, Symons RG, Hirsch IB, et al. Perioperative hyperglycemia and risk of adverse events among patients with and without diabetes. Ann Surg. 2015;261(1):97–103.
6. Frisch A, Chandra P, Siley D, et al. Prevalence and clinical outcome of hyperglycemia in the perioperative period in non cardiac surgery. Diabetes Care. 2010;33:1783–8.
7. Furnary AP, Gao G, Grunkemeier GL, et al. Continuous insulin infusion reduces mortality in patients with diabetes undergoing coronary artery bypass grafting. J Thorac Cardiovasc Surg. 2003;125(5):1007–21.
8. Umpierrez GE, Smiley D, Jacobs S, et al. Randomized study of basal bolus insulin therapy in the inpatient management of patients with type 2 diabetes undergoing general surgery (RABBIT 2 Surgery). Diabetes Care. 2011;34:256–61.
9. Dhatariya K, Levy N, Kilvert A, et al. Diabetes UK position statements and care recommendations: NHS diabetes guideline for the perioperative management of the adult patient with diabetes. Diabet Med. 2012;29:420–33.
10. Write LAC, Hirsch IB. The challenge of the use of glycemic biomarkers in diabetes: Reflecting on hemoglobin A1c, 1,5-anhydroglucitol, and the glycated proteins fructosamine and albumin. Diabetes Spectr. 2012;25:141–8.
11. Duggan EW, Carlson K, Umpierrez GE. Perioperative hyperglycemia management: an update. Anesthesiology. 2017;126(3):547–60.
12. Upierrez GI, Hellman R, Korytkowski MT, et al. Management of hyperglycemia in hospitalized patients in non-critical care setting: an endocrine society clinical practice guideline. J Clin Endocrinol Metab. 2012;97:16.
13. American Diabetes Association Standards of medical care in diabetes–2017. Diabetes Care. 2017;40(5 Suppl. 1):S120–7.
14. Moghissi ES, Korytkowski MT, DiNardo M, et al. American Association of Clinical Endocrinologists and American Diabetes Association consensus statement on inpatient glycemic control. Endocr Pract. 2009;15(4):1–17.
15. Lazar HL, McDonnell M, Chipkin SR, et al. The society of thoracic surgeons practice guideline series: blood glucose management during adult cardiac surgery. Ann Thorac Surg. 2009;87:663–9.

16. American Diabetes Association Diabetes care in the hospital. Diabetes Care. 2017;40(Suppl. 1):S120–7.
17. Buchleitner AM, Martinez-Alonso M, Hernandez M, et al. Perioperative glycaemic control for diabetic patients undergoing surgery. Cochrane Database Syst Rev. 2012;(9):CD007315.
18. The NICE-STUDY Investigators. Intensive versus conventional glucose control in critically ill patients. NEJM. 2009;360(13):1283–97.
19. U.S. Food and Drug Administration. FDA drug safety communication: FDA revises labels of SGLT2 inhibitors for diabetes to include warnings about too much acid in the blood and serious urinary tract infections. Wilver Spring: U.S. Food and Drug Administration; 2018. Available at https://www.fda.gov/Drugs/DrugSafety/ucm475463.htm. Accessed 9 May 2016.
20. Handelsman Y, Henry RR, Bloomgarden ZT, et al. American Association of Clinical Endocrinologists and American College of Endocrinology position statement on the association of SGLT-2 inhibitors and diabetic ketoacidosis. Endocr Pract. 2016;22:753–62.
21. Rubino F, Gagner M, Gentileschi P, et al. The early effect of the Roux-En-Y gastric bypass on hormones involved in body weight regulation and glucose metabolism. Ann Surg. 2004;240(2):236–42.

第 14 章
应激剂量的类固醇激素

Kara J. Mitchell
刘铮烨　译　许珍真　校

背景

肾上腺功能不全是一种和潜在严重疾病状态［如低血压、精神状态改变、恶心呕吐、低钠血症和（或）高钾血症］相关的临床症状。肾上腺皮质功能不全的患者和一些由于使用慢性糖皮质激素（GC）治疗导致下丘脑-垂体-肾上腺（HPA）轴被抑制的患者会有肾上腺危象的风险，这可能导致低血压甚至死亡。本章讨论补充类固醇剂量（通常称为“应激剂量类固醇”）以预防肾上腺功能不全患者发生术中肾上腺危象。

患者会由于各种原因接受糖皮质激素的治疗，包括：原发性肾上腺功能不全，器官移植，自身免疫性疾病以及其他炎症状态。他们在围术期使用补充类固醇是存在争议的[1-2]。来自 Cochrane 的研究提示，“没有足够的证据证明肾上腺功能不全的患者在手术时是否需要额外的类固醇。”在缺乏足够的临床试验以及存在巨大的潜在风险的情况下，许多专家仍然推荐围术期补充类固醇的使用[3]。

围术期评估

首先，评估患者下丘脑-垂体-肾上腺（hypothalamic-pituitary-adrenal，HPA）轴是被抑制，可能被抑制，或未被抑制的状态：

- 所有原发性肾上腺功能不全（艾迪生病）或者ACTH不足（下丘脑/垂体功能不全）的患者的GC均生成不足[4]。
- 大剂量和长期的GC治疗会使该轴受到明显抑制，但是在不同患者间被抑制程度有差异[3-5]；表14.1展示了长期接受GC治疗的患者的风险分层方法。
- 三级（医源性）肾上腺功能不全的恢复时间可能需要数个月[4-5]，因此病史采集要包括患者在过去一年中的GC使用全部情况。

表 14.1　糖皮质激素使用对HPA轴的抑制影响

HPA 轴状态	糖皮质激素（GC）使用情况	处理
未被抑制	＜3周 隔日一用 日间使用剂量＜5 mg泼尼松或者同等剂量[a]	使用日常量的GC
可能被抑制	使用中等剂量的GC（每日5～20 mg泼尼松或者同等剂量） 使用吸入性的GC 在过去的3个月内，使用关节内或者椎管内GC注射＞3次 使用I类表面GC[b] 过去一年中很常用GC	应查8am血浆皮质醇水平（停用24 h常规量GC的情况下）而不是不做检验便经验性补充GC 如果＜5 μg/dl，补充GC 如果＞10 μg/dl，使用日常量的GC 如果5～10 μg/dl，做ACTH兴奋试验[6]，而不是凭经验性补充GC
被抑制	泼尼松或同等剂量激素＞20 mg/d，使用时间＞3周 有临床库欣样外貌[c]	补充GC

[a] 5 mg泼尼松＝4 mg甲泼尼龙＝0.75 mg地塞米松＝20 mg氢化可的松。

[b] I类表面糖皮质激素包括：0.05%的二丙酸倍他米松，0.05%丙酸氯倍他索，0.05%醋酸二氟拉松，0.1%醋酸氟轻松和0.05%丙酸卤倍他索。

[c] 典型的向心性肥胖，“满月”脸，水牛背，伴有或不伴有颈部脂肪堆积

围术期管理

当您认为某患者需要接受类固醇激素补充治疗，请参考表 14.2 中的推荐剂量。这些推荐是基于专家意见，但所有有关的试验的样本量均较小[1-2, 7-9]。同时，麻醉剂依托咪酯可引起临床重大及持续性的肾上腺功能不全[10]；如果该药物用于高危患者的麻醉诱导或维持，应考虑补充类固醇。需注意：

- 患者术前使用 GC 剂量
- 预期的手术时间和应激强度
- 改变 GC 代谢的配伍用药（如利舍平）
- 使用可能抑制内源性类固醇合成的药物（如依托咪酯）
- 术后胃肠道功能受损，需要静脉使用糖皮质激素
- 可能需要长期使用类固醇激素的术后并发症

表 14.2　糖皮质激素补充剂量的实施

手术风险	举例	推荐
小手术	腹股沟疝气修补 结肠镜	使用常规日间量的类固醇
中等手术	开腹胆囊切除术 全膝关节置换术 经腹子宫切除术	使用常规日间量的类固醇，并在术前加用 25 ～ 50 mg 氢化可的松静脉输注，之后使用 50 ～ 75 mg 氢化可的松（或同等剂量的激素）1 ～ 2 天（例如，25 mg q8 h×24 h）；然后恢复到基础剂量[a]
大手术	Whipple 术 食管切除术 全结肠切除术 心脏手术	使用常规日间量的类固醇，并在术前加用 25 ～ 100 mg 氢化可的松静脉输注，之后每日使用 100 ～ 150 mg 氢化可的松（或同等剂量的激素）2 ～ 3 天（例如，50 mg q8 h×48 h）；然后每日减量 1/2，直到恢复维持量[b]

[a] 准确的剂量可能需要根据患者皮质类固醇基础用量来确定。在有些情况下，基础用量超过了应激剂量，则继续维持基础用量即可。

[b] 对于时间非常长的手术，有人建议术中额外加量，或者使用地塞米松。另外，如果术后出现了外科并发症（如出血和感染），则需要延长激素的补充治疗时间

表 14.3 糖皮质激素治疗的并发症

糖皮质激素治疗的并发症
HPA 轴受到抑制
影响伤口愈合
皮肤变薄且易损
骨密度降低，导致骨折
增加感染风险
失眠，烦躁，精神疾病
胃肠溃疡、出血
胰岛素抵抗
水潴留，不利于血压控制
心血管疾病
白内障
肌病 / 近端肌肉萎缩

接受糖皮质激素治疗的患者由于相关并发症如表 14.3[3-5,7]需要临床随访，尤其是增加了感染的风险以及使用类固醇激素会掩盖术后感染的症状或体征的风险。

临床要点

- 所有原发性肾上腺功能不全（艾迪生病）和继发性肾上腺功能不全（促肾上腺皮质激素缺乏症）患者都有绝对的皮质醇缺乏症，围术期需要外源性类固醇治疗。
- 许多专家仍然建议对因近期或长期使用糖皮质激素而导致的三级（医源性）肾上腺功能不全患者补充类固醇，然而，这是有争议的，需要一个大型随机试验加以证实。
- 依托咪酯可引起临床意义的肾上腺功能不全。

致谢

Dr. R. Alan Failor, Clinical Professor, Department of Medicine, Division of Metabolism, Endocrinology and Nutrition, University of Washington.

参考文献

1. Yong SL, Marik P, Esposito M, Coulthard P. Supplemental perioperative steroids for surgical patients with adrenal insufficiency. Cochrane Database Syst Rev. 2009;(4):CD005367. [Note that a subsequent review (Cochrane Database Syst Rev 2012; 12:CD005367) continues to be withdrawn from publication as of 10/17/2013, due to "correspondence which have challenged the eligibility criteria and interpretation of the evidence summarized."].
2. Kelly KN, Domajnko BD. Peroperative stress-dose steroids. Clin Colon Rectal Surg. 2013; 26:163–7.
3. Hamrahian AH, Sanziana R, Milan S. The management of the surgical patient taking glucocorticoids. In: Post TW, editor. UpToDate. Waltham: UpToDate Inc; 2018. http://www.uptodate.com. Accessed on 30 Mar 2018.
4. Lamberts SW, Bruining HA, deJong FH. Corticosteroid therapy in severe illness. N Engl J Med. 1997;337:1285–92.
5. Coursin DB, Wood KE. Corticosteroid supplementation for adrenal insufficiency. JAMA. 2002;287(2):236–40.
6. Dorin RI, Qualls CR, Crapo LM. Diagnosis of adrenal insufficiency. Ann Intern Med. 2003;139(3):194–204.
7. Salem M, Tainsh RE, Bromberg J, et al. Perioperative glucocorticoid coverage: a reassessment 42 years after emergence of a problem. Ann Surg. 1994;219:416–25.
8. Aytac E, Londono JMR, Erem HH, et al. Impact of stress dose steroids on the outcomes of restorative proctocolectomy in patients with ulcerative colitis. Dis Colon Rectum. 2013;56:1253–8.
9. Zaghiyan K, Melmed GY, Berel D, et al. A prospective, randomized, noninferiority trial of steroid dosing after major colorectal surgery. Ann Surg. 2014;259(1):32–7.
10. Wagner RL, White PF, Kan PB, et al. Inhibition of adrenal steroidogenesis by the anesthetic etomidate. N Engl J Med. 1984;310(22):1415.

第 15 章 激素治疗

Alexander Pratt
张玉秀　译　黄文雯　校

背景

激素治疗目前应用较为普遍，其中包括激素替代治疗（hormone replacement therapy，HRT）、口服避孕药物（oral contraceptive pills，OCPs）及睾酮等。围术期会诊可能需要针对这些药物的围术期管理作出评估和建议。

男性生殖激素治疗包含外源性睾酮，这种药物通常是口服制剂、透皮凝胶或乳霜的形式。睾酮一般用于治疗男性性腺功能减退，有时也应用于性腺轴功能完好的男性。对于变性者睾酮应用的相关信息，请参考第 45 章。女性中最常用的激素治疗是口服避孕药物（用于计划生育或其他适应证）和激素替代治疗（一般用于绝经后妇女）。两者的应用均与静脉血栓栓塞症的发生风险增加相关[1-3]。

鉴于本章的目的，口服避孕药仅指含雌激素的口服避孕药。含雌激素的口服避孕药与静脉血栓栓塞症的相关性可能略小于仅含孕激素的制剂，但此结论尚无充分证据。口服避孕药避孕非常有效，但若服药过程中断可能导致意外怀孕。因此口服避孕药的围术期管理需要慎重考虑。

激素替代治疗包括最为常用的口服雌激素（17-β 雌二醇或结合雌激素）和经皮制剂及雌孕激素混合制剂。应用激素替代治疗的女性多数是用于治疗绝经期或绝经后的相关症状，如血管舒缩症状（热潮红）、阴道干燥和性交困难。激素替代治疗对于这些症状通常很有效。而绝经后妇女突然停用激素替代治疗可能会出现突破性症状。

其他外源性激素包括选择性雌激素受体调节剂（selective estrogen receptor modulators，SERMs）和芳香化酶抑制剂（aromatase inhibitors，AIs）。二者均用于激素敏感型恶性肿瘤的治疗。

术前评估

激素替代治疗的心血管风险目前尚无明确结论[4-5]。同样，睾酮治疗虽然理论上与心脏风险相关（睾酮可能降低循环中高密度脂蛋白水平），但目前尚无研究表明两者之间存在明确相关性[6]。口服避孕药对围术期心脏风险的影响亦未得到充分研究，但共识指出服用口服避孕药者无额外心脏风险。仅就激素替代治疗、口服避孕药或睾酮的应用尚无额外围术期评估的推荐。

围术期管理

睾酮

- 有研究随访了接受睾酮治疗的男性在不同手术术后的情况，发现这类人群与年龄匹配的对照组相比，术后结局及并发症的相对风险并无显著差异[7]。
- 我们建议睾酮治疗在术前和术后阶段可以继续。

激素替代治疗或口服避孕药

正在进行激素替代治疗或使用口服避孕药的女性与年龄匹配的对照组相比，发生静脉血栓栓塞症的风险增高[1-3]。相关数据主要来源于观察性研究，结论提示接受这些治疗的女性发生静脉血栓栓塞症的风险增加 2 ～ 6 倍左右。口服雌激素相比于经皮制剂风险更高[2-4]。部分研究指出经皮激素替代治疗对静脉血栓栓塞症发生无影响[2-3]。这一作用的可能机制是雌激素诱发的活化蛋白C抵抗以及蛋白S水平降低。这两种物质是内源性抗凝物质。激素替代治疗及口服避孕药物所致凝血功能变化与妊娠期生理激素改变导致的变化是相似的。服用选择性雌激素受体调节剂的患者也同样处于静脉血栓栓塞症高风险状态，可能也源于同样的机制。芳香化酶抑制剂（aromatase inhibitors，AIs）未发现与静脉血栓栓塞症相关。

激素替代治疗或口服避孕药物相关的静脉血栓栓塞症风险可与其他导致高凝状态的潜在病因发生相互作用。当与潜在的凝血疾病共同存在时，女性生殖激素治疗的促凝机制将会导致静脉血栓栓塞症的可能性迅速增高。这一点对于术后的患者非常重要，因为术后患者常由于内皮损伤、静脉淤滞、炎症反应等多种原因而处于高凝状态。生殖激素治疗的女性合并遗传或获得性的凝血系统疾病者，发生静脉血栓栓塞症的比率非常高，相对风险可增加20～40倍[8-10]。但口服避孕药物围术期继续应用的影响尚缺乏高质量研究证实。

- 对于服用口服避孕药物的患者，需要仔细讨论围术期继续使用的风险及获益。我们通常倾向于对于低风险手术患者建议继续应用以避免意外妊娠（因口服避孕药围术期使用风险缺乏高质量证据），而对于高风险手术者暂停口服避孕药物并与患者讨论避孕药替代品。
- 激素替代治疗建议术前停用2～4周，但需要基于手术与雌激素共同的促凝风险、停用药物的相对安全性及患者个人意愿综合考虑。
- 对于围术期选择不停用口服避孕药或激素替代治疗的患者，在住院期间或当活动减少时，建议在外科条件允许下给予预防静脉血栓栓塞症的药物治疗。

选择性雌激素受体调节剂

选择性雌激素受体调节剂（尤其是第一代药物，如他莫昔芬）在乳腺癌治疗中作为化疗的一部分较为常用。接受他莫昔芬治疗的乳腺癌患者行手术治疗时，其静脉血栓栓塞症风险增高，对于行大手术者尤甚，对行微血管操作的患者也同样增高。

- 行大手术（脊柱手术、关节置换等）或微血管操作者，建议他莫昔芬及其他第一代选择性雌激素受体调节剂术前停用 2 ～ 4 周，术后 2 ～ 4 周或待患者活动完全恢复时重新开始使用[11-12]。一切关于药物停用风险获益相关的决策均需与外科医师及肿瘤专科医师共同商讨决定。
- 第三代雌激素受体调节剂（如雷洛昔芬、托瑞米芬、奥培米芬等）对血栓形成风险的影响尚无充分证据，因此对围术期使用方面无定论。这类药物围术期是否停用需与外科医师及肿瘤专科医师共同商讨决定。

其他激素

- 芳香化酶抑制剂围术期可以继续使用。

临床要点

- 进行激素替代治疗的绝经后妇女与年龄匹配对照组相比处于血栓形成高风险状态。是否停用或继续激素替代治疗需进行个体化的决策。
- 口服避孕药围术期管理需考虑手术类型及患者情况，对于口服避孕药与静脉血栓栓塞症的相关性及停用后意外妊娠风险进行充分权衡。对于继续使用的患者，住院期间应接受血栓预防治疗。
- 睾酮在围术期可继续使用。

参考文献

1. Lidegaard O, et al. Risk of venous thromboembolism from use of oral contraceptives containing different progestogens and oestrogen doses: Danish cohort study, 2001-9. BMJ. 2011;343:d6423.
2. Canonico M, et al. Hormone replacement therapy and risk of venous thromboembolism in postmenopausal women: systematic review and meta-analysis. BMJ. 2008;336:1227.
3. Canonico M, et al. Hormone replacement therapy and risk of venous thromboembolism in postmenopausal women: sytematic review an meta-analysis. BMJ Online First. 2008;336:1227.
4. Cushman M, et al. Estrogen plus progestin and risk of venous thrombosis. JAMA. 2004;292(13):1573.
5. Anderson GL, et al. Effects of conjugated equine estrogen in postmenopausal women with hysterectomy: the Womans health initiative randomized controlled trial. JAMA. 2004;291(14):1701.
6. Wierckx K, et al. Long-term evaluation of cross-sex hormone treatment in transexual persons. J Sex Med. 2012;9:2641–51.
7. Maged Y, et al. Association of testosterone replacement therapy and the incidence of a composite of postoperative in-hospital mortality and cardiovascular events in men undergoing noncardiac surgery. Anesthesiology. 2017;127:457–65.
8. de Bastos M, et al. Combined oral contraceptives: venous thrombosis. Cochrane Database Syst Rev. 2014;(3):CD010813.
9. Vandenbroucke JP, et al. Increased risk of venous thrombosis in oral-contraceptive users who are carriers of factor V Leiden mutation. Lancet. 1994;344(8935):1453.
10. van Vlijmen EF, et al. Oral contraceptives and the absolute risk of venous thromboembolism in women with single or multiple thrombophilic defects: results from a retrospective family cohort study. Arch Intern Med. 2007;167(3):282.
11. Hussain T, Kneeshaw PJ. Stopping tamoxifen peri-operatively for VTE risk reduction: a proposed management algorithm. Int J Surg. 2012;10(6):313–6. https://doi.org/10.1016/j.ijsu.2012.05.001. Epub 2012 May 16.
12. Ellis AJ, Hendrick VM, Williams R, Komm BS. Selective estrogen receptor modulators in clinical practice: a safety overview. Expert Opin Drug Saf. 2015;14(6):921–34.

第 16 章
甲状腺疾病

Eve M. Lake，Jennifer R. Lyden，Jeanie C. Yoon
张玉秀　译　黄文雯　校

背景

甲状腺疾病较为常见。美国有数百万人处于亚临床型或临床型甲状腺功能异常状态[1-3]。提供围术期医疗服务的医师常常需要评估罹患甲状腺疾病患者的手术风险并予以处理。

甲状腺激素几乎影响了身体的每一个器官系统[1，4]。围术期甲状腺功能失衡造成的影响可以从毫无症状到休克和严重的多脏器功能衰竭[5]。尽管甲状腺功能异常较为普遍且对外科患者有潜在影响，但此类患者外科转归的具体数据较少。

术前评估

未确诊甲状腺功能异常的患者

无证据支持需要对无症状患者进行术前常规甲状腺检查。但如果临床考虑患者为新发或控制较差的甲状腺疾病，应检测血清促甲状腺激素（thyroid stimulating hormone，TSH）。甲状腺功能异常的症状和体征如下：

- 甲状腺功能减退症：体重增加，嗜睡，乏力，畏寒，厌食，皮肤干燥，毛发易碎，甲状腺肿大，心动过缓，深反射迟钝。
- 甲状腺功能亢进症：体重减轻，震颤，心动过速，心房颤动，甲状腺肿大，突眼。

甲状腺功能减退症的患者

- 病情稳定的患者（无近期药物调整且近期记录显示甲状腺功能正常）术前无需检测 TSH 水平。
- 新诊断患者，近期激素替代治疗发生改变、近期开始应用对甲状腺激素水平有影响的药物或行药物调整的患者，术前需检测 TSH 水平。
- 使用动物源性甲状腺素片（如 Armour Thyroid® 和 Nature Throid®）的甲状腺功能减退症的患者，因其产品可变性较高且缺乏使用指导证据，术前应检测 TSH 水平[6]。

甲状腺功能亢进症的患者

- 甲状腺功能亢进症患者若近 3 个月未做甲状腺功能检测，则应检测甲状腺基本功能（TSH 和游离 T4 水平）。
- 新诊断患者、近期药物改变的患者、近期开始应用对甲状腺激素水平有影响的药物治疗或药物调整的患者术前需行甲状腺功能检查（TSH 和游离 T4 水平）。若 TSH 低下应补充检查总 T3 水平，并应考虑此患者是否为甲状腺毒症。
- 若患者有吞咽或呼吸困难的症状，或体检发现喉鸣音应通知麻醉医师予以评估。

围术期管理

甲状腺功能减退症

甲状腺功能减退症的患者在围术期应继续甲状腺激素替代治疗，包括术晨和术后。

- 若术后不能经口途径给药，激素替代治疗停药 6 ～ 7 天是安全的，因为替代药物的半衰期很长[7]，也可经肠外途径给药（通常给予口服剂量的 50% ～ 75%）。

- 无论使用肠内营养与否，激素替代治疗的患者若通过鼻饲管给药，均有可能出现亚临床或临床型的甲状腺功能减退[8-9]。在予左甲状腺素片前后 1 h 停用营养管。

目前对于甲状腺功能减退的患者围术期管理方面缺乏有效证据支持：

- 无随机试验对比甲状腺功能正常者与甲状腺功能异常者围术期结局的差异。
- 回顾性队列研究提示甲状腺功能减退状态与并发症发生率增加有关[10]。

专家意见认为应根据甲状腺功能减退的程度、临床症状和外科手术的缓急来决定是否推迟手术[11-12]：

- 总的来说，若时间和临床情况允许，外科手术前使甲状腺素水平达到正常为最佳。但亚临床或轻度甲状腺功能减退症的患者通常可耐受择期手术（表 16.1）[12-14]。

表 16.1　甲状腺功能减退症患者的围术期管理

甲状腺功能异常程度	实验室检查	择期手术	急诊手术	处理
亚临床	TSH 升高 游离 T4 正常	可行手术	可行手术	无
轻-中度	TSH 升高 游离 T4 降低	是否进行手术取决于甲状腺功能异常程度和是否有临床症状	可行手术	标准替代治疗（17 μg/kg 口服 Qd，每 4 ～ 6 周根据甲状腺功能检测调整剂量）
重度	黏液性水肿综合征[a] 游离 T4 ＜ 1 μg/dl	推迟手术	可行手术	内分泌会诊 术后入 ICU 紧急激素替代治疗[b] 氢化可的松 100 mg 静脉 Q8 h

[a] 黏性水肿综合征是死亡率极高的急症，尚无理想处理方法[16]（见下文）。

[b] 若怀疑黏液性水肿综合征予 T3 及 T4 治疗

- 无症状体征、TSH ＜ 10 的甲状腺功能减退无需推迟择期手术，但需要告知麻醉医师。此建议是基于轻度甲状腺功能减退的生理学影响而非临床试验结果。
- 若必须外科干预或遇到急诊手术，外科医师、麻醉医师和内科医师均应认识到，即使轻中度甲状腺功能减退症患者也可能出现围术期并发症[3，12-13，15]。应密切监测患者心血管、肺和肾功能（表 16.2）。

危重患者的甲状腺功能

危重病常伴随甲状腺素水平的变化。以往认为的“正常甲状腺病态综合征”现在命名为“非甲状腺疾病”。实验室检查可发现一过性甲状腺功能减退：

- T3 通常减低
- T4 和游离 T4 减低或正常

表 16.2　甲状腺功能减退症患者的围术期并发症

系统	并发症
心血管系统[3，12-13，15]	心率和每搏收缩力下降，从而导致心输出量减少 外周血管阻力增加使血容量减少（平均动脉压的增加抑制了肾素-血管紧张素-醛固酮系统，从而降低钠的回吸收而使得血容量减少）
肺[3，12-13，15]	因缺氧和高碳酸血症导致呼吸衰竭 呼吸肌无力
肾[3，12-13，15]	肾灌注减低 抗利尿激素分泌异常导致游离水潴留和低钠血症 药物 / 麻醉剂的肾清除率降低
胃肠道[3，12-13，15]	胃排空延迟，肠蠕动减少
代谢[3，12-13，15]	代谢减慢导致某些药物半衰期延长
免疫[3，12-13，15]	发热反应功能受损

■ TSH 减低或正常

通常甲状腺素异常的程度与疾病程度相关，无证据表明甲状腺素替代治疗是有益的，甚至可能有害。除非有明确临床证据显示甲状腺功能异常（如心动过缓、心动过速、房性心律失常、低体温、意识状态改变等），否则不必对危重患者行甲状腺功能检测[20-23]。

甲状腺功能减退症患者行心血管手术

甲状腺素对心血管系统有巨大的影响[24]，但对行心脏手术的患者，激素替代治疗是存在争议的。甲状腺素替代治疗可能增加冠脉缺血。对有严重冠心病行心血管手术且近期开始甲状腺素替代治疗的患者，建议初始剂量减少（按体重计算剂量的 50% ～ 75%）。若临床怀疑存在严重甲状腺功能减退者应请内分泌专家会诊。患有冠心病拟行心血管手术的患者，若目前激素替代治疗剂量稳定，则应维持当前剂量。

黏液性水肿综合征（重度甲状腺功能减退症）

极少数情况下，手术应激可能诱发甲状腺功能减退患者发生黏液性水肿综合征：这是一种紧急的、严重的甲状腺功能减退症，死亡率极高[3, 16, 25]。其临床表现包括[15]：

■ 意识水平降低

■ 低体温

■ 心血管表现：低血压，心动过缓，心律失常

■ 通气不足

■ 低钠血症

■ 低血糖

其诊断依赖于临床表现及实验室检查，检查结果以 TSH 升高和游离 T4 减低为特征。若临床怀疑黏液性水肿昏迷，应行皮质醇和促皮质醇激发试验以评价是否存在肾上腺功能不全和垂体功能减退症。临床处理通常需根据甲状腺素减低的严重程度积极予以支持治疗[16-17]：

- 入重症监护室（ICU）
- 机械通气
- 复温
- 容量复苏和（或）血管活性药物的使用
- 心功能监测
- 若考虑肾上腺功能不全，予以冲击剂量的激素治疗

一旦怀疑为黏液性水肿昏迷，应立即给予甲状腺素替代治疗，并请甲状腺疾病专科医师共同治疗。具体的激素替代方案证据不足，但美国甲状腺协会建议静脉应用 T4（强推荐）和 T3（弱推荐）[17-19]。

- T4 初始负荷剂量 200 ～ 400 μg 一次，序贯每日 1.6 μg/kg，静脉输注剂量减少至 75%[19]。
- 除 T4 外，静脉予 T3 初始负荷剂量 5 ～ 20 μg，续贯 2.5 ～ 10 μg q8 h。老人、体型较小、冠心病及心律失常者应降低剂量。
- T3 可能增加心脏缺血事件和（或）心律失常的发生[26]，但这一结论尚缺乏数据支持[27-28]。

甲状腺功能亢进症

非甲状腺手术

目前对甲状腺功能亢进症患者行非甲状腺手术的危险性评估的数据极少。甲状腺功能亢进症对心肺功能的影响显著，增加手术风险。但是否推迟手术应取决于患者临床状态、激素水平紊乱程度和手术紧急程度（表 16.3）[24, 29]。通常需与甲状腺疾病专科医师共同治疗此类患者，治疗原则如下：

- 已确诊的甲状腺功能亢进症患者围术期应继续服用治疗甲状腺功能亢进症药物，直到术晨。
- 亚临床甲状腺功能亢进症（TSH 降低，游离 T4 和 T3 正常）患者一般情况下可耐受择期手术。亚临床甲状腺功能亢进症的老年非卧床患者发生心房纤颤的风险

表 16.3 甲状腺功能亢进症患者的围术期并发症

心血管系统[34]
心律失常，如心房颤动[35]
心动过速，收缩期高血压，外周血管阻力减少导致脉压增大
充血性心力衰竭
肺动脉高压[36-37]
心肌需氧量增加引起心绞痛
肺
氧耗增加，二氧化碳增多导致呼吸困难
呼吸肌和骨骼肌无力
肺容量减少
胃肠道
肠蠕动增加伴随吸收不良，营养不良
代谢
基础代谢率增加
精神
谵妄、精神病、意识状态改变

较高[30-31]。围术期应注意观察房颤情况。

- 总体而言，无甲亢相关的症状和体征、TSH 水平为 0.1 ～ 0.4、TSH 测不出及游离 T4 < 1.5 倍正常上限的患者无需推迟择期手术。应告知麻醉医师。这些建议是基于轻度甲亢对生理的影响而非临床试验证据。
- 行择期手术的甲状腺功能亢进症患者，若控制不佳或未经治疗（甲状腺功能检测异常或有甲亢症状或体征），应推迟手术直至甲状腺功能正常，否则会有甲状腺危象的风险（表 16.4）。
- 显著甲状腺功能亢进症的患者若需行急诊手术，甲亢的治疗应尽快开始。若无禁忌，建议术前开始应用 β 受体阻滞剂。Graves 病或结节性甲状腺肿的患者，若甲状腺毒症严重，应请内分泌专家会诊并应考虑加用硫脲类药物、碘剂及糖皮质激素[32]。对潜在的心血管

表 16.4　甲状腺功能亢进症患者的围术期管理

甲状腺功能异常程度	实验室检查	择期手术	急诊手术	处理
亚临床	TSH 降低 游离 T4 正常	可行手术	可行手术	无 围术期监测房颤
轻–中度	TSH 降低 游离 T4 升高	是否进行手术取决于甲状腺功能异常程度和是否有临床症状	可行手术	内分泌科会诊 β 受体阻滞剂（如阿替洛尔、美托洛尔）控制心率 60 ～ 80 次 / 分[a] Graves 病和毒性甲状腺结节的患者用硫脲类药物（推荐使用甲硫氧嘧啶），甲状腺毒症严重者予碘化钾（如饱和碘化钾溶液）治疗
重度	严重临床症状，甲状腺危象	推迟手术	可行手术	转运 ICU 内分泌会诊 大剂量硫脲类药物（丙硫氧嘧啶或甲硫氧嘧啶，经口或经肛给药），β 受体阻滞剂（普萘洛尔，艾司洛尔），无机碘剂（饱和碘化钾溶液）和糖皮质激素（氢化可的松，地塞米松）[35]。初始治疗为经验用药，待检测结果调整用药 可考虑使用放射性碘剂，如碘番酸[b][36] 支持治疗：对乙酰氨基酚，冰毯，容量复苏，控制血糖 对其他诱因治疗（如感染）

[a] 普萘洛尔可于术中应用[38]。

[b] 目前在美国没有碘番酸和碘泊酸临床制剂[39]

并发症，如心律失常、心衰及心肌缺血保持一定的警惕性。

甲状腺手术

通常此类患者的管理需要与甲状腺专科医师协同进行。研究显示，围术期单独使用 β 受体阻滞剂能有效控制甲状腺功能亢进症患者的临床表现、降低麻醉及心血管并发症发生率，其有效性与硫脲类药物相似[33]。对 Graves 病行甲状腺切除术的患者，无机碘剂应在术前 10 天使用以减少甲状腺血供并减少术中出血。对甲状腺切除术后的患者，应警惕：

- 颈部伤口出血和感染
- 声带麻痹
- 低钙血症（甲状旁腺功能减退症的表现）
- 甲状腺毒症的症状

甲状腺危象

甲状腺危象是甲状腺功能亢进症最为严重的围术期并发症。这种极罕见并发症通常发生于复杂甲状腺手术（如对甲状腺大量操作的手术）术中或术后数小时内，死亡率可高达 40%[40]。甲状腺危象的诊断主要依赖于临床判断，TSH 降低和甲状腺素升高的程度对于鉴别甲状腺危象和其他并发症无帮助。临床表现包括心动过速、心力衰竭、高热、意识状态改变、恶心、腹泻和肝衰竭。一旦怀疑甲状腺危象，应立即予以经验性治疗，寻找并排除其他诱因（如感染），同时等待甲状腺功能检测结果（表 16.4）。

临床要点

- 若无病史或体检支持，术前无需常规检测甲状腺疾病。
- 亚临床或轻度的甲状腺功能减退或亢进无相关临床表现的患者可耐受择期或急诊手术。

🗝 患严重甲状腺功能减退或甲状腺功能亢进且手术无法推迟者，术前应尽早开始甲状腺疾病治疗，密切监测相关围术期并发症。

致谢

Bradley Anawalt, MD. Professor, Department of Medicine, Division of General Internal Medicine, University of Washington, banawalt@medicine.washington.edu.

参考文献

1. Brent GA. Mechanisms of thyroid hormone action. J Clin Invest. 2012;122(9):3035–43.
2. Vanderpump MP. The epidemiology of thyroid disease. Br Med Bull. 2011;99:39–51.
3. Werner SC, Ingbar SH, Braverman LE, Utiger RD. Werner & Ingbar's the thyroid: a fundamental and clinical text. 9th ed. Philadelphia: Lippincott Williams & Wilkins; 2005.
4. Palace MR. Perioperative management of thyroid dysfunction. Health Serv Insights. 2017;10:1178632916689677. 📖
5. Taylor PN, Razvi S, Pearce SH, Dayan CM. Clinical review: a review of the clinical consequences of variation in thyroid function within the reference range. J Clin Endocrinol Metab. 2013;98(9):3562–71.
6. Garber JR, Cobin RH, Gharib H, et al. Clinical practice guidelines for hypothyroidism in adults: cosponsored by the American Association of Clinical Endocrinologists and the American Thyroid Association. Endocr Pract. 2012;18(6):988–1028.
7. Schiff RL, Welsh GA. Perioperative evaluation and management of the patient with endocrine dysfunction. Med Clin North Am. 2003;87(1):175–92.
8. Dickerson RN, Maish GO 3rd, Minard G, Brown RO. Clinical relevancy of the levothyroxine-continuous enteral nutrition interaction. Nutr Clin Pract. 2010;25(6):646–52.
9. Manessis A, Lascher S, Bukberg P, et al. Quantifying amount of adsorption of levothyroxine by percutaneous endoscopic gastrostomy tubes. JPEN J Parenter Enteral Nutr. 2008;32(2):197–200.
10. Weinberg AD, Brennan MD, Gorman CA, Marsh HM, O'Fallon WM. Outcome of anesthesia and surgery in hypothyroid patients. Arch Intern Med. 1983;143(5):893–7.
11. Gualandro DM, Pinho C, et al. I Guidelines for perioperative evaluation. Arq Bras Cardiol. 2007;89(6):210–37.
12. Stathatos N, Wartofsky L. Perioperative management of patients with hypothyroidism. Endocrinol Metab Clin N Am. 2003;32(2):503–18.
13. Graham GW, Unger BP, Coursin DB. Perioperative management of selected endocrine disorders. Int Anesthesiol Clin. 2000;38(4):31–67.
14. Vanderpump MP, Tunbridge WM. Epidemiology and prevention of clinical and subclinical hypothyroidism. Thyroid. 2002;12(10):839–47.
15. Murkin JM. Anesthesia and hypothyroidism: a review of thyroxine physiology, pharmacology, and anesthetic implications. Anesth Analg. 1982;61(4):371–83.
16. Kwaku MP, Burman KD. Myxedema coma. J Intensive Care Med. 2007;22(4):224–31.
17. Klubo-Gwiezdzinska J, Wartofsky L. Thyroid emergencies. Med Clin North Am. 2012;96(2):385–403.
18. Wall CR. Myxedema coma: diagnosis and treatment. Am Fam Physician. 2000;62(11):2485–90.
19. Jonklaas J, Bianco AC, Bauer AJ, Burman KD, Cappola AR, Celi FS, Cooper DS, Kim BW, Peeters RP, Rosenthal MS, Sawka AM, American Thyroid Association Task Force on Thyroid Hormone Replacement. Guidelines for the treatment of hypothyroidism: prepared by the American Thyroid Association task force on thyroid hormone replacement. Thyroid. 2014;24(12):1670–1751. 📖
20. Stockigt JR. Guidelines for diagnosis and monitoring of thyroid disease: nonthyroidal illness. Clin Chem. 1996;42(1):188–92.
21. Wartofsky L, Burman KD. Alterations in thyroid function in patients with systemic illness: the "euthyroid sick syndrome". Endocr Rev. 1982;3(2):164–217.
22. DeGroot LJ. "Non-thyroidal illness syndrome" is functional central hypothyroidism, and if severe, hormone replacement is appropriate in light of present knowledge. J Endocrinol Investig. Dec 2003;26(12):1163–70.

23. Adler SM, Wartofsky L. The nonthyroidal illness syndrome. Endocrinol Metab Clin N Am. 2007;36(3):657–72, vi.
24. Klein I, Danzi S. Thyroid disease and the heart. Circulation. 2007;116(15):1725–35.
25. Arlot S, Debussche X, Lalau JD, et al. Myxoedema coma: response of thyroid hormones with oral and intravenous high-dose L-thyroxine treatment. Intensive Care Med. 1991;17(1):16–8.
26. Yamamoto T, Fukuyama J, Fujiyoshi A. Factors associated with mortality of myxedema coma: report of eight cases and literature survey. Thyroid. 1999;9(12):1167–74.
27. Guden M, Akpinar B, Saggbas E, Sanisoglu I, Cakali E, Bayindir O. Effects of intravenous triiodothyronine during coronary artery bypass surgery. Asian Cardiovasc Thorac Ann. 2002;10(3):219–22.
28. Hamilton MA, Stevenson LW, Fonarow GC, et al. Safety and hemodynamic effects of intravenous triiodothyronine in advanced congestive heart failure. Am J Cardiol. 1998;81(4):443–7.
29. Sawin CT, Geller A. Low serum thyrotropic concentrations as a risk factor for atrial fibrillation in older persons. N Engl J Med. 1994;331:1249–52.
30. Sawin CT, Geller A, Wolf PA, Belanger AJ, Baker E, Bacharach P, Wilson PW, Benjamin EJ, D'Agostino RB. Low serum thyrotropin concentrations as a risk factor for atrial fibrillation in older persons. N Engl J Med. 1994;331:1249–52.
31. Cappola AR, Fried LP, Arnold AM, Danese MD, Kuller LH, Burke GL, Tracy RP, Ladenson PW. Thyroid status, cardiovascular risk, and mortality in older adults. JAMA. 2006;295:1033–41.
32. Langley RW, Burch HB. Perioperative management of the thyrotoxic patient. Endocrinol Metab Clin N Am. 2003;32:519.
33. Adlerberth A, Stenström G, Hasselgren PO. The selective beta 1-blocking agent metoprolol compared with antithyroid drug and thyroxine as preoperative treatment of patients with hyperthyroidism. Results from a prospective, randomized study. Ann Surg. 1987;205(2):182.
34. Woeber KA. Thyrotoxicosis and the heart. N Engl J Med. 1992;372(2):94.
35. Frost L, Vestergaard P, Mosekilde L. Hyperthyroidism and risk of atrial fibrillation or flutter: a population-based study. Arch Intern Med. 2004;164(15):1675.
36. Mercé J, Ferrás S, Oltra C, Sanz E, Vendrell J, Simón I, Camprubí M, Bardají A, Ridao C. Cardiovascular abnormalities in hyperthyroidism: a prospective Doppler echocardiographic study. Am J Med. 2005;118(2):126.
37. Siu CW, Zhang XH, Yung C, Kung AW, Lau CP, Tse HF. Hemodynamic changes in hyperthyroidism-related pulmonary hypertension: a prospective echocardiographic study. J Clin Endocrinol Metab. 2007;92(5):1736.
38. Das G, Krieger M. Treatment of thyrotoxic storm with intravenous administration of propranolol. Ann Intern Med. 1969;70(5):985.
39. Ross DS. Iodinated radiocontrast agents in the treatment of hyperthyroidism. UpToDate. 2013.
40. Burch HB, Wartofsky L. Life-threatening thyrotoxicosis. Thyroid storm. Endocrinol Metab Clin N Am. 1993;22(2):263.

第 17 章 肝病和围术期风险

Kay M. Johnson，Kara J. Mitchell

张玉秀 译 黄文雯 校

背景

急性肝炎和肝硬化是外科术后并发症的重要危险因素，主要是因其造成的许多生理改变[1-3]：

- 体循环血管基础阻力下降，在麻醉药物作用下和失血时加剧。
- 疾病造成肝代谢药物的能力减退以及肝性脑病风险。
- 出血风险：由于纤维蛋白原和凝血因子合成受阻、血小板在脾中滞留时间延长及门脉高压导致静脉曲张造成的出血风险。
- 肺部风险：腹水或胸腔积液（限制性），肺动脉高压和（或）肝肺综合征造成的风险。
- 感染风险：网状内皮细胞功能受损以及腹水相关的腹壁伤口裂开造成的术后感染风险。
- 肾脏风险：低血压、腹水、利尿剂治疗和（或）肝肾综合征造成导致肾功能不全风险。

合并有代偿性肝疾病（轻度慢性肝炎、非酒精性脂肪肝等）的患者通常可较好地耐受手术[2, 4]。而合并严重或失代偿肝疾病的患者死亡率可达 80%[1-2, 5-6]。对其围术期会诊的内容包括术前风险评估、肝病的优化处理以及术后并发症的预防和处理。

术前评估

未确诊肝病的无症状患者

- 注意询问：饮酒史、输血史、静脉毒品使用和性接触史。
- 体检要点：黄疸、蜘蛛痣、肝掌、男性乳腺发育、睾丸萎缩、脾大、脑病、腹水和外周水肿。
- 实验室检查：对无症状患者通常不推荐以筛查为目的的肝生化检查[2]。

已知或疑似肝病患者的风险分层

病史和体检旨在了解患者肝病的目前状态、用药情况、容量状态、既往并发症，包括对既往手术麻醉的反应。对肝病患者而言，以下手术存在极高风险：

- 急诊手术和创伤手术。
- 造成显著失血的手术（> 150 ml）。
- 腹腔内手术，尤其既往有腹部手术史以及需行血管粘连松解术。
- 肝切除术。
- 心脏手术。

肝炎

在 1958 年和 1963 年之间进行的两项研究中发现，急性病毒性肝炎患者行开腹肝活检术的死亡率达 10% ～ 13%[1-2]。另一项类似的小型研究显示酒精性肝炎的患者行开腹手术的死亡率可高达 55% ～ 100%[1-2]。肥胖且患有非酒精性脂肪肝（non-alcoholic fatty liver disease，NAFLD）的患者行减重手术，若没有门脉高压和其他独立危险因素的情况下，手术风险并不增加[4]。

肝硬化

CTP 分级（the Child Turcotte Pugh classification，CTP）和

终末期肝病模型评分（the Model for End Stage Liver Disease，MELD）均可用于肝硬化患者围术期死亡率的预测。

- CTP 分级根据 INR、白蛋白、胆红素、是否出现肝性脑病和（或）腹水计算分值得出，分值可以在教科书或在线查询得到（表 17.1）。5 ～ 6 分为 A 级，7 ～ 9 分为 B 级，10 ～ 15 分为 C 级。表 17.2 中列出 CTP 分级 A 级至 C 级的大致术后风险。
- MELD 评分越高通常预后越差[9-13]。MELD 评分超过 15，血清白蛋白＜ 2.5 g/L 提示预后极差[14]。MELD 评分计算方法可在网上获取。MELD ＝ 3.78×$\log_e$（胆红素 mg/dl）＋ 11.2×$\log_e$（INR）＋ 9.57×$\log_e$（肌酐 mg/dl）＋ 6.43，肌酐取整数（＜ 1.0 取 1，＞ 4.0 或透析取 4）。MELD 评分的死亡率分级见表 17.3[12]。
- Mayo 模型（可在网上获取计算方法）是在 MELD 评分基础上增加 ASA 分级来预测术后死亡率[13]。此模

表 17.1　肝硬化的 CTP 分级[7]

项目	1 分	2 分	3 分
白蛋白（g/dl）	＞ 3.5	2.8 ～ 3.5	＜ 2.8
INR	＜ 1.7	1.7 ～ 2.3	＞ 2.3
胆红素（mg/dl）[a]	＜ 2	2 ～ 3	＞ 3
腹水	无	轻-中	重度
肝性脑病	无	Ⅰ～Ⅱ级	Ⅲ～Ⅳ级

[a] 对于胆汁淤积性疾病（即原发性胆汁性肝硬化），由于胆红素升高水平与肝合成功能受损及门脉高压的程度不成比例；故此时胆红素＜ 4 mg/dl 记为 1 分，胆红素 4 ～ 10 mg/dl 记为 2 分，胆红素＞ 10 mg/dl 记为 3 分

表 17.2　肝硬化患者行腹部手术死亡率[1-2, 5, 8]

A 级	5 ～ 6 分	死亡率约 10%
B 级	7 ～ 9 分	死亡率约 17% ～ 30%
C 级	10 ～ 15 分	死亡率约 63% ～ 82%

表 17.3　肝硬化患者 MELD 分值与术后死亡率

	MELD	5	10	15	20	25	30	35	40	45
死亡率（%）（95%CI）	所有手术	5（2～13）	7（3～15）	11（6～19）	17（11～25）	26（17～38）	36（21～53）	50（27～73）	59（31～82）	67（34～89）
	腹部手术	5（1～16）	8（3～20）	14（7～27）	25（15～39）	35（21～51）	58（34～79）	75（43～92）	83（48～96）	

Reprinted with permission from [12]

型基于一项对772例行腹部、心血管和骨科手术的患者的回顾性研究。该模型的局限性在于：这项研究中MELD平均评分为8分，并且排除了一些低风险手术的患者（阑尾切除术、疝修补术和腹腔镜胆囊切除术）。

- 另有一项由日本学者建立的模型，纳入了年龄、CTP分级、Charlson合并疾病指数和麻醉时长等因素[15]。

图17.1显示了急性肝炎和慢性肝病的风险分层策略[16]。

围术期管理

术前注意事项

虽然内科医师无法对手术情况提出意见，但了解一些麻醉药物的作用和麻醉过程中可能发生的问题，有助于做出更佳的围术期会诊建议。关于肝病患者的麻醉管理另有文献详述[17]。对拟行手术的患者应注意以下事项：

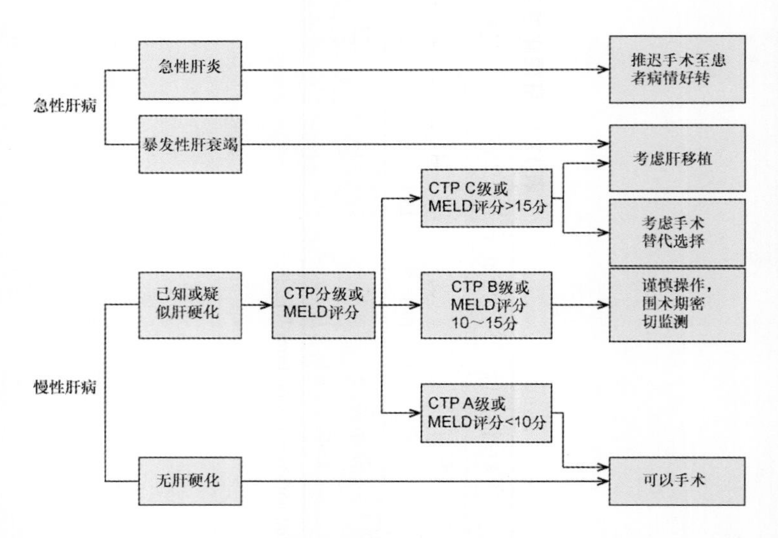

图 17.1 疑似肝病围术期评估及风险分层（Reprinted with permission from［16］）

- 建议推迟手术到肝移植以后，或行创伤更小的手术，如胆囊造瘘术替代胆囊切除术[18]。
- 若患者需筛查食管静脉曲张，或者具有开始使用非选择性 β 受体阻滞剂的指征，建议在择期手术前进行[19]。
- 术前行经颈静脉肝内门体静脉支架分流术（transjugular intrahepatic portosystemic stent shunt，TIPS）能减少严重门脉高压患者围术期胃肠道出血的风险，但可能加重肝性脑病[20-21]。
- 治疗腹水可使用利尿剂（若出现外周水肿），限制钠摄入和（或）行腹水穿刺引流术。
- 预判手术部位对围术期脑病的治疗的可能影响（例如，无法口服药物的患者可能需要直肠给予乳果糖，或者在直肠外科手术中禁忌灌肠）。
- 术前需要评估肾功能，但是要注意肌酐清除率的计算值可能会低估肾损害程度。
- 术前可使用维生素 K 纠正 INR，但未必奏效。胆汁淤积患者可能无法吸收口服维生素 K，可予静脉注射或皮下制剂。不过，近期的研究提示肝硬化的患者 INR 可能无法预测围术期出血风险[22]。低纤维蛋白原可能导致出血，但若采用新鲜冰冻血浆纠正，可能增加患者血容量，从而加重门脉高压[22]。如考虑患者出血风险较高，应请血液学专家会诊指导凝血酶原复合物的使用。
- 术前应另备一份交叉配血以防万一，但注意输血可能与不佳预后有关[13]。
- 如患者出现严重血小板减少，应考虑输注血小板。血小板数量的最适水平目前仍无定论，但许多专家根据不同手术风险建议，一般风险手术者建议＞50 000/μl，高风险手术者（如神经外科手术）建议以＞100 000/μl 作为输注目标，但通常状况下很少能达此目标[3]。

术后管理

- 术后应予以密切临床观察，若患者出现腹水、黄疸和肝性脑病等提示肝病恶化，可考虑入 ICU。
- 密切监测肾功能（尿素氮、肌酐和电解质）和肝的合成功能（白蛋白、PT/INR、血糖）。
- 术后患者尤其是腹腔内手术术后患者，可能存在第三间隙液体增加和出现急性肾损伤的风险，因此应限制术后常规入液量［以避免加重腹水和（或）水肿］，但不应忽视血管内容量不足患者的容量复苏。
- 术后前几天应慎用利尿剂治疗腹水和水肿，因为患者可能存在第三间隙液体增多导致血管内容量相对较少。
- 监测肠道蠕动功能，目标是 2 ～ 4 次 / 天。按常规处理肝性脑病［乳果糖或聚乙二醇（PEG），335- 电解质溶液[24]，利福昔明等］并治疗诱因如胃肠道出血、感染、中枢神经系统抑制药物、电解质紊乱、低氧血症、便秘或肾功能不全。告知患者预防误吸的注意事项。不限制摄入蛋白[25]。
- 使用短效的镇痛药，如芬太尼。避免使用苯二氮䓬类药物，若必须使用（如治疗酒精戒断），推荐使用劳拉西泮。
- 避免高碳酸血症，因其可引起内脏血管舒张而减少门脉血流。
- 若无禁忌证，胃食管静脉曲张患者可继续使用非选择性 β 受体阻滞剂，同时应避免过量输血和容量过负荷。
- 完善围术期营养支持。
- 对乙酰氨基酚每天用量不应超过 2 g。

临床要点

- 代偿期的肝病患者如轻度慢性肝炎、非酒精性脂肪性肝病或 CTP A 级（MELD 评分＜ 10）的肝硬化患者通常可耐受手术。

- CTP B 级（MELD 评分 11 ～ 15 分）的患者应谨慎权衡手术的风险和获益。对此类中风险人群，术前优化治疗和围术期监测十分必要。
- CTP C 级（MELD 评分＞ 15 分）的患者死亡风险高，应考虑先行肝移植或改行替代手术。

致谢

Iris W. Liou, MD; Assistant Professor, Gastroenterology/Hepatology; Department of Medicine, University of Washington.

参考文献

1. Friedman LS. Surgery in the patient with liver disease. Trans Am Clin Climatol Assoc. 2010;121:102–204.
2. O'Leary JG. Surgery in the patient with liver disease. Clin Liver Dis. 2009;13(2):211–31.
3. Paolino J, Steinhagen RM. Colorectal surgery in cirrhotic patients. The Sci World J. 2014;2014:1–5. 239293.
4. Ribeireiro T, Swain J, et al. NAFLD and insulin resistance do not increase the risk of postoperative complications among patients undergoing bariatric surgery—a prospective analysis. Obes Surg. 2011;21(3):310–5.
5. Mansour A, Watson W, Shayani V, et al. Abdominal operations in patients with cirrhosis: still a major surgical challenge. Surgery. 1997;122(4):730–6.
6. De Goede B, et al. Morbidity and mortality related to non-hepatic surgery in patients with liver cirrhosis: a systematic review. Best Pract Res Clin Gastroenterol. 2012;26: 47–59.
7. Pugh RN, Murray-Lyon IM, Dawson JL, Pietroni MC, Williams R. Transection of the oesophagus for bleeding oesophageal varices. Br J Surg. 1973;60:646–9.
8. Neeff H, Mariaskin D, Spangenberg HC, et al. Perioperative mortality after non-hepatic general surgery in patients with liver cirrhosis: an analysis of 138 operations in the 2000s using Child and MELD scores. J Gastrointest Surg. 2011;15:1–11.
9. Farnsworth N, Fagan SP, Berger DH, et al. Child-Turcotte-Pugh versus MELD score as a predictor of outcome after elective and emergent surgery in cirrhotic patients. Am J Surg. 2004;188:580–3.
10. Perkins L, Jeffries M, Patel T. Utility of preoperative scores for predicting morbidity after cholecystectomy in patients with cirrhosis. Clin Gastroenterol Hepatol. 2004;2(12):1123–8.
11. Befeler AS, Palmer DE, Hoffman M, et al. The safety of intra-abdominal surgery in patients with cirrhosis: model for end-stage liver disease score is superior to Child-Turcotte-Pugh classification in predicting outcome. Arch Surg. 2005;140:650–4.
12. Northup PG, Wanamaker RC, Lee VD, et al. Model for end-stage liver disease (MELD) predicts nontransplant surgical mortality in patients with cirrhosis. Ann Surg. 2005;242(2):244–51.
13. Teh SH, Nagorney DM, Stevens SR, et al. Risk factors for mortality after surgery in patients with cirrhosis. Gastroenterology. 2007;132:1261–9.
14. Telem DA, Schiano T, Goldstone R, Han DK, Buch KE, Chin EH, Nguyen SQ, Divino CM. Factors that predict outcome of abdominal operations in patients with advanced cirrhosis. Clin Gastroenterol Hepatol. 2010;8:451–7.
15. Sato M, Tateishi R, Yasunaga H, et al. The ADOPT-LC score: a novel predictive index of in-hospital mortality of cirrhotic patients following surgical procedures, based on a national survey. Hepatol Res. 2017;47:E35–43.
16. Hanje AJ, Patel T. Preoperative evaluation of patients with liver disease. Nat Clin Prac Gastroenterol Hepatol. 2007;4(5):266–76.
17. Kiamanesh D, Rumley J, Moitra VK. Monitoring and managing hepatic disease in anaesthesia. Br J Anaesth. 2013;111(Suppl 1):i50–61.
18. Curro G, Lapichino G, Melita G, et al. Laparoscopic cholecystectomy in child-Pugh class C cirrhotic patients. JSLS. 2005;9:311–5.
19. Garcia-Tsao F, Abraldes JG, Berzigoti A, et al. Portal hypertensive bleeding in cirrhosis:

risk stratification, diagnosis and management: 2016 practice guidelines by the American Association for the Study of Liver Disease. Hepatology. 2017;65(1):310–5.

20. Azoulay D, Buabse F, Damiano I, et al. Neoadjuvant transjugular intrahepatic portosystemic shunt: a solution for extrahepatic abdominal operation in cirrhotic patients with severe portal hypertension. J Am Coll Surg. 2001;193(1):46–51.
21. Kim JJ, Narasimham LD, Yu E, Fontana RJ. Cirrhotic patients with a transjugular intrahepatic portosystemic shunt undergoing major extrahepatic surgery. J Clin Gastroenterol. 2009;43(6):574–9.
22. Northrup PG, Friedman LS, Kamath PS. AGA clinical practice update: surgical risk assessment and perioperative management in cirrhosis. Clin Gastroenterol Hepatol. 2019;17(4):595–606.
23. Olson JC, Karvellas CJ. Critical care management of the patient with cirrhosis awaiting liver transplant in the intensive care unit. Liver Transpl. 2017;23:1465–76.
24. Rahimi RS, Singal AG, Cuthbert JA, Rockey DC. Lactulose vs polyethylene glycol 3350--electrolyte solution for treatment of overt hepatic encephalopathy: the HELP randomized clinical trial. JAMA Intern Med. 2014;174:1727–33.
25. Im GY, Lubezky N, Facciuto ME, et al. Surgery in patients with portal hypertension: a preoperative checklist and strategies for attenuating risk. Clin Liv Dis. 2014;18(2):477–505.

第 18 章 炎性肠病

Neha Deshpande，Gabrielle Berger
章芮　译　黄文雯　校

背景

药物疗法虽然已经在炎性肠病（inflammatory bowel disease，IBD）的治疗中广泛应用，但仍有高达 30% 的溃疡性结肠炎（ulcerative colitis，UC）患者和 70% 的克罗恩病（Crohn's disease，CD）患者需要进行腹部手术[1-2]。炎性肠病患者面临的术后并发症包括手术部位感染、腹腔内脓肿、菌血症、肠狭窄及瘘管形成、小肠梗阻、门静脉血栓以及伤口愈合不良，如吻合口漏以及伤口裂开[3-6]。对于疾病活动性为中度至重度的患者，现有数据支持使用联合疗法，包括联合应用抗肿瘤坏死因子 -α（抗 TNF）抑制剂与免疫调节剂（通常为硫嘌呤，如硫唑嘌呤或 6- 巯基嘌呤）。然而目前为止，指导围术期联合疗法的资料有限。

本章以 IBD 患者行腹部手术围术期处理的证据为主展开，其中关于 IBD 患者的药物推荐也同样适用于接受其他类型手术的患者。

术前评估

患者风险

除了标准的全面体检外，还应对患者术后并发症的发生风险进行评估。

病史及体格检查

- 评估隐匿性感染的症状，如发热、发冷和盗汗。
- 评估患者近 3 个月服用糖皮质激素后有无出现下丘脑–垂体–肾上腺轴抑制症状；观察库欣综合征相关体征（见第 14 章）。
- 询问吸烟史。
- 评估患者营养不良程度。
- 检查是否有瘘道疾病和腹腔内脓肿。

实验室检查

- 全血细胞计数（CBC）：许多用来治疗 IBD 的免疫抑制剂会引起贫血和白细胞减少。
- 基础代谢功能检查（BMP）：是否存在氨基水杨酸盐及甲氨蝶呤导致的急性肾损伤（AKI）或慢性肾病（CKD）。
- 肝功能实验（LFTs）：一些免疫调节剂可能具有肝毒性。
- 血糖：优化围术期血糖控制，有助于伤口愈合良好，特别是正在使用糖皮质激素的患者。

手术风险

大多数 IBD 手术是中到大型手术，并可能需要分两到三次手术完成。由于手术操作的复杂性以及手术部位组织的潜在炎症，这些患者术后并发症的风险往往增加[5]。具体风险情况如下：

- 单纯腹腔镜下肠切除：一般耐受良好，无显著并发症风险[7]。
- 腹腔镜手术治疗伴有肠穿孔和肠内瘘或外瘘克罗恩病：并发症风险与手术时间增加、中转开腹和需分流性造口相关。
- 回肠袋–肛门吻合术（IPAA）：用于治疗难治性溃疡性结肠炎，通常需要进行两到三次手术。在囊袋做成或回肠造口切除的一段时间内，袋漏可导致腹腔内感染或败血症。IPAA 还与门静脉血栓形成的风险增加有关，门静脉血栓形成的概率高达 40%[5]。

- 急诊结肠切除术：急诊手术患者往往病情严重，且可能药物控制不佳，因此与择期手术相比，这些患者发生腹腔内脓毒症的风险和死亡率更高[8]。

风险分级

- 与仅累及回肠的患者相比，病变累及广泛小肠和结肠的患者术后并发症的风险更高[9]。
- 营养不良、贫血以及高龄可能导致预后较差[5, 10]。
- 糖皮质激素和阿片类药物的使用与术后并发症的发生率和患者死亡率上升有关[9]。
- 经常吸烟的患者术后并发症发生和总体死亡风险升高[8, 11]。

围术期管理

用药管理

如何恰当地对 IBD 患者进行围术期药物管理仍然充满挑战。自从生物制剂开始用于控制 IBD 以来，已有大量研究对使用 TNF-α 抗体治疗患者的术后并发症进行评估，这些研究得出的结论大相径庭。相关研究的质量大多受到回顾性设计、样本量有限和混杂因素控制不佳的限制[12-13]。此外，大多数数据来源于服用英夫利昔单抗的患者，而关于使用新型抗肿瘤坏死因子药物（阿达木单抗和塞妥珠单抗）和非抗肿瘤坏死因子药物（维多珠单抗、乌司奴单抗）相关风险的数据比较少[11, 15]。

- 虽然不同研究之间存在显著的异质性，但越来越多的证据支持在生物制剂浓度最低时行择期手术，以降低感染等术后并发症的发生率。

- 专家建议，当术后感染的顾虑解除后，生物制剂应该在术后 4 周内恢复使用，以尽量降低疾病复发的风险[8，11，15-16]。
- 目前有一项对 IBD 患者进行生物治疗的多中心前瞻性队列研究正在进行，这项名为“普契尼”（PUCCINI）试验的目的是确定术前使用抗肿瘤坏死因子药物是否与出现术后感染以及囊袋相关并发症的风险独立相关[17]。
- 围术期免疫调节药物管理的一般建议见表 18.1。

预防术后并发症

IBD 手术患者的术后管理给临床医师带来不少挑战。这些挑战包括：患者术后疼痛管理方案受限、使用糖皮质激素患者可能出现高血糖症、患者营养状况不佳以及术后静脉血栓栓塞（VTE）的风险增加，这些都可能延长术后恢复时间。以下措施可能有助于对 IBD 患者的术前风险优化以及术后管理：

- 建议择期手术前戒烟。
- 服用糖皮质激素的患者注意围术期血糖控制。持续高血糖会使伤口愈合延迟并导致手术部位并发症。

表 18.1 围术期药物管理

糖皮质激素	继续用药；如果患者接受中等或高剂量治疗超过 3 周，则应考虑使用应激剂量类固醇（见第 14 章）[9，15]
5- 氨基水杨酸（5-ASA）	手术当天停药，如果患者肾功能正常，术后 3 天恢复用药[9]
硫唑嘌呤，6- 巯基嘌呤（6-MP）	手术当天停止用药，如果患者肾功能正常，同其他口服药物一起恢复[9-10，15]
甲氨蝶呤	如果肾功能正常且没有感染迹象，则继续用药[9，15]
环孢素	继续用药，但应仔细监测肾功能不全和机会性感染[9-10，15]
生物制剂	在药物浓度最低点施行择期手术，如果没有感染迹象，在手术后 4 周内恢复用药[7，10，14-15]

- 尽可能减少阿片类镇痛药的使用。尽管阿片类镇痛药比其他镇痛药更受临床医师欢迎，且研究表明非甾体抗炎药（NSAID）的使用与 IBD 发作之间可能存在联系[18]。
- 必要时输血以维持血红蛋白＞ 7 g/dl。
- 补铁治疗缺铁性贫血（静脉或口服）。
- 与营养科医师密切合作，以保持患者营养充足，帮助患者术后康复。考虑营养不良和疾病的严重程度，以及一些患者需要接受两到三次手术，部分患者可能需要全肠外营养（TPN）。
- 一旦怀疑患者存在腹腔内感染，应尽早进行抗生素治疗和手术探查。
- 一旦出血风险可控，立即启动静脉血栓栓塞症的药物预防，并在住院期间持续进行[8, 11]。

临床要点

- 炎性肠病患者面临的术后并发症包括：手术部位感染、腹腔脓肿、菌血症、肠狭窄和瘘管形成、小肠梗阻、门静脉血栓形成、静脉血栓栓塞，以及伤口愈合不良，如吻合口漏和伤口裂开。
- 糖皮质激素和阿片类镇痛药的使用与术后并发症风险增加有关。
- 目前的数据和专家意见建议抗肿瘤坏死因子药物浓度最低时施行炎性肠病择期手术，术后 4 周内恢复使用抗肿瘤坏死因子药物。

参考文献

1. Narula N, Charleton D, Marshall JK. Meta-analysis: peri-operative anti-TNFα treatment and post-operative complications in patients with inflammatory bowel disease. Aliment Pharmacol Ther. 2013;37(11):1057–64.
2. Nasir BS, Dozois EJ, Cima RR, et al. Perioperative anti-tumor necrosis factor therapy does

not increase the rate of early postoperative complications in Crohn's disease. J Gastrointest Surg. 2010;14(12):1859–66.
3. Appau KA, Fazio VW, Shen B, et al. Use of infliximab within 3 months of Ileocolonic resection is associated with adverse postoperative outcomes in Crohn's patients. J Gastrointest Surg. 2008;12(10):1738–44.
4. Bafford AC, Powers S, Ha C, et al. Immunosuppressive therapy does not increase operative morbidity in patients with Crohn's disease. J Clin Gastroenterol. 2013;47(6):491–5.
5. Beddy D, Dozois EJ, Pemberton JH. Perioperative complications in inflammatory bowel disease. Inflamm Bowel Dis. 2011;17(7):1610–9.
6. Kunitake H, Hodin R, Shellito PC, Sands BE, Korzenik J, Bordeianou L. Perioperative treatment with infliximab in patients with Crohn's disease and ulcerative colitis is not associated with an increased rate of postoperative complications. J Gastrointest Surg. 2008;12(10):1730–7.
7. Maggiori L, Panis Y. Surgical management of IBD – from an open to a laparoscopic approach. Nat Rev Gastrenterol Hepatol. 2013;10(5):297–306.
8. Patel K, Darakhshan A, Griffin N, Williams A, Sanderson J, Irving P. Patient optimization for surgery relating to Crohn's disease. Nat Rev Gastroenterol Hepatol. 2016;13(12):707–19.
9. Lichtenstein GR, Feagan BG, Cohen RD, et al. Serious infection and mortality in patients with Crohn's disease: more than 5 years of follow-up in the TREAT™ registry. Am J Gastroenterol. 2012;107(9):1409–22.
10. Kumar A, Auron M, Aneja A, Mohr F, Jain A, Shen B. Inflammatory bowel disease: perioperative pharmacological considerations. Mayo Clin Proc. 2011;86(8):748–57.
11. Zangenberg M, Horesh N, Kopylov U, El-Hussuna A. Preoperative optimization of patients with inflammatory bowel disease undergoing gastrointestinal surgery: a systematic review. Int J Color Dis. 2017;32(12):1663–76.
12. Sewell JL, Mahadevan U. Infliximab and surgical complications: truth or perception? Gastroenterology. 2009;136(1):354–5.
13. Ali T. Risk of post-operative complications associated with anti-TNF therapy in inflammatory bowel disease. WJG. 2012;18(3):197.
14. Kotze PG, Magro DO, Martinez CA, et al. Adalimumab and postoperative complications of elective intestinal resections in Crohn's disease: a propensity score case-matched study. Color Dis. 2017;20(3):211–8.
15. Holubar SD, Holder-Murray J, Elasar M, Lazarev M. Anti–tumor necrosis factor-a antibody therapy management before and after intestinal surgery for inflammatory bowel disease: a CCFA position paper. Inflamm Bowel Dis. 2015;21(11):2658–72.
16. Lightner AL, Shen B. Perioperative use of immunosuppressive medications in patients with Crohn's disease in the new "biological era". Gastroenterol Rep. 2017;5(3):165–77.
17. ClinicalTrials.gov [Internet]. Bethesda (MD): National Library of Medicine (US). 2000 Feb 29. Identifier NCT02054533, Study to determine risk factors for post-operative infection in inflammatory bowel disease (PUCCINI); [cited 2018 Apr 2]; [about 8 pages]. Available from: https://clinicaltrials.gov/ct2/show/NCT02054533.
18. Singh S, Graff LA, Bernstein CN. Do NSAIDs, antibiotics, infections, or stress trigger flares in IBD? Am J Gastroenterol. 2009;104(5):1298–314.

第 19 章
营养

Tara Spector
章芮　译　黄文雯　校

背景

营养评估应该成为术前评估的常规部分。营养不良与术后感染发生率增加、伤口愈合不良[1]、再入院率升高和住院时间延长[2]有关。手术应激导致儿茶酚胺和皮质醇的释放，从而导致高代谢状态，进一步加剧营养不良[3]。通过识别营养不良的患者、根据其营养不良的严重程度进行分级并给予相应医疗干预，有助于减少围术期并发症的发生。在某些情况下，延迟手术可有助于优化患者营养状况，增强免疫机能，让机体为手术后的系统性应激反应做好充分准备。

在围术期和术后阶段，营养良好和营养不良的患者均可受益于优化营养状态和最短禁食禁饮（NPO）时间的干预措施。此外，咨询内科医师时应了解对患者术后营养的建议，重点是及早恢复饮食或肠内营养，以及肠外营养的适应证。

术前评估

营养状况评估

虽然尚无公认标准，但绝大多数专家认为，满足以下特征中的两项即可以诊断为营养不良：热量摄入不足、非计划的体重下降、低体重指数（BMI）、可见的肌肉或皮下脂肪减少以及抓握力差[4]。需要注意的是，肝血清蛋白如负急性期反应白蛋白、前白蛋白和转铁蛋白并非有效的营养状况指标，它们更准确地反映了疾病或炎症的严重程度[5]。此外，在急性炎症反应期，这些血清蛋白的水平低对营养摄入没有反应[4]。常规的术前营养状况评估应包含以下内容：

- 近期是否有体重减轻及热量摄取是否充足。
- 是否有可能影响营养状况的合并症（如既往的胃肠手术史、慢性肾病、癌症、近期的创伤或感染）。
- 确定是否患有需要限制饮食的疾病（如充血性心力衰竭，慢性肾病）。
- 确定是否有严重的酒精或药物滥用史。
- 体格检查：身高、体重（用来计算体重指数），肌肉萎缩和腹水 / 水肿的症状。
- 实验室检查：根据病史和体格检查，如有营养不良，应进行基本的代谢检测和磷酸盐水平检测以评估电解质异常和肾功能不全，并检查全血细胞计数（CBC）以评估贫血。

风险分级

术前营养评估既要考虑当前的营养状况，也要考虑由于应激性代谢营养需求增加而导致营养状况进一步恶化的风险[5]。营养风险筛查表 -2002（NRS 2002）是一种有效的方法，可用于鉴别营养不良的患者，这些患者有可能受益于营养支持治疗[5]。该工具还有助于对轻度、中度或重度营养不良的患者进行分级。该筛查表的具体内容见表 19.1 和表 19.2。

围术期管理

术前优化营养状况

术前肠内及肠外营养

严重营养不良［定义为营养风险筛查（NRS）总分大于

表 19.1　营养风险筛查表（NRS 2002）：首次筛查[5]

	是	否
BMI < 20.5？		
患者在过去 3 个月内有体重下降吗？		
患者在过去一周内有摄食减少吗？		
患者有严重疾病吗？（如 ICU 治疗）		

注：如果以上任一问题回答“是”，则直接进入表 19.2 中的筛查。
如果所有的问题回答“否”，应每周重复调查一次。如果患者计划接受大型手术，可考虑制订预防性营养支持计划，以减少发生营养风险的概率

表 19.2　NRS[5]：最终筛查[5]

营养状态受损评分		疾病严重程度评分（≈需要量增加程度）	
无 0 分	正常营养状态	无 0 分	正常营养需求
轻微 1 分	3 个月内体重下降＞ 5% 或食物摄入量低于前一周正常需求的 50% ～ 70%	轻度 1 分	髋部骨折、慢性疾病有急性并发症者、肝硬化、慢性阻塞性肺疾病、血液透析、糖尿病、一般肿瘤患者
中等 2 分	一般状况差或 2 个月内体重下降＞ 5% 或 BMI 18.5 ～ 20.5 或食物摄入量为前一周正常需求的 25% ～ 60%	中度 2 分	腹部大手术、脑卒中、重症肺炎、血液恶性肿瘤
严重 3 分	1 个月体重下降＞ 5% 或 BMI ＜ 18.5 且一般情况差（或食物摄入量低于前一周正常需求的 50% ～ 70%）	显著 3 分	颅脑损伤、骨髓移植、重症监护患者（APACHE ＞ 10）

注：评分：[营养不良程度评分]＋[疾病严重程度评分]＝总分
年龄≥ 70 岁：上述总分＋ 1 ＝基于年龄修正后总分。
总分≥ 3：患者存在营养风险，开始制订营养治疗计划。
总分＜ 3：每周复查一次。如果患者计划接受一次大型手术，则应考虑制订预防性营养支持计划，以减少发生营养风险的概率

3，或在过去 6 个月内体重下降 10% ～ 15%，或 BMI ＜ 18.5］的患者行大型择期手术（例如胃肠外科、心胸外科、头颈外科手术）前补充营养是有益的[6]。仅仅是 5 ～ 7 天充足的术前营养便可使机体为手术引起的代谢损伤和应激做好准备，改善术后状况，降低感染及手术并发症的发生率[7]。

- 肠内营养优于肠外营养，具有感染风险更低、更便宜、且能够维护肠黏膜的完整性。营养补充方案为（如口服或管饲）25 kcal/（kg · d）的热量和 1.5 ～ 2 g/（kg · d）的蛋白质[7]。
- 如果存在肠内营养禁忌（肠梗阻、肠缺血、急性腹膜炎），且患者处于严重营养不良状态，建议在条件允许的情况下，将手术推迟 5 ～ 7 天以给予肠外营养。
- 术前 2 ～ 3 h 停止肠外营养，术后第一日晨恢复肠外营养[8]。

即将手术前的营养管理

一直以来人们认为术前必须空腹以防止麻醉诱导期间发生误吸，据此患者常规在术前一晚午夜后便开始禁食禁饮。但是几乎没有相关研究支持如此长时间的禁食。等待手术的时间可能因为手术间安排等原因延长，导致患者往往禁食 12 个小时甚至更长。延长的禁食时间已报道可能增加胰岛素抵抗[9]。美国麻醉医师学会（ASA）最新的指南建议：

- 术前 8 h 停止进食油炸和高脂肪食物。
- 术前 6 h 停止进食固体食物。
- 术前 2 h 停止进食清流质食物[10]。

对于行择期手术的门诊患者，术前按此指南告知他们需要遵循的禁食要求即可。对于住院患者，会诊医师应与外科医师商讨他们是否愿意让患者执行更严格的禁食禁饮时间。

术后管理

传统上，术后仅在肠功能恢复后，如出现肠鸣音，排气或肠蠕动后，患者才可恢复正常进食。事实上，没有证据表明这些肠功能指标与肠活动或经口摄入的耐受性有关[11]。长时间禁食禁饮状态可能导致内皮细胞微绒毛萎缩，增加肠功能障碍和感染风险[12]。术后 24 h 内恢复肠内营养有很多已经证实的益处，例如[11-13]：

- 维护肠黏膜屏障。
- 降低脓毒性和感染性并发症发生率。
- 减少术后体重下降。
- 促进伤口愈合。
- 降低胰岛素抵抗。
- 改善肌肉功能。
- 降低死亡率。
- 缩短住院时间。

在外科医师认为安全的前提下，依照循证医学的建议，肠内营养应在术后 24 h 内开始给予。一般在患者术后恶心症状缓解后立即给予肠内营养[12]。“常规”饮食或高蛋白饮食优于“清流质”或“全流质”饮食，因为这些流质饮食不能提供足够的蛋白质摄入[14]。

虽然首选肠内营养，但在某些情况下（如术后胃肠吻合口瘘、胃肠瘘、小肠梗阻或肠梗阻）患者需要肠外营养。若患者明确不能耐受肠内营养，那么应最少在术后 5 至 7 天开始给予肠外营养。此外，肠外营养的开始时间亦不可晚于术后 14 天，因为长时间的饥饿与更高的并发症发生率有关。还需要注意的是，只有在估计使用期限不少于 7 天的情况下才开始肠外营养，少于 5 天的短期肠外营养并不能改善患者的预后，而且可能增加感染并发症的发生风险[15]。

临床要点

- 严重营养不良的患者，择期手术应延迟 5 ～ 7 天，以优化营养状态。
- 对大多数手术而言，术前 6 h 内禁食固体食物，术前 2 h 内禁食流质食物是安全的。
- 如果患者没有禁忌证，肠内营养应在术后 24 h 内开始。
- 对不能耐受肠内营养的患者，肠外营养应在术后 5 ～ 7 天内开始。

参考文献

1. Haydock DA, Hill GL. Impaired wound healing in surgical patients with varying degrees of malnutrition. JPEN. 1986;10(6):550–4.
2. Garth AK, Newsome CM, Simmance N, et al. Nutritional status, nutrition practices and post-operative complications in patients with gastrointestinal cancer. J Hum Nutr Diet. 2010;23(4):393–401.
3. Donald RA, Perry EG, Wittert GA, et al. The plasma ACTH, AVP, CRH and catecholamine responses to conventional and laparoscopic cholecystectomy. Clin Endocrinol. 1993;38(6):609–16.
4. White JV, Guenter P, Jensen G, et al. Academy Malnutrition Work Group; A.S.P.E.N. malnutrition task force; A.S.P.E.N. Board of directors. Consensus statement: academy of nutrition and dietetics and American Society for Parenteral and Enteral Nutrition: characteristics recommended for the identification and documentation of adult malnutrition (undernutrition). JPEN. 2012;36(3):275–83.
5. Kondrup J, Allison SP, Elia M, et al. ESPEN guidelines for nutrition screening 2002. Clin Nutr. 2003;22(4):415–21.
6. Weimann A, Braga M, Harsanyi L, et al. ESPEN guidelines on enteral nutrition: surgery including organ transplantation. Clin Nutr. 2006;25(2):224–44.
7. Miller KR, Wischmeter PE, Taylor B, et al. An evidence-based approach to perioperative nutrition support in the elective surgery patient. JPEN. 2013;37(39S):39–50S.
8. McClave SA, Kozar R, Martindale RG, et al. Summary points and consensus recommendations from the North American surgical nutrition summit. JPEN. 2013;37(1S):99–105s.
9. Peres Pimenta G, Aguilar-Nascimento JE. Prolonged preoperative fasting in elective surgical patients: why should we reduce it? Nutr Clin Prac. Online publication, available at: http://ncp.sagepub.com/content/early/2013/12/10/0884533613514277. Accessed 18 Dec 2013.
10. American Society of Anesthesiologists Committee. Practice guidelines for preoperative fasting and the use of pharmacologic agents to reduce the risk of pulmonary aspiration: application to healthy patients undergoing elective procedures: an updated report by the American Society of Anesthesiologists Committee on standards and practice parameters. Anesthesiology. 2011;114(3):495–511.
11. Warren J, Bhalla V, Cresci G. Postoperative diet advancement: surgical dogma vs. evidence-based medicine. Nutr Clin Pract. 2011;26(2):115–25.
12. Enomoto TM, Larson D, Martindale RG. Patients requiring perioperative nutritional support. Med Clin N Am. 2013;97(6):1181–200.
13. Lewis SJ, Andersen HK, Thomas S. Early enteral nutrition within 24 h of intestinal surgery versus later commencement of feeding: a systematic review and meta-analysis. J Gastrointest Surg. 2009;13(3):569–75.
14. Wischmeyer PE, Carli F, Evans DC, et al. American society for enhanced recovery and perioperative quality initiative joint consensus statement on nutrition screening and therapy within a surgical enhanced recovery pathway: anesthesia and Anaglesia, epub ahead of publication. Accessed online 2 Apr 2018. https://doi.org/10.1213/ANE.0000000000003366.
15. Washington P, Balint J, Bechtold M, et al. When is parenteral nutrition appropriate? J Parenteral and Enteral Nutrition. 2017;41(3):324–77.

第 20 章
贫血

Gabrielle Berger，Ronald Huang
章芮　译　黄文雯　校

背景

术前和术后贫血均与术后并发症的发生率和死亡率上升有关[1-3]。研究发现，择期手术患者中贫血的比例高达三分之一[4]。虽然贫血在外科患者中如此普遍，但采取宽松的输血策略并不能改善预后[5-6]。贫血患者的围术期管理目标有：优化血红蛋白和血细胞比容水平，减少不必要的血液丢失，以及明智而审慎地输注红细胞。

术前评估

病史及体格检查

识别贫血的症状、体征和危险因素是术前评估的关键组成部分。

- 询问患者贫血的相关症状，如乏力、劳力性呼吸困难、心悸、头晕目眩或心绞痛。
- 询问贫血、输血、出血、药物使用、营养状况等方面的个人史，以及可能导致贫血的慢性病史（如慢性肾病、恶性肿瘤、类风湿关节炎）。
- 体格检查注意观察贫血的体征（例如面色苍白、心动过速）。
- 回顾手术计划，评估预期失血量和出血风险。

实验室检查

贫血检查并不作为常规项目。在下列情况下，建议术前检查全血细胞计数（CBC），了解患者血红蛋白、血细胞比容和平均红细胞体积（MCV）水平：

- 病史和体格检查怀疑贫血[7]。
- 手术预计失血较多[7]。
- 接受大型手术的患者[8]。
- 接受中等手术的美国麻醉医师学会（ASA）3 级或 4 级的患者。

是否需要其他的实验室检查取决于病史、体格检查结果以及 CBC 中 MCV 结果（图 20.1）。

围术期管理

术前管理

决定推迟手术时应综合考虑手术的紧迫性、预期的术中失血量、贫血的严重程度以及贫血的可疑病因。对于择期手术来说，不明原因和严重的贫血需要仔细评估和相应治疗。围术期会诊应着重于短期内（常见的营养缺乏症为 1 ～ 2 个月）可逆转的贫血原因，或是在择期手术之前需要注意的病因（例如隐匿性胃肠道出血，恶性肿瘤）。更多信息可参见图 20.1。如果考虑病因为溶血或恶性血液病，则应及时请血液内科会诊。

- 缺铁性贫血（低血清铁、高总铁结合力、低铁蛋白）的传统治疗是口服维生素 C 和 325 mg 硫酸亚铁 bid 至 tid，但研究表明，每隔一日给药可增加药物的吸收[9]。目前也有铁溶液可以使用，并且患者能更好地耐受。静脉补铁（葡萄糖酸亚铁、蔗糖铁、右旋糖苷铁）可用于口服制剂无效或者需要快速补铁的患者。对于不明原因缺铁性贫血患者，尤其 50 岁以上患者，应考虑

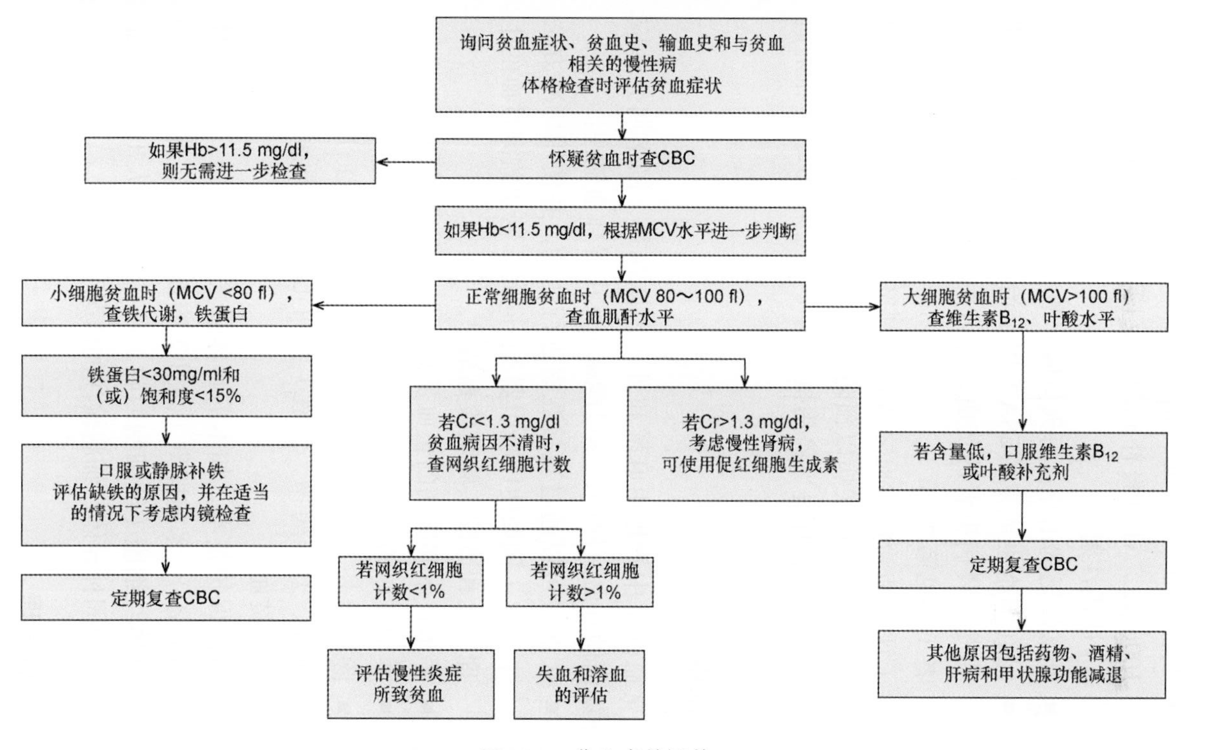
询问贫血症状、贫血史、输血史和与贫血相关的慢性病
体格检查时评估贫血症状
怀疑贫血时查CBC
如果Hb>11.5 mg/dl，则无需进一步检查
如果Hb<11.5 mg/dl，根据MCV水平进一步判断
小细胞贫血时（MCV <80 fl），查铁代谢，铁蛋白
正常细胞贫血时（MCV 80～100 fl），查血肌酐水平
大细胞贫血时（MCV>100 fl）查维生素B12、叶酸水平
铁蛋白<30mg/ml和（或）饱和度<15%
口服或静脉补铁
评估缺铁的原因，并在适当的情况下考虑内镜检查
定期复查CBC
若Cr<1.3 mg/dl
贫血病因不清时，
查网织红细胞计数
若Cr>1.3 mg/dl，
考虑慢性肾病，
可使用促红细胞生成素
若网织红细胞计数<1%
若网织红细胞计数>1%
评估慢性炎症所致贫血
失血和溶血的评估
若含量低，口服维生素B12或叶酸补充剂
定期复查CBC
其他原因包括药物、酒精、肝病和甲状腺功能减退

图 20.1　贫血术前评估

行内镜检查。

- 维生素 B_{12} 缺乏症的治疗方案为每日口服维生素 B_{12} 1000 μg。对口服补充剂无反应的患者，可行维生素 B_{12} 肌内注射。
- 叶酸缺乏的治疗：每天口服叶酸 1 mg。
- 促红细胞生成素（ESA）用于治疗血红蛋白 < 10 g/dl 的慢性肾病患者的贫血，并可用于拒绝输血的贫血患者（参见第 21 章）。

除了评估和治疗贫血之外，控制贫血的另一个重要方面是评估和治疗出血性疾病以预防出血过多（参见第 22 章和第 23 章），并在手术前适当停用抗凝剂（参见第 26 章）和抗血小板药物。

术中管理

贫血的术中管理由麻醉和外科团队执行，围术期会诊应关注如何做好血液保护，尽可能减少术中异体血输注。

- 失血量可以通过直接观察进行估计，并使用标准方法来量化（例如使用吸引器）；同时，密切监测贫血的生理变化和追踪实验室检查结果。
- 手术技术和确切的止血是减少失血的关键所在。
- 术中贫血的首要处理方法是同种异体红细胞输血。
- 除输血外，麻醉团队还可通过提高组织灌注（如静脉输液、升压药物、供氧）和纠正凝血异常来帮助管理术中贫血。
- 血液保护技术，如术前自体采集的红细胞（术前自体血储备）、术前即刻（急性等容血液稀释）或术中采集自体红细胞（红细胞回收）可在预期有大出血或尽量避免同种异体红细胞输注的情况下使用。

术后管理

贫血患者的术后管理从回顾手术记录和麻醉记录开始，

关注手术过程中估计的出血量和血液制品输注情况。并非所有患者都需要术后实验室检查。会诊医师和外科团队共同根据患者情况，比如术后引流情况、是否有贫血的体征和症状，评估继续失血的可能。

- 如果存在显著的术中失血或术后进行性失血、患者有出血症状或出血风险较大，特别是如果患者术前存在贫血，则术后应监测血红蛋白和血细胞比容。
- 监测并治疗凝血异常。
- 开始使用或者恢复使用可增加患者出血风险的药物之前应谨慎考虑。
- 继续或开始治疗贫血的潜在原因。
- 适当限制抽血量和抽血的频率。
- 治疗术后严重贫血的方法依然是红细胞输注。

最佳输血阈值

尽管许多研究给出了启动术后输血的推荐血红蛋白水平，但目前仍没有一个确定的临界值[10-15]。Cochrane 系统近期的一篇综述认为，限制性输血策略（血红蛋白＜ 7 ～ 8 g/dl 开始输血）不会影响术后并发症发生率和死亡率，而且降低了患者输注红细胞的可能性[15]。是否输血主要取决于患者耐受贫血的程度以及是否有持续或预期的失血。

- 在术后管理的一些研究中，建议对接受心脏、骨科和血管外科手术患者使用限制性输血策略[13，15-16]。虽然上述可以推广到其他外科人群（如普通外科、泌尿外科、妇科肿瘤科），但仍缺乏针对这些专业输血实践的高质量证据。
- 对于没有活动性冠状动脉缺血的冠心病患者，目前的数据支持限制性输血策略（血红蛋白＜ 8 g/dl）[13-14]。
- 没有足够的数据来确定急性冠脉综合征（ACS）患者的最佳输血阈值[10，16]。两项小型研究表明，在急性冠脉综合征患者中使用限制性输血策略时，死亡风险可能更高，然而研究结果并未达到统计学显著性差异标准。目前正在进行的一项多中心随机试验旨在评估和确定贫血和急性心肌梗死患者的安全输血阈值（心肌缺血和输血 -MINT 研究）[17]。预期 2021 年得到结果。

- 表 20.1 列出了基于血红蛋白水平的红细胞输注建议。

红细胞输注的影响

在没有活动性出血的情况下，对于一个体重为 70 kg 的成年患者，一个单位的浓缩红血细胞（约 300 ml），预计可以提高 1 g/dl 的血红蛋白或增加 3% 的血细胞比容。输血后最快 15 min 可送检血红蛋白或血细胞比容，以评估患者对输血的反应。

输血的风险

输血本身是有风险和代价的[18-21]。

- 输血的风险包括急性和迟发性溶血反应、非溶血性发热反应、过敏反应、病毒性肝炎和艾滋病、输血相关的急性肺损伤（transfusion-related acute lung injury，TRALI）、由于细菌污染造成的败血症、容量过负荷[或输血相关性循环过负荷（transfusion-associated circulatory overload，TACO）]，以及高钾血症。
- 输血还有一些其他较为罕见的副作用，比如可能接触到新的传染原，所输血液介导的免疫调节可能会诱发细菌感染[18-19]。

表 20.1　基于血红蛋白的红细胞输注建议

血红蛋白水平	建议
血红蛋白＜ 7 ～ 8 g/dl	需要输注红细胞
血红蛋白≥ 8 g/dl	通常不需要输血。当血红蛋白在 8 ～ 10 g/dl 之间，有持续或预期的失血，或有临床证据表明组织灌注和氧合减少，包括活动性冠状动脉缺血时，可考虑输血

临床要点

- 除非患者的病史和体格检查提示贫血、拟行大型手术或手术预计大量失血，否则不需要常规检查贫血。
- 对择期手术患者，不明原因贫血或严重贫血应该在术前进行评估和治疗，尤其应关注合并营养缺乏、胃肠道出血和恶性肿瘤的情况。
- 目前的指南建议对接受手术的患者（包括冠心病患者）采用限制性输血策略（当血红蛋白＜ 7 ～ 8 g/dl 输血）。

参考文献

1. Carson JL, Duff A, Poses RM, et al. Effect of anaemia and cardiovascular disease on surgical mortality and morbidity. Lancet. 1996;348(9034):1055–60.
2. Musallam KM, Tamim HM, Richards T, et al. Preoperative anaemia and postoperative outcomes in non-cardiac surgery: a retrospective cohort study. Lancet. 2011;378(9800):1396–407.
3. Carson JL, Noveck H, Berlin JA, et al. Mortality and morbidity in patients with very low postoperative Hb levels who decline blood transfusion. Transfusion. 2002;42(7):812–8.
4. Butcher A, Richards T. Cornerstones of patient blood management in surgery. Transfus Med. 2018;28(2):150–157. 📖.
5. Paone G, Likosky DS, Brewer R, et al. Transfusion of 1 and 2 units of red blood cells is associated with increased morbidity and mortality. Ann Thorac Surg. 2014;97(1):87–93.
6. Robich MP, Koch CG, Johnston DR, et al. Trends in blood utilization in United States cardiac surgical patients. Transfusion. 2015 Apr;55(4):805–14.
7. Committee on Standards and Practice Parameters, Apfelbaum JL, Connis RT, Nickinovich DG, American Society of Anesthesiologists Task Force on Preanesthesia Evaluation, Pasternak LR, Arens JF, Caplan RA, et al. Practice advisory for preanesthesia evaluation: an updated report by the American Society of Anesthesiologists Task Force on Preanesthesia Evaluation. Anesthesiology. 2012;116(3):522–38.
8. National Institute for Health and Care Excellence (NICE). Routine preoperative tests for elective surgery. NICE guideline. 5 April 2016. Available at: nice.org.uk/guidance/ng45. Accessed 4 Apr 2018.
9. Stoffel NU, Cercamondi CI, Brittenham G, et al. Iron absorption from oral iron supplements given on consecutive versus alternate days and as single morning doses versus twice-daily split dosing in iron-depleted women: two open-label, randomised controlled trials. Lancet Haematol. 2017;4(11):e524–33.
10. Hébert PC, Wells G, Blajchman MA, et al. A multicenter, randomized, controlled clinical trial of transfusion requirements in critical care. Transfusion requirements in critical care investigators, Canadian Critical Care Trials Group. N Engl J Med. 1999 Feb 11;340(6):409–17.
11. American Society of Anesthesiologists Task Force on Perioperative Blood Management. Practice guidelines for perioperative blood management: an updated report by the American Society of Anesthesiologists Task Force on perioperative blood management. Anesthesiology. 2015;122(2):241–75.
12. Hajjar LA, Vincent JL, Galas FR, et al. Transfusion requirements after cardiac surgery: the TRACS randomized controlled trial. JAMA. 2010;304(14):1559–67.
13. Carson JL, Terrin ML, Noveck H, Sanders DW, Chaitman BR, Rhoads GG, et al. FOCUS investigators. Liberal or restrictive transfusion in high-risk patients after hip surgery. N Engl J Med. 2011;365:2453–62.
14. Carson JL, Grossman BJ, Kleinman S, et al. Red blood cell transfusion: a clinical practice guideline from the AABB. Ann Intern Med. 2012;157(1):49–58. 📖.
15. Carson JL, Stanworth SJ, et al. Transfusion thresholds and other strategies for guiding allogeneic red blood cell transfusion (review). Cochrane Database Syst Rev. 2016;10:CD002042. 📖.
16. Mazer CD, Whitlock RP, Fergusson DA, et al. Restrictive of Liberal red-cell transfusion for

cardiac surgery. N Engl J Med. 2017;377:2133–44.
17. ClinicalTrials.gov. National Library of Medicine (US). 2000 Feb 29. Myocardial Ischemia and Transfusion (MINT). Identifier NCT02981407. Accessed 5 Apr 2018. Available from: https://clinicaltrials.gov/ct2/show/NCT02981407.
18. Goodnough LT, Brecher ME, Kanter MH, et al. Transfusion medicine. First of two parts—blood transfusion. N Engl J Med. 1999;340(6):438–47.
19. Klein HG, Spahn DR, Carson JL. Red blood cell transfusion in clinical practice. Lancet. 2007;370(9585):415–26.
20. Amin M, Fergusson D, Wilson K, et al. The societal unit cost of allogenic red blood cells and red blood cell transfusion in Canada. Transfusion. 2004;44(10):1479–86.
21. Varney SJ, Guest JF. The annual cost of blood transfusions in the UK. Transfus Med. 2003;13(4):205–18.

第 21 章
耶和华见证人

Ronald Huang
谢玥 译 黄文雯 校

背景

输血前必须取得患者知情同意。患者可能出于多种原因拒绝输血，最常见原因是耶和华见证人（Jehovah's Witnesses）的教义限制。管理可能发生手术失血的耶和华见证人对医护人员来说可能是一项独特的挑战。但是，通过适当的计划和管理，大多数手术可以安全地进行，且患者转归与接受输血的患者相当[1-3]。

术前评估

记录患者的意愿

耶和华见证人围术期管理的第一步是确定患者可以接受哪些血制品和操作（表 21.1）。耶和华见证人通常遵循以下做法和信念：

- 耶和华见证人不接受全血或血液的四个"主要成分"中的任何一个：红细胞，血小板，血浆（新鲜冷冻的血浆）和白细胞。
- 耶和华见证人认为，不应将血液抽出并储存，即使短时间也不行，也不接受术前自体献血（PAD）的做法。
- 至于是否接受血液的"次要成分"或除 PAD 之外的

自体血回输操作，可由耶和华见证人个人决定（表21.1）。

表 21.1 耶和华见证人的就医相关立场

通常不接受
全血
全血的主要成分
红细胞
血小板
血浆（新鲜冰冻血浆）
白细胞
术前自体血液采集和储存以供术中输注
个人决定（可能接受）
次要成分
白蛋白（以及含有白蛋白的药物，例如依泊汀）
冷沉淀
凝血酶原复合物浓缩物
纤维蛋白原
单因子浓缩
纤维蛋白密封胶
凝血酶密封胶
免疫球蛋白
干扰素
白介素
在血液与患者身体之间回路闭合的前提下使用自体血
血液透析
心肺转流术
体外膜氧合
血浆置换
血液回收
急性等容血液稀释
标记红细胞和白细胞检测
具有自体富血小板血浆的血小板凝胶
硬膜外血补丁
器官或骨髓移植或捐赠
基于血红蛋白的氧载体

（续表）

一般可接受
减少失血的操作
止血手术器械
微创手术
内镜治疗
介入放射学治疗
限制失血的麻醉技术，包括控制性降压和改变患者体位
少量静脉切开和抽血
非血制品的扩容产品
生理盐水
乳酸林格液
非白蛋白胶体液
不含血液成分的药物
铁，叶酸，维生素 B_{12}
达波泊汀
氨甲环酸
氨基己酸
去氨加压素
重组因子Ⅶ
非生物外用止血药

耶和华见证人都持有一张持久有效的授权卡，上面记录了他们对全血、血液“主要成分”和自体血的选择。授权卡一般不包含有关是否同意使用血液次要成分和患者自体血的详细信息，这些信息可能与患者拟行的手术操作有关。因此，通过比对专门的拒绝血制品清单，详细了解患者的输血意愿，并将相关信息录入电子病历中非常重要。理想情况下，这项工作最好能在择期手术前进行。

在与患者讨论其对输血方法的选择时，工作人员应尊重患者自主权并为患者保密。另外，尽管大多数耶和华见证人都遵守上述做法，但医务人员不应该认定每个患者都是如此。许多耶和华见证人在与医护人员讨论这些问题时，愿意让家人或会众参与进来，但应注意确保这是患者自己的意愿。

围术期管理

概述

在管理拒绝输血的患者时，多数原则与减少一般患者输血需求的策略一致[4-6]。表 21.2 概述了耶和华见证人围术期管理的一些要点。

- 在了解和记录患者的输血意愿、积极筛查和治疗贫血、评估出血性疾病并适当管理抗凝和抗血小板药物的使用的基础上，大多数预期失血中到低风险的择期手术都可以安全地进行。
- 红细胞生成刺激剂、止血剂和血液保护技术等管理策略通常在失血风险高的手术才需要使用。

如果对于是否可以为拒绝输血的患者安全地提供围术期服务存有疑问，临床医师应考虑将患者转诊到其他擅长处理这些问题的医院或医师。血液管理促进会（SABM）不隶属于耶和华见证会，该组织负责管理美国具有患者血液管理能力的医院名单，网址为：https://www.sabmorg/patient-blood-management-programs。

促红细胞生成素

重组人促红细胞生成素（阿法依泊汀，epoetin alfa）已获得 FDA 批准，可用于减少患者的输血需求。它的使用范围是接受择期、非心血管手术的患者[7]。阿法依泊汀的使用必须权衡益处与潜在风险，其使用风险包括心肌梗死（MI）、卒中、深静脉血栓形成（DVT）和肿瘤进展。因此，阿法依泊汀在围术期通常仅用于拒绝输血的患者的特定情况，即在此类患者预计手术失血量将会增加发生不良事件风险时。

- 根据手术时机，可以在术前 10 天、手术当天和术后 4 天以每天 300 U/kg 的剂量服用阿法依泊汀；另外也可以在术前 21、14 和 7 天以及手术当天给予 600 U/kg。

表 21.2　耶和华见证人的围术期管理

项目	术前	术中	术后
患者支持	询问并记录患者意向 考虑替代治疗计划或在需要时转诊至无血中心 向患者提供耶和华见证人医院联络委员会的联系信息	通过交流和预警了解患者意向	通过交流和预警了解患者意向 联系耶和华见证人医院联络委员会
外科和麻醉	评估手术计划，并考虑采用微创或分阶段的手术以限制失血（如果条件允许）	细致的手术止血 限制失血的麻醉技术 血液保护策略（红细胞回收，急性等容血液稀释）	密切监护，及时治疗手术并发症
贫血的处理	根据手术预计失血量和患者合并症确定目标血红蛋白，个体化评估并治疗患者的贫血，使血红蛋白达到目标值	提高氧供，积极使用补液和缩血管药物使贫血的生理耐受性最大化	限制抽血的量和次数 最大程度提高贫血的生理耐受性 补充铁剂，维生素 B_{12}、叶酸、红细胞生成刺激剂支持造血
止血方案	识别和治疗出血性疾病 回顾并根据情况停用抗血小板和抗凝药物	使用止血药物或使用患者可以接受的血液次要成分	识别和治疗出血性疾病 开始使用抗血小板和抗凝药物时要小心

耶和华见证人医院联络委员会是一个由各地成员组成的国际组织。联络人可以为耶和华见证人提供牧师和实际帮助。要获取耶和华见证人医院联络委员会的联系信息，医务人员可所在医院精神保健科或访问 https://www.jw.org/en/medical-library/hospital-liaison-committee-hlc-contacts/，获得所在国家的医院服务信息

开始使用阿法依泊汀后应每周监测血常规。

- 服用阿法依泊汀前，应评估患者的铁营养状况。虽然各医疗机构所选用的临界值不同，但如果血清铁蛋白＜100 ng/ml 或转铁蛋白饱和度＜20%，则应进行铁补充治疗。即便是铁储备充足的患者，由于其无法接受输血，围术期通常给予口服铁剂补充（通常配合维生素 B_{12} 和叶酸）。
- 使用阿法依泊汀的患者，深静脉血栓发生风险增加，建议围术期进行深静脉血栓的预防。
- 使用阿法依泊汀前，应告知耶和华见证人其中含有白蛋白，因为白蛋白是次要血液成分。

血液保护策略

术中血液保护的技术有许多，通常在出血风险高的手术中使用，通常由经验丰富的麻醉医师施行。

- 术前自体血储备是一种在术前收集、储存患者血液，之后在需要时回输给患者的技术。耶和华见证人不接受这种做法，因为血液需脱离患者而单独存放。
- 急性等容血液稀释（ANH）是一种在术前迅速收集患者血液，同时用等量晶体液或胶体液维持正常血容量的技术。由于血液已经稀释，故术中出血实际损失的血液成分更少。所收集的血液常在手术结束时输回。耶和华见证人有可能接受 ANH，因为它可以设置成血液与患者之间保持闭合回路的状态。
- 红细胞回收是指将术中流失的血液经过吸引器回收，由血液回收机处理并随后回输给患者。像 ANH 一样，耶和华见证人也可能接受红细胞回收，因为可以将其设置为使血液与患者之间保持闭合回路。
- 除了闭合回路的概念外，某些耶和华见证人还会区别对待血液连续运行（体外循环，透析）和非连续（ANH，细胞回收）的程序。一部分耶和华见证人可能无法接受血液不连续运行的技术。

止血药物

止血药物用于促进止血和预防显著的失血。或许耶和华见证人无法接受用于纠正凝血异常的次要血液成分，但下列药物耶和华见证人通常可以接受。

- 抗纤维蛋白溶解药（氨甲环酸，ε-氨基己酸）抑制纤溶酶原转变为纤溶酶，从而使纤维蛋白凝块的降解减少。氨甲环酸可减少术中输血而不增加血栓形成风险[8]。氨甲环酸可用于术中和术后以减少失血，一般剂量为每 6 h 1000 mg 静注或口服。
- 重组凝血因子Ⅶa（rFⅦa）已获批准用于血友病 A 和 B 的患者，这些患者的血液中分别含有因子Ⅷ和Ⅸ的抑制剂。rFⅦa 也在超说明书使用于非血友病的手术患者。rFⅦa 可减少围术期失血，但考虑其高成本和血栓形成风险，它的使用仅限于特殊情况：因凝血病而对常规治疗无反应的患者，或因无法行常规治疗而导致致命性出血的情况（例如耶和华见证人）[9-10]。在这些情况下，rFⅦa 的初始剂量为 90 μg/kg。
- 去氨加压素可增加Ⅷ和 von Willebrand 因子的水平，可用于处理血小板功能障碍患者（如尿毒症患者）的出血（请参阅第 22 章）。

基于血红蛋白的氧载体

基于血红蛋白的氧载体（HBOC）是人类或牛的血红蛋白经过纯化后加以化学修饰以提高其稳定性而制成。曾一时被认为在解决红细胞输血问题方面前途无量。然而，由于 meta 分析结果显示，与对照组相比，使用该制剂的患者死亡和心肌梗死的风险增加，因此 HBOC 在美国未获 FDA 批准使用[11]。在美国只有一种产品［HBOC-201（Hemopure），它是由 HBO2 制药公司生产的牛源 HBOC］，可作为威胁生命贫血的备选疗法，在不能使用异体输血时申请美国 FDA 拓展权限（“同情用药”）后使用。如果的确有临床指征，医务人员需要根据以下步骤来使用 HBOC：

- 与制造商联系。HBO2 制药公司电话（781）373-1835。
- 拨打 FDA 紧急热线（866）300-4374，获取紧急在研新药（eIND）编号。
- 获得药物使用机构紧急审查委员会（IRB）的批准。
- 取得患者或其代理人的知情同意书。
- 制造商将提供产品，并进一步指导产品的使用和监测。关于 Hemopure 的用法和指南建议可以参见南非的资料，在南非，该药自 2001 年起已获批用于治疗手术性贫血[12]。
- 如果使用该产品，则需要向 FDA 提供患者资料。

另一种名为 SANGUINATE 的牛源 HBOC（由 Prolong 制药公司生产的牛源 HBOC）正在临床研发中，但无法通过上述方法获得。

临床要点

- 耶和华见证人通常无法接受全血、红细胞、血小板、血浆（新鲜冰冻血浆）、白细胞和术前自体血储备。
- 是否接受“次要血液成分”或使用自体血的技术是耶和华见证人的个人决定。
- 对耶和华见证人，医务人员需要对照专门的拒绝血制品清单、详细了解患者意愿，并最好在择期手术前将该信息录入电子病历。

参考文献

1. Pattakos G, Koch CG, Brizzio ME, et al. Outcome of patients who refuse transfusion after cardiac surgery: a natural experiment with severe blood conservation. Arch Intern Med. 2012;172(15):1154–60.
2. Jassar AS, Ford PA, Haber HL, et al. Cardiac surgery in Jehovah's Witness patients: ten-year experience. Ann Thorac Surg. 2012;93(1):19–25.

3. Frank SM, Wick EC, Dezern AE, et al. Risk-adjusted clinical outcomes in patients enrolled in a bloodless program. Transfusion. 2014;54(10 Pt 2):2668–77.
4. Scharman CD, Burger D, Shatzel JJ, Kim E, DeLoughery TG. Treatment of individuals who cannot receive blood products for religious or other reasons. Am J Hematol. 2017;92(12):1370–1381.
5. Resar LM, Wick EC, Almasri TN, et al. Bloodless medicine: current strategies and emerging treatment paradigms. Transfusion. 2016;56(10):2637–47.
6. Lawson T, Ralph C. Perioperative Jehovah's Witnesses: a review. Br J Anaesth. 2015;115(5):676–87.
7. Procrit (Epoetin alfa) [package insert]. https://www.accessdata.fda.gov/drugsatfda_docs/label/2008/103234s5196pi.pdf.
8. Ker K, Edwards P, Perel P, Shakur H, Roberts I. Effect of tranexamic acid on surgical bleeding: systematic review and cumulative meta-analysis. BMJ. 2012;344:e3054.
9. Simpson E, Lin Y, Stanworth S, Birchall J, Doree C, Hyde C. Recombinant factor VIIa for the prevention and treatment of bleeding in patients without haemophilia. Cochrane Database Syst Rev. 2012;14(3):CD005011.
10. Ranucci M, Isgrò G, Soro G, Conti D, De Toffol B. Efficacy and safety of recombinant activated factor vii in major surgical procedures: systematic review and meta-analysis of randomized clinical trials. Arch Surg. 2008;143(3):296–304; discussion 304.
11. Natanson C, Kern SJ, Lurie P, et al. Cell-free hemoglobin-based blood substitutes and risk of myocardial infarction and death: a meta-analysis. JAMA. 2008;299(19):2304–12.
12. Mer M, Hodgson E, Wallis L, et al. Hemoglobin glutamer-250 (bovine) in South Africa: consensus usage guidelines from clinician experts who have treated patients. Transfusion. 2016;56(10):2631–6.

第 22 章
血小板减少症

Anna Fahy Hagan，Scott Hagan
谢玥　译　黄文雯　校

背景

血小板减少症，定义为血小板计数少于 150 000/μl[1]，是围术期常见的血液系统异常。严重的血小板减少症和血小板功能障碍可能会增加手术出血的风险。本章重点介绍围术期血小板减少症。关于凝血疾病的术前评估以及 von Willebrand 病、血友病、维生素 K 缺乏症和获得性凝血障碍的管理见第 23 章。

围术期评估

病史及体格检查

病史及体格检查有助于识别患有血小板减少症的患者或提示已知的血小板减少症的病因。血小板计数低于 50 000/μl 时，患者可能出现血小板减少的症状和体征。血小板计数低的患者可能会出现皮肤（足癣，紫癜）、胃肠道（黑便，血便）、泌尿生殖系统（血尿，月经过多）和黏膜（牙龈，鼻）的出血。

对于怀疑有血小板减少症或原因不明的血小板减少的患者，详细了解病史对于确定病因十分重要。需要注意询问的病史有[1]：

- 肝病，血液疾病或风湿性疾病既往史
- 近期接触史或感染史
- 近期用药史

- 大量饮酒史
- 血小板减少症家族史

体格检查中的发现，例如脾大或肝硬化后遗症，有助于发现血小板减少的原因。

实验室检查

不建议常规检查血小板计数及功能。对于病史和体格检查提示有血小板减少症的患者应进行术前血小板计数检查，对出血中危或高危的手术或需要进行神经阻滞麻醉的手术患者也应该进行血小板计数检查[2]。

术前发现血小板减少症的患者需要根据手术类型、血小板减少症的严重程度以及患者血小板减少的可能原因进行进一步评估。至少着手复查外周血涂片中的血细胞计数对患者有好处。是否行进一步的检查取决于血小板减少症的可疑原因。必要时可能需要将患者转至血液科进行进一步评估。

如果根据病史和体格检查提示患者可能存在血小板功能异常，而且原因不明，则应进行血小板功能检查［例如，血小板功能分析仪或血栓弹力图（TEG）］。

血小板减少症和出血风险

血小板减少症患者的术中出血风险在很大程度上取决于其他因素，比如是否有凝血功能障碍、血小板减少症的病因、是否有大出血病史、血小板功能是否正常以及手术方式。目前的证据不足以说明当患者血小板计数高于 50 000/μl（或神经外科手术的 100 000/μl）围术期出血风险会增加。

围术期管理

血小板减少症

对于大多数血小板减少症患者而言，通过输注血小板、预防出血以及在活动性出血时快速止血，择期和急诊手术可以安全地进行。关于手术患者何时进行血小板输注的阈值尚不明确。表 22.1 列出了目前对血小板输注的建议。

血小板输注的作用

血小板输注包括混合浓缩（随机供体）血小板或单采（单供体）血小板。一个单位的血小板（50 ～ 60 ml）由一个单位全血中分离而来。通常将来自不同供体的 5 或 6 个单位的血小板合并成混合血小板进行输注。一份单采血小板（150 ～ 300 ml）则全部从单个供体收集。

- 对于没有持续活动性血小板丢失的患者，输注一份单采血小板或 4 ～ 6 个单位混合浓缩血小板可使血小板计数增加约 40 000/μl[5]。输注后应重新检查血小板计数，并应在输注完成后的 10 ～ 60 min 内送检。2 ～ 3 天后血小板计数将逐渐下降至输注前水平。

血小板功能异常

除了输注血小板，重要的是要避免血小板功能障碍，以防血小板减少症患者发生出血并发症。药物干扰是血小板功能障碍最常见的原因，但也可能是由于其他疾病，比如尿毒症。

- 对干扰血小板功能的药物（例如非甾体抗炎药、阿司

表 22.1　关于血小板（Plt）输注的建议[3-4]

血小板计数	建议
Plt ＜ 10 000/μl	预防自发性出血，建议行血小板输注
Plt ＜ 20 000/μl	在中心静脉导管置入前应预防性输注血小板
Plt ＜ 50 000/μl	对于择期非神外大手术，有活动性非神经外科出血的患者，或腰椎穿刺前建议进行预防性血小板输注
Plt ＜ 100 000/μl	对于神经外科手术或有活动性神经外科出血患者建议预防性血小板输注

匹林、氯吡格雷等）在围术期应做到充分掌握其使用情况并恰当管理。

- 对尿毒症引起的血小板功能障碍的治疗，方案包括透析、使用去氨加压素（0.3 μg/kg，给药时间不少于 30 min）[6] 和提高血红蛋白至 8 ～ 10 g/dl（利用血流动力学作用和增加红细胞释放二磷酸腺苷来改善血小板功能）[7-9]。

免疫性血小板减少症

免疫性血小板减少症（immune thrombocytopenia，ITP）的特征是自身血小板抗体破坏了血小板。据估计，成人中 ITP 的患病率约为每 10 万人 10 ～ 20 人[10-11]。建议请血液科医师会诊以指导 ITP 患者的围术期管理。

- 对于择期手术，ITP 患者应在术前使用免疫球蛋白静脉输注（IVIG）1 g/kg，1 ～ 2 天，及（或）使用类固醇激素（地塞米松每天 40 mg 4 天，或泼尼松 1 mg/kg 1 ～ 2 周）进行治疗，以使血小板计数增加至无需术前输注的水平[12]。
- IVIG 和大剂量类固醇也可用于急诊手术。
- 血小板输注仅用于急诊手术或危及生命的出血，因为此法通常对 ITP 患者无效。
- 对于不需要手术的慢性 ITP 患者，较新的疗法包括利妥昔单抗和血小板生成素模拟剂（罗米司亭和艾曲波帕），但它们在围术期的作用尚未确定[10-11]。

术后血小板减少症

术后血小板减少症可由多种原因引起（表 22.2），且通常是多因素的[13]。由于不同的病因所需处理不同，因此确定血小板减少的原因对于预防并发症很重要。血小板计数下降的程度和时间是确定血小板减少症病因的重要线索。如果术后发生血小板减少症，确定病因的初步检查包括：

表 22.2 术后血小板减少的常见病因

病因	特点	处理
假性血小板减少症	由于采血管中的 EDTA 在涂片上出现结块造成的假阳性	重新抽取血小板计数检查，样本在装有柠檬酸盐的试管中（不含 EDTA）
血小板消耗	手术出血较多时出现 术后即刻出现	2 ～ 3 天内恢复正常
输血后血小板稀释	发生在输血后不久 严重程度与输血量成正比	血小板计数通常在输血后 3 ～ 5 天内恢复正常
感染引起的血小板减少	与病毒和细菌感染相关	治疗感染
药物诱导的免疫性血小板减少症	常见药物包括青霉素类药物、万古霉素、地高辛、噻嗪类、甲氧苄啶 / 磺胺甲噁唑 血小板计数可＜ 20 000/μl	停用药物
肝素诱导的血小板减少症（HIT）Ⅰ型	由于肝素的直接作用 血小板减少发生于使用肝素后 1 至 2 天，最低点＞ 100 000/μl	继续肝素并监测病情变化
肝素诱导的血小板减少症（HIT）Ⅱ型	免疫（抗体）介导的血小板减少 发生于使用肝素后 5 ～ 10 天，血小板可低至 30 000 ～ 70 000/μl。与血栓形成相关 计算 4 Ts 评分，以确定是否行 ELISA（抗体）测试并治疗[14]	停用肝素类药物 开始使用非肝素抗凝剂 评估血栓形成
弥散性血管内凝血（DIC）	与脓毒症、创伤或恶性肿瘤相关 如果发生在术后，通常在手术后立即出现	治疗根本原因 如果发生出血，根据需要输注新鲜冰冻血浆、冷沉淀或血小板
慢性血小板减少症急性加重	慢性血小板减少症的病因包括慢性感染（HIV、丙型肝炎病毒）、血液系统疾病（例如恶性肿瘤、免疫性血小板减少）、慢性治疗（化疗）、风湿病（如系统性红斑狼疮）和肝硬化	取决于慢性血小板减少的原因

- 了解用药史
- 外周血涂片
- 复查血常规
- 凝血功能检查（PT 或 INR，PTT），纤维蛋白原，D-二聚体
- 肝素诱导的血小板减少症（HIT）的 ELISA（抗体）检测
- 传染病学检查（例如尿液或血液培养、胸部 X 线、其他影像学检查）
- 其他检查（如 HIV、HCV、腹部影像学检查）取决于是否怀疑患者患有慢性血小板减少症

尽管术后血小板减少症的治疗取决于其病因，但也有一般治疗措施，比如在有适应证时输血、避免诱发血小板功能障碍的因素，对所有术后血小板减少症的患者都可以采用。表 22.2 列出了术后血小板减少的一些病因和处理措施。

临床要点

- 血小板输注阈值因临床情况而有很大差异，但对于大多数外科手术而言，除非是神经外科手术，否则阈值为 50 000/μl 是足够的。
- 术后血小板减少症通常是多因素的，初始评估应至少包括以下内容：评估血小板减少症的出现时机和严重程度，检查近期用药，以及重复血常规和外周血涂片检查。

参考文献

1. Gauer RL, Braun MM. Thrombocytopenia. Am Fam Physician. 2012;85(6):612–22.
2. Feely MA, et al. Preoperative testing before noncardiac surgery: guidelines and recommendations. Am Fam Physician. 2013;87(6):414–8.
3. American Society of Anesthesiologists Task Force on Perioperative Blood Management. Practice guidelines for perioperative blood management: an updated report by the American Society of Anesthesiologists Task Force on perioperative blood management. Anesthesiology. 2015;122(2):241–75.
4. Kaufman RM, Djulbegovic B, Gernsheimer T, et al. Platelet transfusion: a clinical practice guideline from the AABB. Ann Intern Med. 2015;162(3):205–13.

5. Mccullough J. Overview of platelet transfusion. Semin Hematol. 2010;47(3):235–42.
6. Mannucci PM, Remuzzi G, Pusineri F, et al. Deamino-8-D-arginine vasopressin shortens the bleeding time in uremia. N Engl J Med. 1983;308(1):8–12.
7. Liumbruno GM, Bennardello F, Lattanzio A, et al. Recommendations for the transfusion management of patients in the peri-operative period. I. the pre-operative period. Blood Transfus. 2011;9(1):19–40.
8. Mannucci PM, Tripodi A. Hemostatic defects in liver and renal dysfunction. Hematology Am Soc Hematol Educ Program. 2012;2012:168–73.
9. Palevsky PM. Perioperative management of patients with chronic kidney disease or ESRD. Best Pract Res Clin Anaesthesiol. 2004;18(1):129–44.
10. Lakshmanan S, Cuker A. Contemporary management of primary immune thrombocytopenia in adults. J Thromb Haemost. 2012;10(10):1988–98.
11. Neunert C, Lim W, Crowther M, Cohen A, Solberg L Jr, Crowther MA. The American Society of Hematology 2011 evidence-based practice guideline for immune thrombocytopenia. Blood. 2011;117(16):4190–207.
12. Mithoowani S, Gregory-Miller K, Goy J, et al. High-dose dexamethasone compared with prednisone for previously untreated primary immune thrombocytopenia: a systematic review and meta-analysis. Lancet Haematol. 2016;3(10):e489.
13. Chang JC. Review: postoperative thrombocytopenia: with etiologic, diagnostic, and therapeutic consideration. Am J Med Sci. 1996;311(2):96–105.
14. Cuker A, Gimotty PA, Crowther MA, Warkentin TE. Predictive value of the 4Ts scoring system for heparin-induced thrombocytopenia: a systematic review and meta-analysis. Blood. 2012;120(20):4160–7.

第 23 章
凝血障碍疾病

Mala M. Sanchez，Paul B. Cornia
谢玥　译　黄文雯　校

背景

评估围术期出血风险是术前评估的基本组成部分。早期识别出血性疾病患者并做好围术期管理，可以预防或降低围术期出血风险。本章着重于对凝血障碍疾病的术前评估、von Willebrand 病、血友病、维生素 K 缺乏症以及获得性凝血障碍的围术期管理和治疗。有关血小板疾病的评估和管理，请参见第 22 章。

术前评估

病史及体格检查

任何手术前，都应常规询问患者有无凝血障碍疾病史[1-4]。与凝血障碍相关的病史有：

- 个人史：异常出血史，例如与分娩，月经，轻微外伤，牙科操作或手术相关的过量出血；是否有过自发的瘀斑，或轻微创伤即发生瘀斑，以及需要输血的出血。
- 家族史：有无凝血障碍疾病的家族史。
- 既往史：有无肝、肾以及血液系统疾病。
- 目前药物使用状况，包括是否使用阿司匹林、非处方止痛药、抗血小板药、抗凝药、维生素、补品或中草药。

许多患者在体格检查中可能不会有异常的发现。尽管如此，术前体格检查也有机会发现支持凝血障碍的证据。比如：

- 提示存在凝血障碍（如皮肤黏膜瘀点、紫癜、瘀斑）。
- 发现凝血障碍疾病的慢性表现（如血友病患者的关节畸形以及肌肉萎缩，随着诊断和治疗时机的提前，该类体征目前越来越少见）。
- 发现导致凝血障碍的慢性疾病的体征（如肝硬化患者的黄疸、腹水、蜘蛛痣，或血液系统疾病患者的苍白、淋巴结肿大、脾大）。

实验室检查

对于没有出血疾病史的患者，没有必要常规检查血小板计数、凝血酶原时间（PT/INR）以及部分活化凝血酶原时间（APTT）[5-11]。大量的观察性研究表明，术前PT/INR和（或）PTT异常或出血时间中某一项或者两项指标异常并不能预测围术期出血风险增加[2, 5]。应该根据出血疾病史和手术相关出血风险来决定是否做以上检查（表23.1）：

- 低出血风险手术：如果确定无凝血障碍疾病史，无需其他检查。
- 高出血风险手术，有时也适用于中等出血风险手术：

表23.1　手术或有创操作的出血风险

风险	手术或操作种类	举例
低	无重要脏器累及，手术视野暴露好，手术分离小，经皮通道	淋巴结活检、拔牙、白内障手术、大部分表皮手术、腹腔镜手术、冠状动脉造影
中	重要脏器累及，需要深层或广泛分离	开腹手术、开胸手术、乳房切除术、大型骨科手术、起搏器植入
高	出血有可能影响手术结果，出血并发症常见	神外手术、眼科手术、体外循环、前列腺切除术、膀胱手术、大血管手术、肾活检、肠道息肉切除术

Reprinted with permission from [6]

除了病史和体检外可以考虑检查血小板计数，PT/INR 和 PTT[1, 6]。

- 对于怀疑有凝血障碍的患者做任何手术前都应检查血小板计数，PT/INR 和 PTT。
- 如果患者病史不详，考虑检查血小板计数，PT/INR 和 PTT[3]。

根据初次检查的结果，决定进一步评估或补充其他专科检查。若患者 PT/INR 和（或）PTT 延长，请首先重复送检。如果复查结果仍异常且原因不明（表 23.2），则应将患者转至血液科进行进一步评估。进一步检查内容可能包含一项混合实验，以确定凝血异常是由于因子缺乏（混合后可以纠正异常）还是存在因子抑制剂（混合后不能纠正异常）导致的，还可能需要进行狼疮抗凝物、DIC 指标、凝血酶时间或特定的凝血因子水平的检测。

如果病史和体格检查提示有凝血障碍疾病，但 PT/INR 和 PTT 正常，则应考虑血小板疾病（参见第 22 章）和 von Willebrand 病，需要请血液科专家会诊治疗。

表 23.2 凝血检查结果异常的原因

PT/INR	PTT	原因
延长	正常	华法林 维生素 K 缺乏症 肝病 外因子缺乏或抑制剂
正常	延长	肝素 Von Willebrand 病 内因子缺乏或抑制剂 抗磷脂综合征
延长	延长	直接口服抗凝剂（DOAC） 弥散性血管内凝血（DIC） 共同途径因子缺乏症或抑制剂

围术期管理

血管性血友病（von Willebrand disease，VWD）

血管性血友病是最常见的遗传性凝血障碍疾病。VWD 在普通人群中发病率高至 1%，但是有临床症状的 VWD 则较少见[8]。血管性血友病因子（von Willebrand factor，VWF）介导血小板黏附在受损伤的血管内皮，并与Ⅷ因子结合使其稳定。VWD 由于 VWF 缺乏或功能障碍引起，这也可能导致Ⅷ因子水平降低。VWD 共有 3 种亚型[9]：

- 1 型和 3 型 VWD 分别为轻度和重度 VWF 缺乏。
- 2 型为 VWF 功能障碍，又分为 4 个亚型。

不同亚型 VWD 临床表现不同，但通常包括黏膜皮肤和胃肠道出血。在 3 型 VWD 和某些 2 型亚型中可以看到典型的凝血障碍（如血栓形成，大块瘀斑）。如果疑诊 VWD，则除了血小板计数、PT/INR 和 PTT 之外，还应进行初步的实验室检查，其中应包括 VWF 抗原，VWF 活性（例如香豆素类辅助因子活性）和Ⅷ因子活性水平。患者的血小板计数、PT/INR 和 PTT 通常正常，而如果Ⅷ因子水平低则 PTT 可能会延长。如果有任何检查结果异常，建议转诊至血液科进行更专业的检查和治疗。

VWD 患者的手术前预防用药包括去氨加压素（DDAVP），凝血因子Ⅷ /VWF 沉淀，抗纤维蛋白溶解剂（例如氨甲环酸）或这三者的任意组合。建议咨询血液科医师，因为根据 VWD 类型的不同，治疗和监测可能会有很大差异。

- 去氨加压素可暂时增加 VWF 和Ⅷ因子水平，对 I 型 VWD 最有效。去氨加压素通常用于低出血风险的手术。给药前应先给予试验剂量以验证反应性。推荐静脉注射的剂量为 0.3 μg/kg，在手术前 30 min 缓慢输注，必要时可以每 12 ～ 24 h 重复一次[8-9]。由于药物的快速耐受性，如果多次用药，应监测Ⅷ因子和 VWF

活性。去氨加压素相关的主要并发症是低钠血症和容量过负荷。如果需要重复给药，在给药后 24 h 内应限制入量为 1500 ml 并且监测血清钠[9]。

- 在以下情况下，Ⅷ因子 /VWF 沉淀是推荐的手术预防策略：3 型 VWD 患者；2 型 VWD 患者使用 DDAVP 效果不佳；使用去氨加压素已经出现或易发容量超负荷或低钠血症的患者；接受高出血风险手术的 VWD 患者。对于高出血风险的手术，在术中以及术后 36 h 应保持 VWF 活动水平＞ 100 IU/dl，并在 7 ～ 10 天之内保持＞ 50 IU/dl。用药剂量一般为 50 ～ 60 IU/kg，每 12 ～ 24 h 重复给药一次以维持适当的因子水平[8-9]。

获得性凝血功能障碍

获得性凝血功能障碍很常见，包括由于肝病、维生素 K 缺乏和抗凝药的使用导致的凝血功能障碍（见下文）。关于肝病患者和使用抗凝药患者的围术期管理分别在第 17 章和第 26 章具体讨论。

维生素 K 缺乏

在合并某些因素时（饮食摄入不足或全肠外营养、酒精依赖、抗生素使用、营养不良性疾病、肝病），如患者 PT/INR 升高，且经 1∶1 混合实验可纠正，可怀疑维生素 K 缺乏。如果临床高度怀疑，则无需进行 1∶1 混合实验，可给予患者维生素 K 进行诊断性治疗。

- 择期手术患者，推荐口服维生素 K（每天 5 ～ 10 mg），术前复查 PT/INR。
- 更紧急的手术或急诊手术，一般可使用单次静脉注射维生素 K（1 ～ 2.5 mg），必要时可加用新鲜冰冻血浆（FFP）。

新鲜冰冻血浆（Fresh frozen plasma，FFP）的作用

一个单位的 FFP 由一个单位全血或单采血浆中提取。FFP 中含有接近正常水平的所有凝血因子。一个单位的 FFP 大约为 200 ～ 300 ml[10]。

- FFP 输注可用于纠正术前凝血异常（如 INR ＞ 2）、多因子缺乏引起的出血（如肝硬化、DIC）、作为预防稀释性凝血障碍大量输血方案的一部分，或在没有凝血酶原复合物的情况下用于大出血时紧急华法林拮抗。在极少数情况下，当无法进行特定因子的替代治疗时，可以在紧急情况下使用 FFP 来治疗凝血因子缺陷[11]。
- FFP 输注不适用于 INR 轻度升高（例如 INR ＜ 2）。INR 轻微升高并不预示出血增加，此时输注 FFP 亦不能显著改善 INR[12]。
- FFP 的推荐剂量为 10 ～ 15 ml/kg。1 单位 FFP 约为 250 ml，因此通常需要 3 ～ 5 单位 FFP 才能达到治疗效果[10]。输血后 15 ～ 30 min 可测量输血后 PT/INR 和（或）PTT，以监测治疗效果。

血友病

遗传性凝血因子缺乏相对少见，特别是与获得性凝血因子缺乏相比。最常见的遗传性凝血因子缺乏包括血友病 A（Ⅷ因子缺乏）和血友病 B（Ⅸ因子缺乏）。男性中血友病发病率大约为 1∶10 000，其中 A 型血友病约占 80%[13]。血友病通常在儿童期即确诊，并由血液科医师进行随诊，部分轻型患者可能到成年之后才确诊。阴性家族史并不能排除血友病，大约三分之一的病例是由原发突变引起的[13]。女性血友病 A/B 携带者可能有出血症状，但通常不如男性严重。血友病患者接受手术前应安排其前往血友病综合治疗中心进行咨询。

- 与血液科医师一起为患者制订整个围术期的具体管理方案、出院后复查和诊疗计划。

- 术前预防性补充凝血因子的剂量取决于血友病的严重程度、手术类型、患者既往对替代治疗的反应以及是否存在抑制因素。
- 一般来讲，对于接受大型手术的患者，建议术前通过凝血因子替代治疗使因子活性正常[13]。
- 围术期须通过替代治疗对凝血因子水平进行调控。

临床要点

- 若病史和（或）检查提示有凝血障碍疾病，应检查术前 PT/INR、PTT 和血小板计数。
- 如果病史和检查提示有凝血障碍疾病，但 PT/INR 和 PTT 尚无异常，应考虑血小板疾病或血管性血友病。
- 去氨加压素仅适用于 1 型或 2 型血管性血友病患者，并且只限于手术出血风险低且患者对药物具有适度反应性的情况下使用。

致谢

Robert E. Richard, MD, PhD
Director of Hematology, VA Puget Sound Health Care System
Associate Professor of Medicine, Division of Hematology, University of Washington

参考文献

1. Rapaport SI. Preoperative hemostatic evaluation: which tests, if any? Blood. 1983;61(2):229–31.
2. Chee YL, Crawford JC, Watson HG, et al. Guidelines on the assessment of bleeding risk prior to surgery or invasive procedures. British Committee for Standards in Haematology. Br J Haematol. 2008;140(5):496–504.
3. Bonhomme F, Ajzenberg N, Schved JF, et al. Pre-interventional hemostatic assessment. Guidelines from the French Society of Anaesthesia and Intensive Care. Eur J Anaesthesiol. 2013;30:142–62.
4. Weil IA, Seicean S, Neuhauser D, et al. Use and utility of hemostatic screening in adults undergoing elective, non-cardiac surgery. PLoS One. 2015;10(12):e0139139.
5. Lind SE. The bleeding time does not predict surgical bleeding. Blood. 1991;77(12):2547–52.
6. Jaffer IH, Reding MT, Key NS, et al. Hematologic problems in the surgical patient: bleeding and thrombosis. In: Hoffman R, Benz EJ, Silberstein LE, al e, editors. Hematology: basic principles and practice. 7th ed. Philadelphia: Elsevier; 2018. p. 2304.
7. Kruse-Jarres R, Singleton TC, Leissinger CA. Identification and basic management of bleeding disorders in adults. J Am Board Fam Med. 2014;27(4):549–64.
8. Castaman G, Linari S. Diagnosis and treatment of von Willebrand disease and rare bleeding disorders. J Clin Med. 2017;6(4):E45.

9. Leebek FWG, Eikenboom JCJ. Von Willebrand's disease. N Engl J Med. 2016;375:2067–80.
10. Arya RC, Wander GS, Gupta P. Blood component therapy: which, when and how much. J Anaesthsiol Clin Pharmacol. 2011;27(2):2954–62.
11. American Society of Anesthesiologists Task Force on Perioperative Blood Management. Practice guidelines for perioperative blood management: an updated report by the American Society of Anesthesiologists Task Force on perioperative blood management. Anesthesiology. 2015;122(2):241–75.
12. Szczepiorkowski ZM, Dunbar NM. Transfusion guidelines: when to transfuse. Hematology Am Soc Hematol Educ Program. 2013;2013:638–44.
13. Srivastava A, Brewer AK, Mauser-Bunschoten EP, et al. Guidelines for the management of hemophilia. Hemophilia. 2013;19:e1–e47.

第 24 章
静脉血栓栓塞性疾病

Meghaan Hawes
黄文雯　译　李怀瑾　校

背景

静脉血栓栓塞症（venous thromboembolism，VTE）是已知潜在的手术并发症。外科手术术后，每年约有三分之一的术后死亡与 VTE 相关，因此有症状的 VTE 成为围术期人群中常见且可预防的死亡原因[1]。VTE 也是造成术后并发症的主要原因之一。研究发现，在没有预防措施的情况下，深静脉血栓的发生率在普通外科患者中为 15% ～ 40%，在整形外科患者中为 40% ～ 60%[2]。对于围术期 VTE 的预防及近期因下肢静脉血栓或肺栓塞接受抗凝治疗患者的管理，已有相关的循证医学指南发表[2-5]。

术前评估

未发现 VTE 的患者

手术患者发生 VTE 的风险取决于患者的易感因素和手术类型。

- 增加围术期 VTE 风险的患者因素：恶性肿瘤、遗传性易栓症（详见第 25 章）、妊娠、近期败血症、激素替代治疗及使用口服避孕药物等。
- 增加围术期 VTE 风险的外科因素：手术类型（如腹部手术、妇科手术、骨科脊柱手术、下肢手术）、制动时间延长和术后住院时间延长[2]。

Caprini 风险评估模型可应用于外科手术患者，该模型根据预期手术类型和病史对手术患者术后 VTE 风险进行分层[6]。表 24.1 概述了模型中已知可导致静脉血栓栓塞风险的各种患者因素和手术因素。

合并 VTE 病史，接受抗凝治疗的患者

对于合并 VTE 病史、接受抗凝治疗患者的围术期管理方法目前尚无统一的推荐意见。会诊医师需要考虑以下因素：

- 总的来说，手术时间越接近末次静脉血栓栓塞事件，围术期复发的风险也越高。
- 单纯择期手术应避免在 VTE 发生后的第 1 个月内进行，血栓事件后 3 个月内不推荐手术。
- 如果已经决定在患者接受抗凝治疗 VTE 期间进行手术，那么需要衡量患者围术期停止抗凝后 VTE 风险，以及围术期停用和恢复抗凝治疗导致的出血风险。

维生素 K 拮抗剂（华法林）

所有关于华法林治疗的决策都应根据患者发生 VTE 和手术出血的特定风险进行个性化处理（表 24.2）[2, 7-8]。对于正在服用华法林且有 VTE 风险的患者，应考虑桥接治疗以最大程度地减少围术期停止抗凝治疗的时间。若决定进行桥接治疗，针对华法林患者桥接方案可参见第 26 章。

直接口服抗凝药

直接口服抗凝药（Direct oral anticoagulants，DOACs）包括直接凝血酶抑制剂（达比加群）和直接 Xa 因子抑制剂（利伐沙班，阿哌沙班和艾多沙班），已被批准用于治疗无合并癌患者的急性 VTE[3]。VTE 事件后服用华法林患者暂停或推迟手术的原则同样适用于服用 DOAC 的患者（表 24.2）。但是，由于其半衰期可预测，术前服用 DOAC 的患者围术期无需进

表 24.1　Caprini 血栓风险评估模型[5-6]

1 分	2 分	3 分	5 分
年龄 41 ～ 60 岁	年龄 61 ～ 74 岁	75 岁以上	卒中（1 个月内）
急性心肌梗死	留置中心静脉导管	家族性 VTE 史	择期关节置换手术
下肢肿胀	关节镜手术	VTE 史	髋、骨盆、下肢骨折
充血性心力衰竭（1 个月内）	大型开放性手术（超过 45 min）	肝素诱导血小板减少症	急性脊髓损伤（1 个月内）
静脉曲张	恶性肿瘤	Ⅴ因子莱登突变	
卧床休息患者	腹腔镜手术（超过 45 min）	凝血酶原 20210A 突变	
BMI ＞ 25 kg/m^2	限制卧床（超过 72 h）	狼疮抗凝物	
炎性肠病史	石膏制动	抗心磷脂抗体	
小型手术		血清同型半胱氨酸升高	
败血症（1 个月内）		其他先天性或获得性血栓形成	
肺功能异常			
严重肺疾患，包括肺炎（1 个月内）			
口服避孕药或激素替代治疗			
妊娠或产后			
意外流产或习惯性流产史			

0 分，极低风险（在没有预防措施的情况下，VTE 风险＜ 0.5%）；1 ～ 2 分，低风险（1.5%）；3 ～ 4 分，中风险（3%）；5 分及以上，高风险（6%）

表 24.2　合并 VTE 病史服用华法林患者的围术期管理

术前血栓栓塞发生时间	暂停抗凝治疗后再发血栓栓塞的风险	治疗	
		术前	术后
1 个月内	接近 50%（若 1 个月内停止治疗）	尽量避免手术； 静脉肝素或低分子肝素桥接治疗 考虑下腔静脉滤网	术后外科情况允许时恢复静脉肝素或低分子肝素桥接治疗
1 ～ 3 个月	1 个月后风险明显下降 1 个月≈ 8% 3 个月≈ 4%	尽量推迟手术 静脉肝素或低分子肝素桥接治疗	术后外科情况允许时恢复静脉肝素或低分子肝素桥接治疗
大于 3 个月	术前抗凝治疗 3 个月较合理	可以考虑进行手术 但若存在严重的高凝状态，需要静脉肝素或低分子肝素桥接治疗 对于过去 3 ～ 12 个月内发生 VTE、复发性 VTE 及进展期的恶性肿瘤患者需要考虑桥接治疗	如果患者存在术前需要桥接治疗的指征，术后外科情况允许时应考虑使用静脉肝素或低分子肝素桥接治疗

说明：术后，如果患者住院且未接受桥接治疗（如抗凝性治疗），则应给予预防剂量的低剂量普通肝素或低分子肝素，直到可以安全地开始抗凝治疗

行桥接。停用和恢复使用 DOAC 的具体时间取决于患者的肾功能和手术的出血风险，更多关于围术期 DOAC 的停药时间和恢复用药时机的详细内容，请参见第 26 章。

下腔静脉（Inferior vena cava，IVC）滤器的使用

下腔静脉滤器可以提供机械性屏障，防止严重肺栓塞的发生。指南不建议在可以接受抗凝治疗的患者中放置 IVC 过滤器[3]。放置下腔静脉滤网的指征包括：

- 急性近端深静脉血栓或肺栓塞且存在治疗性抗凝的绝对禁忌证或存在高出血风险[3, 9]。

- 距手术时间 3 ～ 4 周内的急性静脉血栓栓塞，围术期需要暂停抗凝治疗，术后至少 12 h 以后才可以恢复抗凝治疗[7, 10]。
- 血流动力学不稳定或大面积肺栓塞和心肺储备较差，无法耐受再发栓塞事件的患者（即使患者可以接受抗凝治疗）。

若抗凝的禁忌证是暂时性的（如 2 周以内），可以选择临时下腔静脉滤器。滤网在术后应尽快去除，减少不良事件的发生同时增加滤网取出的成功率，通常建议在 3 个月内取出。滤网取出的时机应与放置 IVC 的术者讨论。预防性放置下腔静脉滤器的争议较大，临床实践中变化也较多。在创伤患者中，预防性下腔静脉滤器的放置并没有降低死亡风险，然而并发症却明显增加（包括深静脉血栓发生率增加）[13]。

围术期管理

围术期管理最重要的是针对所有患者预防 VTE，术前长期接受抗凝治疗的患者恢复抗凝治疗，以及诊断和治疗术后新发的 VTE。

对于所有手术患者 VTE 的预防

VTE 预防推荐意见详见表 24.3。每种手术方式的预防方法是根据 2012 年 ACCP 指南制定的[4-5]，但并未针对所有药物预防方式提出具体剂量建议。值得注意的是，有关预防静脉血栓栓塞的时机和方法的决策通常由外科医师根据手术出血的风险来决定。在特殊情况下，尤其是在极端体重或合并慢性肾脏病的患者中，与剂量有关的问题应与临床药剂师商讨。总的来说，当前的指南在选择静脉血栓栓塞预防措施时倾向于个体化评估，需同时考虑患者本身的风险以及围术期静脉血栓栓塞和出血风险[5]。

表 24.3 VTE 的预防治疗

手术类型	一线治疗	二线治疗	备注
骨科手术			
全髋关节置换术（THA） 膝关节置换术（TKA） 髋关节骨折手术（HFS）	LMWH（依诺肝素 30 mg 皮下注射 q12 h 或达肝素钠 5000 U 皮下注射 qd）	仅限 THA 和 TKA：达比加群 110 mg 术后 1 ～ 4 h 口服，然后 220 mg 口服 qd，利伐沙班 10 mg 口服 Qd 或阿哌沙班 2.5 mg 口服 Bid THA、TKA、HFS：LDUH，磺达肝癸钠 2.5 mg 皮下注射 qd，维生素 K 拮抗剂（目标 INR 2 ～ 3），阿司匹林 81 ～ 160 mg qd，IPC	最短建议治疗时间为 10 ～ 14 天，建议延长至术后 35 天 ACCP 指南建议优先使用 LMWH 住院期间除药物外还可以考虑使用 IPC 如果出血风险增加，则仅使用 IPC 或不采取预防措施
关节镜检查	无 VTE 病史者无需预防		
普通外科手术，腹部 / 盆腔手术			
极低风险：风险小于 0.5% 手术（如急诊一日手术）	早期活动		
低风险：风险约为 1.5%（如某些腹腔镜手术，多数小型腹部手术，妇科及泌尿科手术）	IPC		
中风险：风险约为 3%（如大型腹部手术、妇科非恶性疾病手术、心胸外科手术）	LMWH，LDUH	IPC	出血风险高或一旦出血后果严重者，应使用 IPC

（续表）

手术类型	一线治疗	二线治疗	备注
高风险：风险约为 6%（如普外科或妇科恶性肿瘤手术、减重手术等，减重手术详见下文）	LMWH，LDUH +/− IPC	IPC，低剂量阿司匹林（160 mg qd）或磺达肝癸钠	若为腹部或盆腔肿瘤手术应增加使用时间 出血风险高或一旦出血后果严重者应使用 IPC 若出血风险降低，则应继续开始药物预防治疗
减重手术	BMI > 40，大剂量 LMWH（如使用依诺肝素 40 mg 皮下注射 q12h），+/− IPC	LDUH，+/− IPC	与临床药剂师协商，按体重用药。若选择 LDUH，可以考虑提高剂量
心脏手术	IPC		若因非出血性并发症延长住院时间，应加用 LDUH 或 LMWH
胸科手术	VTE 中危者：LDUH，LMWH 静脉血栓栓塞高危患者可加用 IPC	静脉血栓栓塞中危患者：IPC	若出血风险高，使用 IPC
颅内手术	IPC		静脉血栓栓塞高危患者，出血风险降至接受范围，加用预防性药物治疗

（续表）

手术类型	一线治疗	二线治疗	备注
脊柱手术	IPC	LDUH，LMWH	静脉血栓栓塞高危患者，出血风险降至接受范围，加用预防性药物治疗
大型创伤	LDUH，LMWH，或 IPC		下腔静脉滤器不推荐使用

LDUH，低剂量普通肝素，通常剂量为 5000 U 皮下注射 q8 h 或 q12 h。
IPC，间断充气压力泵。
LMWH，低分子肝素，如伊诺肝素 40 mg 皮下注射 qd，另有说明除外

接受神经阻滞和连续神经阻滞留置导管患者静脉血栓栓塞的预防

使用神经阻滞麻醉和潜在的神经出血风险使得围术期预防 VTE 变得更加复杂[14]。通常情况下，对拟行神经阻滞或连续神经阻滞置管的患者，更建议使用低剂量普通肝素（LDUH）。使用低分子量肝素（LMWH）需要谨慎调整剂量，充分协调给药与置管和拔管的时机。表 24.4 总结了最近更新的神经阻滞麻醉后 VTE 预防的管理指南。

合并静脉血栓栓塞患者的抗凝

重新开始抗凝治疗前，务必与外科医师协商恢复时机及出血风险。

- 至术后剂量加至治疗剂量的抗凝治疗之前，应考虑从出血风险可接受时就持续使用预防剂量的药物进行 VTE 的预防。
- 服用华法林的患者，若恢复抗凝治疗，则需要在等待达到目标 INR 之前，使用静脉普通肝素（UFH）或低

表 24.4　神经阻滞及外周神经连续阻滞并置管患者静脉血栓栓塞的预防

预防药物	阻滞或置管前	阻滞或置管期间	阻滞或置管后
低剂量普通肝素（5000 U 皮下 q8 h 或者 12 h）	操作前4～6h停用	可以使用，在拔管前4～6h停用。	拔管后1h可以考虑恢复使用
略高剂量普通肝素（7500 U 皮下 q8 h）	操作前12h停用	较高剂量普通肝素治疗时的风险获益比需个体化酌情处理	拔管后4h可以考虑恢复使用
每日使用一次低分子肝素（依诺肝素 40 mg 皮下 qd 或达肝素 5000 U 皮下 qd）	操作前12h停用，肾功能不全患者12h以上	操作后12h给予首剂量，第二次给药需要在首剂量24h以后。拔管前12h停用	拔管后4h可以考虑恢复使用
每日使用两次低分子肝素（依诺肝素 30 mg 或 40 mg 皮下 q12 h）	操作前12h停用 肾功能不全患者12h以上	考虑此剂量脊髓血肿风险较高，留置导管期间不建议继续使用一天两次的低分子肝素	拔管后4h可以考虑恢复使用
预防剂量磺达肝癸钠（2.5 mg 皮下 qd）	磺达肝癸钠会增加脊髓血肿的风险，通常应避免神经阻滞或留置导管，除非可以在类似于临床试验的条件下进行（例如单针通过，使用无创针头，避免留置导管）		

分子肝素进行桥接治疗（见表 24.2）。重新开始服用华法林的时机取决于对出血风险的评估。如果止血充分，ACCP 指南建议在手术后约 12～24 h 恢复华法林[8]。

- 对于正在使用治疗剂量的低分子肝素或直接口服抗凝剂（DOAC）的患者，术后无需桥接。术后安全情况下尽早恢复治疗剂量的低分子肝素或口服治疗剂量的 DOAC。对于服用 DOAC 的静脉血栓栓塞症高风险患者，若因手术无法使用口服药物，可以使用静脉普通肝素或低分子肝素，直到患者能够恢复口服 DOAC。

术后急性 VTE

即使进行预防，术后仍有可能发生静脉血栓栓塞。患者会出现急性缺氧、呼吸困难、心动过速、肢体水肿。需要记住的是，术后患者出现这些症状，也可能由其他原因解释，因此临床判断很重要，不要漏诊静脉血栓栓塞。不建议对无症状的患者进行检查。表 24.5 中列出了术后静脉血栓栓塞的诊断性检查。

即刻处理

即刻处理包括使患者制动。首先应对 VTE 的严重程度及出血风险进行评估。对于不稳定并合并大面积肺栓塞的患者应使用溶栓剂[3, 15]。溶栓剂的禁忌证包括颅内肿瘤，6 个月内的颅内出血、颅内出血性卒中或深部出血史。考虑到出血风险，使用溶栓剂时必须与外科医师协商讨论。对于合并低血压

表 24.5　术后静脉血栓栓塞的诊断性检查

检查	备注
胸部 CT，诊断肺栓塞的方案	需要肘前静脉留置 18 号静脉套管针、可以注射药物的 PICC 或输液岗，以供及时输注一定剂量的造影剂准确分析影像 肾功能不全的患者应慎用静脉造影剂
V/Q 成像	存在 CT 禁忌证的患者可以考虑使用（如慢性肾脏病、严重过敏） 若患者存在肺部基础疾病难以解读
下肢多普勒超声	患者可疑深静脉血栓或对无法进行 CT 和 V/Q 成像的可疑肺栓塞患者，可以使用下肢多普勒 结果阴性不能排除肺栓塞
D- 二聚体（D-dimer）	不推荐作为诊断依据。在术后患者可能因其他原因升高，且即使数值低不能排除静脉血栓栓塞

的肺栓塞患者，建议系统性溶栓治疗先于导管定向溶栓治疗[3]。对血流动力学稳定的近端深静脉血栓或肺栓塞的患者，应尽快进行治疗剂量的抗凝治疗（表 24.6）。与手术团队讨论出血风险至关重要。

抗凝治疗的选择

与预防 VTE 相似，目前已有多种用于 VTE 治疗抗凝药物获批，指南建议在选择治疗方案时应考虑个体的合并症[3, 16]。

- 静脉肝素和低分子肝素都可以用于急性 VTE 的初始治疗。静脉肝素在术后治疗上更有优势，因为它的半衰期短且具有可逆性。指南建议对与恶性肿瘤相关的 VTE 患者使用低分子肝素[3]。
- 如果选择长期使用华法林作为治疗 VTE 的药物，那么应该在服用华法林的同时使用普通肝素或低分子肝素，直至 INR 大于等于 2.0 以上并且持续至少 24 ~ 28 h(比如达到第一个 INR 在目标范围后，通常会再次追加肝素)。
- 磺达肝癸钠也可用于急性 VTE 治疗，主要作为华法林治疗前的桥接。但是未批准用于亚急性或长期 VTE 的

表 24.6 术后 VTE 治疗的策略

出血风险	深静脉血栓或肺栓塞的治疗
不能接受抗凝	放置下腔静脉滤器直至可以接受抗凝治疗 考虑放置可取出的下腔静脉滤器 酌情使用预防剂量的普通肝素或低分子肝素
可以接受抗凝，但出血风险高	静脉普通肝素，尽量匀速输注，不使用单次给药
可以接受抗凝，出血风险低	计划使用华法林、达比加群、依度沙班和低分子肝素可使用静脉普通肝素或低分子肝素（治疗剂量） 非癌症患者考虑使用阿哌沙班和利伐沙班，不需要静脉初始剂量的普通肝素和低分子肝素（肾功能不全和病态肥胖的患者慎用）

治疗[16]。

- 达比加群、利伐沙班、阿哌沙班和艾多沙班治疗非癌症患者的急性VTE优于维生素K拮抗剂（华法林），但对于病态肥胖和肾功能减退患者需谨慎使用。此外还应详细检查患者长期用药清单，所有直接口服抗凝药都应注意与既往使用药物之间的相互作用。
- 达比加群和艾多沙班单独使用作为长期抗凝治疗方案时，在开始长期用药前需先接受肠外抗凝5～10天（如静脉普通肝素或低分子肝素）。
- 阿哌沙班和利伐沙班在发生急性VTE时可以立即使用，无需首先使用静脉普通肝素或低分子肝素。与达比加群和依度沙班不同之处在于，阿哌沙班和利伐沙班的剂量在开始治疗到完成治疗需要1或3周进行调整。阿哌沙班初始剂量为10 mg，每天两次，持续1周，然后维持5 mg，每天两次。利伐沙班的处方为每天15 mg，连续3周，然后维持每天20 mg[17]。

长期管理

抗凝治疗持续的时间取决于VTE是否由可逆的危险因素引起，VTE是否复发以及抗凝带来的出血风险。

- 对于绝大多数术后VTE患者，如果血栓形成的危险因素是可逆、暂时的（如近期手术和制动），静脉血栓栓塞的治疗时间通常为3个月[3, 16]。
- 反复发作的VTE患者的抗凝持续时间尚不清楚。如果出血风险低，则应考虑延长抗凝治疗，期限不定。但应定期重新评估患者的出血风险，以确定是否应继续进行抗凝治疗。
- 对于术后VTE但其危险因素不可逆（例如恶性肿瘤）的患者，抗凝持续时间也尚不明确。根据长期抗凝治疗的风险和益处，根据个人情况决定是否继续3个月以上的抗凝治疗。

亚段肺栓塞

亚段肺栓塞（SSPE）是指局限在亚肺段肺动脉内的周围性 PE。随着 CT 肺血管造影技术的改进，亚段肺栓塞在新发肺栓塞中占有率大于 10%[3]。目前尚无专门针对 SSPE 抗凝治疗的随机对照研究，在回顾性研究中，关于 SSPE 引起进行性或复发性 VTE 风险的结果也各不相同[18-19]。

- 如果诊断为 SSPE 的患者发生复发或进行性 VTE 的风险较低，并且不伴有下肢近端 DVT，则指南建议进行临床监测优于抗凝治疗[3]。如果选择进行监测，则应通过多普勒超声排除下肢 DVT 和其他高危部位的 DVT（例如，留置中心静脉导管的上肢）。尤其对于围术期出血风险高的患者，监测可能是一种较好的策略。
- 对于复发性 VTE 高危（住院或行动不便，活动性癌症或未发现可逆危险因素），并且根据影像学特征可正确诊断为 SSPE 的患者，指南建议抗凝性优于监测。抗凝治疗也同样适用于心肺储备差或 SSPE 引起的严重症状的患者。

孤立的远端深静脉血栓

孤立的远端深静脉血栓，定义为仅限于腘静脉远端静脉（例如，胫前、胫后、比目鱼肌、腓肠肌）的深静脉血栓，是 VTE 中另一分类，其中临床监测是一种可能的管理手段[3]。研究表明，未经治疗的远端深静脉血栓约有 15% 会延伸到腘静脉中，故患者需要监测或抗凝[20]。

- 指南建议诊断为孤立远端深静脉血栓、无症状、且无 VTE 进展危险因素的患者应进行连续多普勒超声检查 2 周（例如在第 1 周和第 2 周）以监测 VTE 进展情况，而非直接开始抗凝治疗[3]。如果连续的影像检查显示远端 DVT 延伸至近端深静脉，则应考虑抗凝治疗。
- 如果患者孤立的远端 DVT 相关症状较重，或延伸至近端的风险高（比如血栓大、VTE 病史、活动性癌症、无可逆性诱发因素、D- 二聚体阳性且无其他原因解释、住院患者），则指南建议抗凝治疗优先于连续影像学的临床监测[3]。

中心静脉导管相关深静脉血栓

对于上肢和导管相关深静脉血栓，目前的建议是同下肢近端深静脉血栓和肺栓塞处理策略[16]。对确诊为中心静脉导管相关急性上肢深静脉血栓的患者，处理如下：

- 若导管仍畅通且不能中断其使用，则导管不拔除。
- 若导管已经拔除，则至少进行 3 个月的抗凝治疗。
- 若导管未拔除，则继续抗凝至少 3 个月，若导管仍在使用，则抗凝治疗可延长超过 3 个月，直至导管拔除。

临床要点

- 与外科和药剂科同事的合作对于在手术期间进行安全有效的抗凝治疗至关重要。
- 对于可以接受抗凝治疗的患者不建议使用下腔静脉滤器。
- 直接口服抗凝剂已获批作为非癌症患者术后静脉血栓栓塞的一线治疗。

致谢

Elizabeth Kaplan, M.D. Assistant Professor, Division of General Internal Medicine, Department of Medicine, University of Washington

参考文献

1. Horlander KT, Mannino DM, Leeper KV. Pulmonary embolism mortality in the United States, 1979–1998: an analysis using multiple-cause mortality data. Arch Intern Med. 2003;163(14):1711–7.
2. Geerts WH, Pineo GF, Heit JA, Bergqvist D, Lassen MR, Colwell CW, Ray JG. Prevention of venous thromboembolism: the seventh ACCP conference on antithrombotic and thrombolytic therapy. Chest. 2004;126(3 Suppl):338S.
3. Kearon C, Akl EA, Ornelas J, et al. Antithrombotic therapy for VTE disease: CHEST guideline and expert panel report. Chest. 2016; 149(2):315–52.
4. Falck-Ytter Y, Francis CW, Johanson NA Curley C, Dahl OE, Schulman S, et al. Prevention of VTE in orthopedic surgery patients. Antithrombotic therapy and prevention of thrombosis, 9th ed: American College of Chest Physicians Evidence-Based Clinical Practice Guidelines. Chest. 2012;141(2 Suppl):e278S–325.

5. Gould MK, Garcia DA, Wren SM, Karanicolas PJ, Arcelus JI, Heit JA, et al. Prevention of VTE in nonorthopedic surgical patients: antithrombotic therapy and prevention of thrombosis, 9th ed: American College of Chest Physicians Evidence-Based Clinical Practice Guidelines. Chest. 2012;141:e227S–7.
6. Bahl V, Hu HM, Henke PK, Wakefield TW, Campbell DA, Caprini JA. A validation study of a retrospective venous thromboembolism risk scoring method. Ann Surg. 2010;251(2):344–50.
7. Kearon C, Hirsh J. Management of anticoagulation before and after elective surgery. N Engl J Med. 1997;336:1506–11.
8. Douketis JD, Spyropoulos AC, Spencer FA, Mayr M, Jaffer AK, Eckman MH, et al. Perioperative management of antithrombotic therapy: antithrombotic therapy and prevention of thrombosis, 9th ed: American College of Chest Physicians Evidence-Based Clinical Practice Guidelines. Chest. 2012;141(2. Suppl):e326S–50.
9. Haut ER, Garcia LJ, Shihab HM, Brotman DJ, Stevens KA, Sharma R, Chelladurai Y, Akande TO, Shermock KM, Kebede S, Segal JB, Singh S. The effectiveness of prophylactic inferior vena cava filters in trauma patients: a systematic review and meta-analysis. JAMA Surg. 2014;149(2):194–202.
10. Bergqvist D. The role of vena caval interruption in patients with venous thromboembolism. Prog Cardiovasc Dis. 1994;37:25–37.
11. Stein PD, Matta F. Vena cava filters in unstable elderly patients with acute pulmonary embolism. Am J Med. 2014;127(3):222–5.
12. Mismetti P, Rivron-Guillot K, Quenet S, et al. A prospective long-term study of 220 patients with a retrievable vena cava filter for secondary prevention of venous thromboembolism. Chest. 2007;131:223–9.
13. Hemmila MR, Osborne NH, Henke PK, et al. Prophylactic inferior vena cava filter placement does not result in a survival benefit for trauma patients. Ann Surg. 2015;262(4):577–85.
14. Horlocker TT, Vandermeulen E, Kopp SL, Gogarten W, Leffert L, Benzon HT. Regional anesthesia in the patient receiving antithrombotic or thrombolytic therapy: American Society of Regional Anesthesia and Pain Medicine evidence-based guidelines. Reg Anesth Pain Med. 2018;43:263–309.
15. Jaff MR, McMurtry S, Archer SL, et al. Management of massive and submassive pulmonary embolism, iliofemoral deep vein thrombosis, and chronic thromboembolic pulmonary hypertension: a scientific statement from the American Heart Association. Circulation. 2011;123:1788–830.
16. Kearon C, Aki EA, Comerota AJ, Prandoni P, Bounameaux H, Goldhaber SZ, et al. Antithrombotic therapy for VTE disease. Antithrombotic therapy and prevention of thrombosis, 9th ed: American College of Chest Physicians Evidence-Based Clinical Practice Guidelines. Chest. 2012;141:e419S–4.
17. Eriksson BI, Quinlan DJ, and JW Eikelboom. Novel Oral factor Xa and thrombin inhibitors in the management of thromboembolism. Annu Rev Med. 2011;62:1, 41–57.
18. Stein PD, Goodman LR, Hull RD, Dalen JE, Matta F. Diagnosis and management of isolated subsegmental pulmonary embolism: review and assessment of the options. Clin Appl Thromb Hemost. 2012;18(1):20–6.
19. Den Exter PL, van Es J, Klok FA, et al. Risk profile and clinical outcome of symptomatic subsegmental acute pulmonary embolism. Blood. 2013;122(7):1144–9.
20. Masuda EM, Kistner RL, Musikasinthorn C, Liquido F, Geling O, He Q. The controversy of managing calf vein thrombosis. J Vasc Surg. 2012;55(2):550–61.

第 25 章
遗传性易栓症

Scott Hagan，Anna Fahy Hagan
黄文雯　译　李怀瑾　校

背景

诊断为遗传性易栓症患者越来越多，这些患者伴随较高的静脉血栓栓塞症（venous thromboembolism，VTE）风险[1]。虽然术前并不常规进行相关检查，但了解合并遗传性易栓症对围术期决策的影响，如围术期静脉血栓栓塞症（VTE）的预防、长期抗凝管理以及急性静脉血栓栓塞症的治疗对于临床医师而言非常重要。

术前评估

表 25.1 列举了常见的遗传性易栓症的概述[2]。本章不涉及获得性高凝状态（如抗磷脂综合征）的内容，但是围术期获得性高凝状态的管理原则与遗传性易栓症类似。本章的重点是遗传性易栓症。

凝血因子 V 莱顿（FVL）突变和凝血酶原基因突变（PGM）占遗传性易栓症病因的 50% ～ 60%，其他病因包括抗凝血酶以及蛋白 C 和 S 的缺乏。遗传性易栓症与一般人群相比，术后 VTE 的风险较高，但风险升高程度尚不确定，个体差异较大[3]。部分指南根据血栓形成的相关风险将易栓症分为弱（非重型）和强（重型）两类，认为 PGM 和 FVL 杂合子血栓形成性弱，而其余为血栓形成性强（表 25.1）。然而这样的分类

表 25.1　遗传性易栓症概览

病因	发病率	初发 VTE 相对风险	VTE 复发风险
血栓形成性强（也称重型易栓症）			
纯合子 FVL 突变	0.2%	13	1.8
复合 FVL/PGM 杂合子	0.1%	3	2.7
蛋白 C 缺乏症	0.4%	10	1.8
蛋白 S 缺乏症	0.4%	10	1.0
抗凝血酶Ⅲ缺乏症	0.02%	20	2.6
PGM 纯合子	＜ 0.1%	11	未知
血栓形成性弱（也称非重型易栓症）			
FVL 杂合子	5%	4	1.5
PGM 杂合子	2%	3	1.5

Reprinted and adapted with permission from [2]
FVL，凝血因子 V 莱登突变；PGM，凝血酶原基因突变

方式对围术期或其他情况下临床决策的影响尚不明确[2]。

病史

病史中与遗传性易栓症风险升高相关的重要特征包括[1]：

- 较强的早期 VTE 家族病史（超过 1 位直系亲属 50 岁以前患 VTE）。
- 青年时期（50 岁之前）无诱因或诱发因素较弱的 VTE 的个人病史。
- 发生于异常位置的 VTE（例如内脏或颅静脉）。
- 反复发生 VTE，尤其是在青年时期（50 岁之前）。

对于已报告或已知遗传性易栓症的患者，术前访视需要了解的重要信息有：

- 先前的检查结果。
- 血栓形成病史。
- 抗凝治疗史。
- 患者的血液科医师对于围术期抗凝或血栓预防管理的

治疗计划（如果条件允许）。

化验检查

术前不推荐常规筛查遗传性易栓症，即使根据患者病史考虑可能存在较高风险。对于已知遗传性易栓症的患者无需重复进行诊断性检查。通常，根据患者的病史评估术后 VTE 风险足以为围术期的血栓预防或抗凝治疗管理决策提供依据。

围术期管理

已知易栓症未接受长期抗凝治疗患者的 VTE 预防

根据 Caprini 风险评估模型（参阅第 24 章），所有易栓症患者围术期 VTE 风险至少为中危以上（Caprini 评分 3 ～ 4 分），因此需要使用药物干预预防血栓形成。如果外科出血风险较低可以接受，通常使用低分子肝素（LWMH）或低剂量普通肝素（LDUH）。此外，大多数接受手术的易栓症患者可能有较高的 VTE 风险（Caprini 评分为 5 或更高），除药物预防措施外应该同时采取间歇充气加压装置和（或）弹性袜进行机械性预防[4]。出血风险高的易栓症患者，无论是否存在 VTE 风险，都应首先进行机械性预防措施，一旦出血风险降低，则应开始进行药物预防。

已知易栓症并接受长期抗凝治疗的患者

对于有 VTE 病史和已知的易栓症而长期使用华法林抗凝的患者，是否在围术期进行桥接尚缺乏具有指导性的临床证据[5]。围术期桥接指南主要通过区分患者血栓形成的弱和强，将已知遗传性易栓症患者分为中危和高危[6]。

- 中等风险（一般不需要桥接）：非重型易栓症患者，有 VTE 病史（VTE 事件距离手术时间大于 3 个月），且不具有术后 VTE 的其他危险因素（如 Caprini 风险评估模型中的相关因素）。

- 高危（建议桥接）：有 VTE 病史的重型易栓症患者，或 3 个月内有 VTE 病史的非重型易栓症患者。

对使用低分子肝素或服用直接口服抗凝剂（DOAC）进行抗凝治疗的易栓症患者无需桥接。有关使用华法林的患者围术期桥接治疗以及对其他抗凝药物围术期管理的更多内容详见第 26 章。

已知易栓症患者术后发生急性 VTE 的管理

已知易栓症患者术后急性 VTE 的处理与普通人群相同（见第 24 章）。一项大型前瞻性研究筛查了 VTE 患者的血栓形成并监测其复发情况，结果并未发现遗传性易栓症患者与普通患者在 VTE 复发风险上的差异[7]。对于已知易栓症患者，建议在首次发生术后急性 VTE 时进行 3 ～ 6 个月的抗凝治疗[8-9]。

合并易栓症患者手术后出现复发性 VTE，推荐抗凝持续时间尚不明确，应根据患者的意向和出血风险进行个体化处理。通常，对于反复发作 VTE 的低出血风险患者，无论是否诊断血栓形成倾向，推荐进行抗凝治疗，抗凝治疗时限尚无明确规定[8]。如果已经接受抗凝治疗的易栓症患者在接受抗凝治疗过程中出现 VTE，则应邀请血液科医师会诊，共同商讨是否改变抗凝药物的强度或更换抗凝药物的种类。

术后 VTE 后的易栓症检测

对于在大手术后首发 VTE 的患者，并未建议进行易栓症检查。此外，目前已知的急性血栓形成和抗凝治疗都会干扰几种常见的易栓症检查的准确性[9]。如果需要进行此项检测或患者还有其他易栓症的危险因素，则应至少在诊断急性血栓后 3 个月进行检查，并且患者需要暂停抗凝治疗一段时间：维生素 K 拮抗剂需至少停用 2 周，肝素至少停用 24 h，直接口服抗凝剂需停用 2 ～ 3 天。

临床要点

- 术前不推荐使用血栓形成倾向检测进行患者筛查，同样对于急性血栓形成的住院患者不推荐进行血栓形成倾向检测。
- 遗传性易栓症患者术后至少需要接受药物干预措施预防静脉血栓栓塞症。

参考文献

1. Connors JM. Thrombophilia testing and venous thrombosis. N Engl J Med. 2017;377(23):2298.
2. Stevens SM, Woller SC, Bauer KA, et al. Guidance for the evaluation and treatment of hereditary and acquired thrombophilia. J Thromb Thrombolysis. 2016;41(1):154–64.
3. Wu O, Robertson L, Twaddle S, et al. Screening for thrombophilia in high-risk situations: systematic review and cost-effectiveness analysis. The Thrombosis: Risk and Economic Assessment of Thrombophilia Screening (TREATS) study. Health Technol Assess. 2006;10(11):1–110.
4. Caprini JA. Risk assessment as a guide for the prevention of the many faces of venous thromboembolism. Am J Surg. 2010;199(1 Suppl):S3–10.
5. Wiszniewski A, Szopiński P, Ratajczak J, Bilski R, Bykowska K. Perioperative bridging therapy with low molecular weight heparin for patients with inherited thrombophilia and antiphospholipid syndrome on long-term acenokumarol therapy. Blood Coagul Fibrinolysis. 2011;22(1):34–9.
6. Douketis JD, Spyropoulos AC, Spencer FA, et al. Perioperative management of antithrombotic therapy: antithrombotic therapy and prevention of thrombosis, 9th ed: American College of Chest Physicians Evidence-Based Clinical Practice Guidelines. Chest. 2012;141(2. Suppl):e326S–50S.
7. Coppens M, Reijnders JH, Middeldorp S, et al. Testing for inherited thrombophilia does not reduce the recurrence of venous thrombosis. J Thromb Haemost. 2008;6(9):1474–7.
8. De Stefano V, Rossi E, Za T, Leone G. Prophylaxis and treatment of venous thromboembolism in individuals with inherited thrombophilia. Semin Thromb Hemost. 2006 Nov;32(8):767–80.
9. Moll S. Thrombophilia: clinical-practical aspects. J Thromb Thrombolysis. 2015;39(3):367–78.

第 26 章
长期抗凝治疗

Maya Narayanan
黄文雯 译 李怀瑾 校

背景

接受长期抗凝治疗的患者在围术期通常需要中断治疗。如何权衡暂停抗凝治疗引起的血栓栓塞风险与抗凝治疗引起手术出血风险仍然是一项挑战。决定是否中断抗凝治疗需要考虑以下几个因素：患者需要抗凝治疗的基础疾病、手术类型和所用抗凝药物的类型。因为房颤和静脉血栓栓塞性疾病接受抗凝治疗患者的围术期管理的细节，请分别参见第 9 章和第 24 章。

术前评估

评估接受长期抗凝治疗的患者，考虑并记录下如下几点很重要：

- 患者的抗凝指征。
- 患者正在使用的抗凝药物种类及近期剂量调整。
- 患者的合并用药，包括抗血小板药物和其他可能与抗凝药物相互作用的药物。
- 患者既往出血并发症病史和其他造成出血风险增加的危险因素如合并肝、肾疾病。
- 患者肾功能（肾小球滤过率）和全血细胞计数。
- 手术类型。
- 围术期麻醉或镇痛可能需要进行神经阻滞或留置导管。

对于使用华法林的患者，除上述内容外，还应记录以下内容：

- 过去是否建议过进行桥接治疗。
- 患者抗凝门诊制订的计划。
- 最近的凝血酶原时间 / 国际标准化比值（PT/INR）。

围术期管理

服用华法林患者是否进行桥接治疗的风险分层

通常，对服用华法林且血栓形成高危的患者应予以桥接，而对血栓形成低危的患者则无需桥接[1-2]。对血栓形成中危的患者，应根据手术相关因素和患者自身具体情况决定是否桥接（表 26.1）。

服用华法林的患者如何桥接

服用华法林的患者，若血栓栓塞风险高危需要进行桥接治疗，那么暂停华法林桥接治疗过渡期应在抗凝门诊密切监测下进行。低分子肝素（LMWH）常用于桥接，但如果患者的肾功能较差无法使用 LMWH，则可以使用静脉普通肝素（IV UFH）进行桥接。

- 术前 5 天停用华法林，使 INR 恢复到正常水平[1]。若患者的 INR 水平高于治疗范围，则华法林需要停用更长时间。
- 术前三天或当 INR 低于治疗范围的下限（INR ＜ 2 或 ＜ 2.5，取决于抗凝指征）时，开始使用 LMWH 或 IV UFH。
- 术前 24 h 停用 LMWH。如果使用 IV UFH 桥接，则应在术前 6 h 停用。

术后一旦患者可以口服药物并且止血良好，则可以在术后 12 ～ 24 h 内重新开始使用华法林[2]。术后出血风险低危的患者，可在手术后 24 h 开始 LMWH 或 IV UFH 的桥接；术后

表 26.1　风险分层和桥接建议

	抗凝治疗指征		
风险分级	**静脉血栓**	**房颤**	**心脏机械瓣膜**
高危 **需要桥接治疗**	近期（3 个月内）VTE 重型易栓症患者，有 VTE 病史或复发性 VTE（如蛋白 C、蛋白 S 缺乏症、抗凝血酶缺乏症、抗磷脂抗体综合征或纯合子凝血因子 V 莱登突变）	CHA_2DS_2-VASc 评分大于等于 7 分 3 个月内卒中 / 短暂性脑缺血或系统性栓塞 **若患者 3 个月内曾发生大出血 / 颅内出血，则不桥接**	任何二尖瓣或三尖瓣人工瓣膜置换术后 老式（笼球瓣或斜碟形）主动脉瓣膜置换术后 双叶状主动脉瓣置换术后以及卒中或血栓栓塞的其他危险因素（如房颤，卒中 /TIA 史，已知的高凝状态，左心室功能不全）
中危 **是否进行桥接治疗取决于对患者个体情况和手术相关风险评估**	过去 3 ～ 12 月内发生过 VTE 复发性 VTE 活动期癌症	CHA_2DS_2-VASc 评分 5 ～ 6 分 3 个月以前卒中 / 短暂性脑缺血 / 系统性栓塞史 **若患者 3 个月内曾发生大出血 / 颅内出血、血小板功能异常包括正在使用阿司匹林或者既往桥接导致出血事件，则不桥接**	
低危 **无需桥接治疗**	12 个月以前单次 VTE 且不伴有其他危险因素	CHA_2DS_2-VASc 评分 1 ～ 4 分，且既往无卒中 / 短暂性脑缺血 / 系统性栓塞史	二叶状主动脉瓣置换术后但不合并房颤或其他卒中或血栓栓塞危险因素

Reprinted and adapted with permission from [3]

出血风险中危至高危的患者，可在手术后 48 至 72 h 之间开始桥接。当 INR 达到治疗范围的下限时，LMWH 或 IV UFH 可以停止使用。如果担心手术止血问题，或患者合并其他出血的危险因素，或者手术区域位于出血将导致灾难性后果的重要区域（如颅内手术），则应考虑延迟恢复抗凝治疗，暂不使用华法林、LMWH 或 IV UFH。

直接口服抗凝剂和低分子肝素

直接口服抗凝剂（DOAC）和低分子量肝素（LMWH）的半衰期可以预测，所以服用上述药物的患者通常无需桥接[2]。术前停用 DOAC 的时间取决于患者肾小球滤过率（GFR）和手术出血风险（表 26.2）。LMWH 应在术前 24 h 停用。

术后出血风险低的患者，术后 24 h 内可恢复 DOAC 和 LMWH；术后出血风险中、高危患者，如果止血效果满意，则可在术后 48 至 72 h 内重新开始使用 DOAC 和 LMWH[2]。如果担心出血，则可以首先使用 IV UFH，待出血情况稳定后更换为使用 DOAC 或 LMWH。与华法林类似，恢复 DOAC 或 LMWH 抗凝治疗的时机取决于出血风险和血栓栓塞风险。

小型手术和操作

一些小型手术和操作由于出血风险相对较低且能够使用局部止血方法较好的控制出血，因此在接受抗凝治疗（华法林，DOAC 或 LMWH）的同时可以进行这些手术和操作[2, 4]。低出血风险的手术和操作如：

- 小型牙科手术
- 小型皮肤科手术
- 白内障手术
- 无活检的内镜检查

会诊医师务必与术者或操作者讨论患者抗凝方案。对使用华法林的患者应进行 INR 检测，以确保患者的抗凝效果没有超过治疗水平。

表 26.2　术前停用直接口服抗凝剂的时机

	达比加群酯					阿哌沙班、依度沙班、利伐沙班		
肌酐清除率（ml/min）	≥ 80	50 ～ 79	30 ～ 49	15 ～ 29	＜ 15	≥ 30	15 ～ 29	＜ 15
出血风险低危的手术和操作（h）	≥ 24	≥ 36	≥ 48	≥ 72	无相关数据，可检测稀释凝血时间（dTT）和（或）停用≥ 96 h	≥ 24 h	≥ 36 h	无相关数据，可检测特异性抗Xa因子水平和（或）停用≥ 48 h
出血风险未知、中危和高危的手术和操作（h）	≥ 48	≥ 72	≥ 96	≥ 120	无相关数据，可检测 dTT。	≥ 48 h	无相关数据，可检测特异性抗Xa因子水平和（或）停用≥ 72 h	

Reprinted and adapted with permission from [2]

常用抗凝剂的拮抗方案

若患者具备急诊手术指征，大多数抗凝剂可以被拮抗。当然，如果手术可以推迟，建议在抗凝药物从体内清除后再进行手术[5]。抗凝药物拮抗转需要多学科合作，对除华法林外的抗凝剂，拮抗应在药剂师和血液科医师的指导下进行。更多详细信息请参见表 26.3。

神经阻滞操作和神经阻滞置管患者的抗凝管理

除了极少数例外的情况，在神经阻滞操作期间和神经置管留置期间不应该进行全身系统性抗凝治疗。关于进行神经阻滞操

表 26.3　抗凝药拮抗策略

种类	药物活性监测	逆转建议方案
口服Xa因子直接抑制剂（阿哌沙班、艾多沙班、利伐沙班）	特异性抗Xa因子活性	停药 若最近 2 个小时内口服使用，可给予活性炭 抗纤溶剂（如氨甲环酸，氨基己酸） 对于可能威胁生命的出血，考虑凝血酶原复合物浓缩物（PCC） 考虑安达沙坦 α（如果条件允许）
口服直接凝血酶抑制剂（达比加群酯）	血浆稀释凝血酶时间（dTT）	停药 若最近 2 个小时内口服使用，可给予活性炭 抗纤溶药（例如，氨甲环酸，氨基己酸） 对于威胁生命的出血考虑使用 Idarucizumab（达比加群酯特异性拮抗剂） 若无法使用 Idarucizumab，考虑 PCC 治疗 肾功能不全的患者可考虑行血液透析

（续表）

种类	药物活性监测	逆转建议方案
肠外直接凝血酶抑制剂（阿加曲班，比伐卢定）	血浆稀释凝血酶时间（dTT）	停止输注
肠外普通肝素	部分凝血活酶时间（PTT）或抗Ⅹa因子活性	停止输注 考虑使用鱼精蛋白完全中和
皮下低分子肝素（达肝素，依诺肝素）	抗Ⅹa因子活性	停药，考虑使用鱼精蛋白部分中和
皮下Ⅹa因子抑制剂（磺达肝癸钠）	抗Ⅹa因子活性	停药
口服维生素K拮抗剂（华法林）	凝血酶原时间/国际标准化比值（PT/INR）	停用华法林 考虑口服维生素K 2.5 mg或静注维生素K 1 mg（注意：静脉注射维生素K的起效较快，有可能引起过敏反应） 考虑使用新鲜冰冻血浆（FFP）进行快速拮抗（注意：由于半衰期短，需要同时使用维生素K或重复给予FFP）

Reprinted and adapted with permission from [3]
拮抗措施建议和支持性输血治疗一同进行

作/神经阻滞置管之前和之后何时停止和恢复特定抗凝药物治疗的指导意见，请参阅《美国区域麻醉学会指南》第 4 版[6]。

临床要点

- 抗凝治疗是否暂停以及围术期停药和恢复的时机，取决于手术类型、患者合并疾病情况和所用抗凝剂的类型。
- 对于使用华法林的患者，只有血栓栓塞风险高危的患者才需进行桥接治疗。

⊶ 抗凝剂的拮抗仅适用于真正需要进行紧急手术的患者，其余情况下务必等待抗凝剂代谢完全再进行手术。

参考文献

1. Douketis JD, Spyropoulos AC, Spencer FA, et al. Perioperative management of antithrombotic therapy: antithrombotic therapy and prevention of thrombosis, 9th ed: American College of Chest Physicians Evidence-Based Clinical Practice Guidelines. Chest. 2012;141:e326S–50S.
2. Doherty JU, Gluckman TJ, Hucker WJ, et al. 2017 ACC expert consensus decision pathway for periprocedural management of anticoagulation in patients with nonvalvular atrial fibrillation: A report of the American College of Cardiology clinical expert consensus document task force. JACC. 2017;69(7):871–898.
3. UW Medicine Pharmacy Services, Anticoagulation Services. http://depts.washington.edu/anticoag. Accessed Apr 2018.
4. Beyer-Westendorf J, Gelbricht V, Forster K, et al. Peri-interventional management of novel oral anticoagulants in daily care: results from the prospective Dresden NOAC registry. Eurp Heart J. 2014;35:1888–96.
5. Dubois V, Dincq AS, Douxfils J, et al. Perioperative management of patients on direct oral anticoagulants. Thrombosis J. 2017;15:1–17.
6. Horlocker TT, Vandermeulen E. Kopp Sandra, et al. regional anesthesia in the patient receiving antithrombotic or thrombolytic therapy: American Society of Regional Anesthesia and Pain Medicine evidenced-based guidelines (fourth edition). Reg Anesth Pain Med. 2018;43(3):263–309.

第 27 章 镰状细胞病

Shobha W. Stack，Oyebimpe O. Adesina
黄文雯　译　李怀瑾　校

背景

镰状细胞病（sickle cell disease，SCD）由一组血红蛋白疾病组成，包括纯合子镰状细胞贫血（HbSS）和复合杂合子突变，如 HbS-β 地中海贫血，HbSC 以及许多其他的血红蛋白异常变异体。SCD 的严重程度各不相同，取决于不同类型患者红细胞中异常血红蛋白的量。HbSS 和 HbS-β^0 地中海贫血是最严重的表型，在临床上无法区分。HbSC 和 HbS-β^+ 地中海贫血的患者通常为较不严重的表型。接受外科手术对 SCD 的患者是一种不小的挑战，但是通过早期识别、治疗与镰状细胞病相关的合并症可显著减少此类患者的围术期并发症。

术前评估

镰状细胞病患者常合并器官功能障碍，不利于围术期管理：例如，4% ～ 18% 的 SCD 患者合并有慢性肾脏病[1]，近 30% 的 SCD 患者自述每日承受着慢性疼痛的困扰[2],6 ～ 11% 的 SCD 患者患有肺动脉高压[3]。术前评估应对以下病史和检查进行回顾，进一步明确需要围术期处理的 SCD 相关合并症。

- 确认疫苗接种记录是否更新至最新信息。
- 确认有无慢性疼痛史及相关镇痛方案[4]。
- 筛查可能增加手术风险的镰状疾病的后遗症或合并症：

例如卒中、感染、血管闭塞性坏死、下肢溃疡、肺动脉高压、肾功能不全和阴茎异常勃起[1]。

- 对过去一年未进行肺功能测试（PFT）和6分钟步行试验者需要重新测试。如果PFT和6分钟步行试验异常，则需进行经胸超声心动图筛查肺动脉高压。
- 确认麻醉医师知晓患者存在心肺负荷增加的合并症，如肺动脉高压、睡眠呼吸暂停和急性胸腔综合征病史。
- 确认患者基线血红蛋白水平和既往任何输血反应病史。SCD患者可能会间断或长期（以预定的时间间隔）接受红细胞（RBC）输注。若患者已出现同种免疫，则应提前告知血库，因为准备表型匹配的红细胞需要更多时间。

围术期管理

术前准备

需要全身麻醉的手术患者应在术前1～2天收入医院进行术前优化管理。术前准备的重点是关注患者的血液学状况。优化血红蛋白水平（详见下文）可以减少术后并发症，例如急性血管闭塞性疼痛发作（VOE）和急性胸腔综合征[5]。

术前两天：

- 检查血红蛋白水平、网织红细胞计数和血红蛋白S定量（HbS），确定输血需求。
- 发送患者分型资料和交叉配血情况，以备围术期输血。
- 输注RBC使血红蛋白水平增加至≥10 g/dl，使用少白红细胞和抗原匹配的血液制品[1, 6]。
- 对于血红蛋白水平＞8.5 g/dl的HbSS患者，如果患者未输血、正在接受慢性羟基脲治疗或拟行高危手术，如何选择适当的输血方法（如简单，部分交换，全交换），需咨询血液科专科医师[1]。

- 患有 HbSC 或 HbS-β^{+}地中海贫血的患者通常基线血红蛋白水平较高，请咨询血液科专科医师以确定是否需要进行交换输血以使定量 HbS 水平低于 30%[1]。
- 继续服用门诊药物（例如，羟基脲和叶酸）直到术前禁食禁饮为止。

术前一天：

- 复查输血后的血红蛋白浓度（目标血红蛋白浓度 ≥ 10 g/dl）。
- 检查血清镁水平（目标镁 ≥ 2.2 mg/dl），并根据需要补镁。
- 患者开始术前禁食禁饮时，初始给予患者 1/2 生理盐水以恒定速率维持输注，直至患者恢复经口饮水。避免等渗液体（如生理盐水或乳酸林格液），因其与 VOE 风险增加有关[7]。
- 清醒时每小时进行一次诱发性肺活量训练，以降低发生急性胸腔综合征的风险[8]。
- 确认手术计划以及患者术后是否可以转至外科病房。
- 与血库确认表型匹配的手术用血已备好。
- 确认已制订具针对性的术后疼痛管理计划。

术中管理

术中管理的一般原则包括维持正常体温和体液平衡，避免缺氧和酸中毒，以及充分镇痛[9]。

- 确认术前已给予抗生素。
- 保证术中氧供，维持 SaO_2 > 98%，PaO_2 > 95 mmHg。
- 患者体温突然变化会引起 VOE，因此在手术过程中，需要保持患者体温始终高于 37℃。术中避免使用冰袋及加温静脉液体。
- 液体管理需要精细，SCD 患者容量超负荷的风险增加，过量的液体输注可能导致肺水肿的发生。

- 继续使用 1/2 生理盐水，避免使用等渗生理盐水和乳酸林格液[7]。
- 当肢体手术中长时间使用止血带时可能引发急性血管闭塞性疼痛发作，请确保止血带充气时间最短，保证血容量充足，并维持患者轻度过度通气[9]。

术后管理

大约有 19% 的 SCD 患者在术后出现与 SCD 相关的并发症，具体取决于手术类型[10]。SCD 患者术后阶段的管理重点是恰当的疼痛管理，避免可能引发 VOE 的因素，使患者恢复到术前的身体状态。

- 密切监测 SCD 相关并发症的症状和体征（卒中，急性冠状动脉综合征，VOE 和急性胸腔综合征）。
- 如果患者出现急性镰状细胞病并发症：血管闭塞性疼痛发作、急性胸腔综合征、深静脉血栓形成、肺栓塞、肺动脉高压、阴茎异常勃起或卒中，立即请血液科医师会诊。
- 如果患者有以上并发症既往史，或有血管闭塞性坏死或小腿溃疡病史，应考虑血液科会诊。后两种并发症考虑与镰状细胞性慢性疼痛相关，术后疼痛管理更为棘手。
- 针对镰状细胞病患者的术后最佳血红蛋白水平，目前缺乏充足的研究，尚无不同于一般人群阈值的建议。
- 避免液体超负荷。
- 继续使用低渗液（例如 1/2 生理盐水）直至患者能够经口摄入足够的液体[7]。
- 保持血清镁水平处于正常水平上限（2.2 ～ 2.4 mg/dl）[11]。
- 避免体温突然变化，包括体温过低，例如避免使用冰袋。
- 术后清醒时每小时进行一次诱发性肺活量训练[8]。
- 由于疾病相关的慢性疼痛，许多 SCD 患者长期接受阿片类药物镇痛治疗，这些患者可能已经产生阿片类药物产生耐受。术后立即进行疼痛会诊，以优化该类患者镇痛管理，同时避免过度镇静。

- SCD 患者发生深静脉血栓和肺栓塞的风险增加[12-13]。一旦外科条件允许，应鼓励患者尽早活动、使用预防深静脉血栓的机械装置以及进行预防性抗凝治疗，尽量在术后 24 h 之内开始。
- 继续服用门诊治疗药物，例如羟基脲和叶酸。

临床要点

- 术前输注红细胞使血红蛋白水平增至≥ 10 g/dl，以降低术后并发症的风险。建议使用少白红细胞和抗原匹配的血液制品。
- 等渗液体（例如生理盐水或乳酸林格液）与血管闭塞性疼痛发生风险增加相关，应避免使用这类液体。
- 维持体温正常和体液平衡，避免缺氧和酸中毒以及充分镇痛，以减少术后并发症的发生。
- 伴有慢性疼痛的 SCD 患者阿片类药物耐受性可能增加，警惕麻醉性镇痛药导致的过度镇静。

参考文献

1. Yawn BP, Buchanan GR, Afenyi-Annan AN, et al. Management of sickle cell disease summary of the 2014 evidence-based report by expert panel members. JAMA. 2014;312(10):1033–48.
2. Smith WR, Penberthy LT, Bovbjerg VE, McClish DK, Roberts JD, Dahman B, Aisiku IP, Levenson JL, Roseff SD. Daily assessment of pain in adults with sickle cell disease. Ann Intern Med. 2008;148:94–101.
3. Hayes MM, Vedamurthy A, George G, Dweik R, Klings ES, Machado RF, Gladwin MT, Wilson KC, Thomson CC. Pulmonary hypertension in sickle cell disease. Ann Am Thorac Soc. 2014;11(9):1488–9.
4. Dampier C, Palermo TM, Darbari DS, Hassell K, Smith W, Zempsky W. AAPT diagnostic criteria for chronic sickle cell disease pain. J Pain. 2017;18(5):490–8.
5. Howard J, Malfroy M, Llewelyn C, Choo L, Hodge R, Johnson T, Purohit S, Rees DC, Tillyer L, Walker I, Fijnvandraat K, Kirby-Allen M, Spackman E, Davies SC, Williamson LM. The Transfusion Alternatives Preoperatively in Sickle Cell Disease (TAPS) study: a randomised, controlled, multicentre clinical trial. Lancet. 2013;381(9870):930–8.
6. Howard J, Malfroy M, Llewelyn C, Choo L, Hodge R, Johnson T, Purohit S, Rees DC, Tillyer L, Walker I, Fijnvandraat K, Kirby-Allen M, Spackman E, Davies SC, Williamson LM. The Transfusion Alternatives Preoperatively in Sickle Cell Disease (TAPS) study: a randomised, controlled, multicentre clinical trial. Lancet. 2013;381(9870):930–8.
7. Carden MA, Fay M, Sakurai Y, McFarland B, Blanche S, DiPrete C, Joiner CH, Sulchek

T, Lam WA. Normal saline is associated with increased sickle red cell stiffness and prolonged transit times in a microfluidic model of the capillary system. Microcirculation. 2017;24(5):1–5.

8. Bellet PS, Kalinyak KA, Shukla R, Gelfand MJ, Rucknagel DL. Incentive spirometry to prevent acute pulmonary complications in sickle cell diseases. N Engl J Med. 1995;333(11):699–703.
9. Paradowski K. Pathophysiology and perioperative management of sickle cell disease. J Perioper Pract. 2015;25(6):101–4.
10. Koshy M, Weiner SJ, Miller ST, Sleeper LA, Vichinsky E, Brown AK, et al. Surgery and anesthesia in sickle cell disease. Cooperative study of sickle cell diseases. Blood. 1995;86(10):3676–84.
11. Than NN, Soe HHK, Palaniappan SK, Abas AB, De Franceschi L. Magnesium for treating sickle cell disease. Cochrane Database Syst Rev. 2017;14(4):CD011358.
12. Wun T, Brunson A. Sickle cell disease: an inherited thrombophilia. Hematology Am Soc Hematol Educ Program. 2016;2016(1):640–7.
13. Naik RP, Streiff MB, Lanzkron S. Sickle cell disease and venous thromboembolism: what the anticoagulation expert needs to know. J Thromb Thrombolysis. 2013;35(3):352–8.

第 28 章
脑血管疾病

Anna L. Golob
张玥　译　李怀瑾　校

背景

卒中是一类不常见但后果严重的手术并发症。整体手术患者中，由于年龄和合并症不尽相同，观察到的卒中发生率在 0.3% ～ 3.5%[1]。大约三分之一的术后卒中是栓塞[2-3]引起的。既往脑血管病史是围术期脑血管和心血管并发症的危险因素。

术前评估

危险分层：整体思路

既往卒中病史是围术期脑血管事件的一个主要危险因素。一项回顾性的外科手术患者队列研究显示，既往有脑卒中史的患者术后脑卒中的发生率是 2.9%[4]。另一项病例对照研究发现，既往卒中史是术后卒中最显著的危险因素[5]。

手术距离卒中发生的时间也是十分重要的一个因素。丹麦一项针对缺血性卒中后接受手术的患者开展的队列研究发现，卒中后 3 个月内行手术的患者，与正常患者相比发生主要心血管不良事件（MACE）的 OR 值为 14.2；3 ～ 6 个月后手术，OR 值为 4.8；6 ～ 12 个月后手术，OR 值为 3.0，12 个月后 OR 值则下降至 2.5。同样，卒中后 3 个月内手术患者的术后 30 天内死亡率最高，9 个月以上再接受手术的患者则明显降低，然而其死亡率仍高于既往无卒中病史的患者人群[6]。

基于这项研究的数据，神经科医师通常建议将择期手术推迟至卒中后9个月以后进行，但目前仍没有推出相关的共识性指南，因此临床工作中还应根据患者个体化的特征进行考虑。

其他可能的危险因素包括年龄（不作为独立因素，而是作为其他心血管疾病的标志物）、女性、高血压、糖尿病、肌酐＞2、吸烟史、慢性阻塞性肺疾病、外周血管疾病、左心室射血分数＜40%、冠状动脉疾病、心脏衰竭、症状性颈动脉狭窄、卵圆孔未闭[2, 7]。近期发现的一个危险因素是偏头痛，在一项院级注册的前瞻性研究中，与没有偏头痛病史的患者相比，偏头痛与围术期卒中的风险增加（OR值为1.75）相关。有先兆的偏头痛患者发生卒中的风险更高，OR值为2.61[8]。

对于近期有脑血管事件并正在考虑进行手术治疗的患者，通常需要专科会诊进行评估：

- 脑血管意外（CVA）或短暂性脑缺血发作（TIA）后建议推迟择期手术，推迟时间尚无统一意见，通常2周至9个月不等，甚至可能需要更长时间[1, 6]。
- 缺血性卒中事件发生后9～12个月，围术期卒中风险趋于稳定，但仍高于无卒中史的患者。
- 鉴于缺乏共识性指南，建议与患者的神经科医师讨论有关风险因素优化和手术时机选择的问题。
- 每一个病例均应进行个体化评估，综合考虑患者拟行手术的类型和紧迫性、患者的合并症以及TIA/CVA症状的稳定程度，同时需要评价TIA/CVA是否已接受恰当的干预治疗［例如，因颈动脉病变造成的复发TIA/CVA行颈动脉内膜剥脱术（CEA）］。
- 卒中危险因素已被最大程度治疗处理并且症状无持续发展的患者，以及TIA/CVA事件发生在手术前9个月或更长时间的患者，其风险相对更低。

体格检查

存在围术期卒中风险的患者应进行全面的心血管检查及神经系统检查[9]。若查体发现颈动脉杂音，应询问患者是否有 TIA/CVA 的体征、症状或病史。无症状的、偶然发现颈动脉杂音的患者手术前不需要进行进一步检查：

- 无症状性颈动脉杂音与颈动脉疾病缺乏明显相关性[10]。
- 已知的轻中度颈动脉狭窄的患者整体围术期卒中的风险较低；
- 一项前瞻性研究，观察对象为 735 例（排除了合并明显症状的患者）行择期腹部、心胸、胸部和四肢手术的患者，该研究发现术前常规体检发现的无症状颈动脉杂音与围术期风险增加不存在相关性[11]。

发现颈动脉杂音的患者需行颈部血管彩超的适应证为：

- 有症状的患者。
- 既往有 TIA/CVA 病史。
- 有严重的颈动脉狭窄而无症状的患者，若拟行冠状动脉旁路移植术（CABG），CABG/CEA 联合手术可改善患者的预后[11]。

围术期管理

卒中的预防

目前针对脑血管疾病的围术期管理策略尚无完整统一的指导意见。我们建议尽可能地改善心血管相关的危险因素，包括控制血压、重新开始使用如阿司匹林或他汀类药物，以及当外科考虑出血风险可控后开始进行抗凝治疗。如果患者因基线卒中高风险或 CVA 史需要进行抗凝，可以考虑在围术期使用普通肝素或低分子肝素进行桥接（关于抗凝治疗管理，详见第 26 章）[12]。警惕新发的心房颤动，以减少栓塞性疾病。

术后卒中

若手术后发生卒中，尽管估测的数据可能存在差异，术后卒中相关的死亡率仍高达26%[3]。术后卒中的处理与非手术相关的卒中相同。需注意以下几点[12]：

- 识别可能的栓塞来源。
- 与手术团队协商，是否应该进行抗凝治疗。
- 近期手术史通常是溶栓的禁忌，因此可能较难采取溶栓作为治疗手段；可以考虑神经介入手术替代溶栓治疗。
- “允许性高血压”可能难以在某些血管或整形手术中使用，需与手术团队和神经科团队进一步讨论。避免低血压。
- 维持正常血糖、正常氧合，避免发热，这对于术后卒中管理同样至关重要。
- 继发于第三间隙积液，术后低钠血症可能更加难以避免。

临床要点

- 既往脑血管疾病史是术后脑卒中最重要的危险因素。
- 缺血性卒中事件发生后 9 ～ 12 个月，患者围术期卒中风险趋于稳定，但仍然高于无卒中史的患者。
- 在患者进行择期手术前，应完善 CVD 风险评估，并就卒中的特定病因进行针对性治疗处理。
- 明确的无症状的颈动脉杂音无需在手术前进行进一步评估或治疗。
- 术后脑卒中的管理必须与外科团队充分沟通，例如，溶栓药物和抗凝药物的使用在术后可能存在禁忌，允许性高血压可能由于部分手术类型的限制无法应用。

致谢

Christopher J. Wong, MD, Associate Professor, Division of General Internal Medicine, Department of Medicine, University of Washington.

参考文献

1. Bell R, Merli G. Perioperative assessment and management of the surgical patient with neurologic problems. In: Merli G, Weitz H, editors. Medical management of the surgical patient. Philadelphia: W. B. Saunders; 1998. p. 283.
2. Selim M. Perioperative stroke. N Engl J Med. 2007;356:706–13.
3. Parikh S, Cohen J. Perioperative stroke after general surgical procedures. N Y State J Med. 1993;93:162–5.
4. Landercasper J, Merz BJ, Cogbill TH, et al. Perioperative stroke risk in 173 consecutive patients with a past history of stroke. Arch Surg. 1990;125:986–9.
5. Limburg M, Wijdicks EF, Li H. Ischemic stroke after surgical procedures: clinical features, neuroimaging, and risk factors. Neurology. 1998;50:895–901.
6. Jorgensen ME, Torp-Pedersen C, Gislason GH, et al. Time elapsed after ischemic stroke and risk of adverse cardiovascular events and mortality following elective noncardiac surgery. JAMA. 2014;312(3):269–77.
7. Ng PY, Ng AK, Subramaniam B, et al. Association of preoperatively diagnosed foramen ovale with perioperative ischemic stroke. JAMA. 2018;319(5):452–62.
8. Timm FP, Houle TT, Grabitz SD, et al. Migraine and risk of perioperative ischemic stroke and hospital readmission: hospital based registry study. BMJ. 2017;10:356.
9. Fleisher LA, Beckman JA, Brown KA, et al. ACC/AHA 2007 guidelines on perioperative cardiovascularevaluation and care for noncardiac surgery: a report of the American College of Cardiology/American Heart Association task force on practice guidelines. Circulation. 2007;116:e418–500.
10. Ropper AH, Wechsler LR, Wilson LS. Carotid bruit and the risk of stroke in elective surgery. N Engl J Med. 1982;307(22):1388–90.
11. Hines GL, Scott WC, Schubach SL, et al. Prophylactic carotid endarterectomy in patients with high-grade carotid stenosis undergoing coronary bypass: does it decrease the incidence of perioperative stroke? Ann Vasc Surg. 1998;12:23.
12. Szeder V, Torbey MT. Prevention and treatment of perioperative stroke. Neurologist. 2008;14(1):30–6.

第 29 章
癫痫及癫痫发作

Sandra Demars，Tyler Lee
张玥　译　李怀瑾　校

背景

合并癫痫的患者术中及围术期并发症发生率高于未合并癫痫的患者[1-2]，因此这类患者需要临床医师密切的关注以及谨慎的管理。除颅脑和心脏手术外，无癫痫病史的患者围术期极少出现癫痫发作，如有发作，则可能表明存在代谢紊乱，需要医务人员即时识别和处理。

术前评估

临床医师应在术前充分评估患者的既往史和个人史，及时识别具有围术期癫痫高危因素的患者。通过全面的检查明确任何术前存在的基础神经功能障碍也很重要。

癫痫的患者相关危险因素

- 已知的癫痫发作，或当前的癫痫治疗，包括正在使用的抗癫痫药（AED）、迷走神经或反应性神经刺激器。
- 颅内肿瘤：脑膜瘤，神经胶质瘤，转移瘤等。
- 急性发作或既往神经系统疾病病史，包括卒中、出血、创伤性脑外伤或中枢神经系统感染。
- 电解质紊乱，低血糖。
- 感染。

- 药物滥用。
- 神经系统退行性疾病，如阿尔兹海默病。

癫痫的手术相关危险因素

- 开颅术[3-4]。
- 术中使用高剂量氨甲环酸（最常见于心脏手术）[5-6]。
- 某些青霉素和头孢菌素的大剂量使用。

癫痫患者的特殊注意事项

癫痫和其他发作性疾病患者的围术期并发症风险很高。两项回顾性研究显示，已有癫痫发作病史的患者围术期癫痫发生率在 2% 至 6% 之间[7-8]。麻醉或手术类型与临床发作风险增加无相关性；但这两项研究未包含开颅手术的患者，也未单独计算进行心脏手术患者的数量[7-8]。围术期癫痫发作时，其临床表现基本与患者术前已存在的癫痫发作一致[7]。合并癫痫病的患者在术前评估中需要重点考虑的信息包括：

- 癫痫类型；
- 癫痫发作频率；
- 最近一次发作日期；
- 最新的 AED 水平；
- 如果难以达到治疗性 AED 水平，应重检测查血药浓度，必要时应考虑调整 AED 剂量。
- 通常不需要常规进行影像学或脑电图检查。

对于既往有癫痫病史的患者，癫痫发作风险增加的围术期情况包括[1-2，7]：

- 低龄；
- 术前使用多种 AEDs；
- 末次发作距手术较近；
- 基础的癫痫发作频率较高；
- AED 血药浓度不稳定或未达到治疗窗；
- 睡眠剥夺；

- 应激；
- 电解质紊乱；
- 由于手术时间较长或术前无法服用肠内药物，导致患者 AED 漏服。需要提醒患者在手术前不要中断服用 AED；
- 影响癫痫发作阈值、与 AED 存在相互作用的药物也会增加围术期癫痫发作的风险。

除了癫痫发作之外，已有癫痫的患者在围术期其他并发症的发生风险也会增加，整体并发症发生率为 20.6%，而不合并癫痫的患者围术期整体并发症发生率为 9.8%（OR 值：2.69，合并癫痫患者和未合并癫痫患者比较）[2]。术后 30 天内死亡率两组人群无差异。合并癫痫患者围术期发生风险增加的并发症如下[2]：

- 脑卒中（OR：3.15）
- 肺炎（OR：2.54）
- 脓毒症（OR：2.03）
- 急性肾衰竭（OR：1.61）
- 术后出血（OR：1.14）
- 深部伤口感染（OR：1.31）
- 术后转入 ICU（合并癫痫的患者：30% *vs.* 未合并癫痫的患者：13.5%）
- 住院费用增加（住院费用为不合并癫痫患者的 110% ～ 151%）
- 住院时间延长（合并癫痫的患者：17.8 天 *vs.* 未合并癫痫的患者：10.4 天）

癫痫患者围术期并发症发生率增加的原因目前尚不清楚。既往有研究证实癫痫患者围术期脑卒中的风险增加，且至少有一例研究提示可能与 AEDs 药物的使用相关[2]。同时对于部分患者，导致他们卒中风险增加的潜在神经系统疾病可能同样也是其癫痫的致病原因。我们建议这类患者在术前应进行会诊，评估风险。

围术期管理

针对所有患者的癫痫的预防应包括密切关注电解质、监测感染或其他术后并发症。

癫痫患者的预防

对于已经接受抗癫痫治疗的患者，围术期应继续维持相关治疗。关于 AEDs 的围术期管理要点包括以下几点：

- 患者在术日晨应继续服用抗癫痫药，术后也应尽早恢复使用。
- 如果术后无法口服用药，术后应使用静脉抗癫痫药替代[1]；苯妥英钠，丙戊酸，左乙拉西坦，苯巴比妥和拉考沙胺都有静脉制剂。
- 如果没有相应的静脉制剂（例如卡马西平和拉莫三嗪），则有以下两种替代方式：一是在术前给予日常剂量，若患者恢复用药时间距离最后一次口服用药时间大于 36 h，恢复口服药物时给予额外的负荷剂量。第二种选择是小剂量苯二氮䓬直肠内给药，患者无法进行肠内用药的情况下可采取连续静脉输注治疗。劳拉西泮半衰期更长，相比地西泮是更好的选择。如果患者恢复用药时间距离术前末次服药超过 36 h，则在恢复口服药物后仍需给予额外的负荷剂量[9]。关于用药管理应考虑咨询患者的神经科医师。
- 关于口服和肠外药物的等效性研究较少，因此目前无法确保替代药物与患者术前常规的抗癫痫药物具有同等的效价和耐受性，因此，如果患者的 AED 没有可替代的静脉制剂，建议同时咨询神经内科医师和药剂师指导围术期用药[9]。

接受颅脑手术患者的预防

颅脑手术的患者围术期癫痫发作风险较高；然而关于预

防性抗癫痫药物的使用，文献上存在较多争议。最近的一项关于幕上肿瘤切除术围术期预防性抗癫痫治疗的系统回顾研究显示，相比于对照组，接受预防性 AED 治疗的患者癫痫发生率并没有显著降低[3]。近期 Cochrane 的一项回顾研究并没有发现一致性证据证明预防性抗癫痫治疗能够降低开颅术后癫痫发生率，尽管结论中提到目前的证据基础存在一定局限性[4]。理论上，预防性使用 AED 可能降低部分患者术后短期癫痫发作的风险，但是否可以降低患者远期进展为慢性癫痫的风险目前尚没有明确的证据。尽管大多数神经外科医师在临床工作中仍会预防性使用 AED，但就这一问题还需要更多研究进一步探索[1, 3-4]。

药物滥用患者的预防

术前存在药物滥用的患者，尤其是酒精、巴比妥类药物或苯二氮䓬类药物依赖的患者，围术期有发生药物撤退性癫痫发作的风险。典型的酒精戒断发作呈全身性强直-阵挛性抽搐，通常发生在患者最后一次饮酒后的 48 h 内。巴比妥类及苯二氮䓬类药物的戒断发作时间变化较大，通常与滥用药物的半衰期相关。如果患者有停药后发作史，并继续服用相同剂量药物，或有戒断综合征的临床证据，则需要开始预防性治疗。苯二氮䓬类药物可用于酒精戒断发作的预防和戒断综合征的治疗。苯二氮䓬类和巴比妥类药物可用于预防和治疗这些药物引起的戒断性癫痫发作。关于戒断综合征的预防性替代治疗的开始时机尚缺乏确切的指南性推荐意见，因此通常取决于临床医师的临床判断。

治疗

如果术前没有癫痫病史的患者发生了围术期癫痫，那么最常见的病因是代谢紊乱[1]。但仍需要进行全面的鉴别诊断，并根据临床疑点进行相关检查。例如，经尿道手术后易出现低钠血症，甲状腺 / 甲状旁腺术后易出现低钙血症，应用钙调神经磷酸酶抑制剂的移植患者易出现低镁血症[1]。如果病因不明确，应考虑进行神经科会诊。除了使用抗癫痫药（苯二氮䓬为常用的一线药物）来治疗急性癫痫发作外，还应考虑进行下列检查以明确病因。

- 床旁血糖（使用便携式血糖仪）。
- 血生化检查（CMP），镁和磷。
- 全血细胞计数（CBC），乳酸，尿酸，胸片，以及伤口评估（以筛查脓毒血症）。
- 毒理学筛查；根据发作的时间，考虑可能出现中毒或戒断的药物或酒精（特别是苯二氮䓬类或巴比妥类）。
- 若有脑卒中的可能，可考虑行头颅 CT。
- 若患者是颅内手术或心脏手术后，需考虑手术相关的不良反应。

对于合并癫痫的患者，尤其是术前癫痫控制较差的患者，围术期癫痫发作通常是原有疾病的结果，而非其他异常的情况。但是若这类患者临床表现符合感染或者脑卒中，仍应进行毒理和代谢相关病因的评估。患者的术前 AED 剂量和方案需仔细核对，并检测 AED 血药浓度，术前是否合并使用其他药物也需仔细核对，例如哌替啶、碳青霉烯，这些药物会降低癫痫发作阈值。

本章要点精炼

- 既往无癫痫病史的患者在围术期出现癫痫发作较为少见，且通常是由代谢因素引发的。
- 既往合并癫痫病史的患者，围术期出现并发症风险较高，并发症包括癫痫发作以及其他并发症。
- 合并癫痫的患者在围术期出现癫痫发作的风险与其术前癫痫控制情况相关。
- 围术期患者的 AED 药物管理比较棘手，尤其是对于术后无法经口进食的患者。由于缺乏各类口服和静脉 AED 药物等效性的研究，建议术前邀请神经内科及药剂科医师会诊，制订合理的替代药物治疗方案。

- 苯二氮䓬类药物是一种有效的补救治疗药物，可用于长期或反复发作的癫痫，也可用作为癫痫患者无法口服常规 AED 时期的预防性用药。

致谢

John W. Miller, M.D., Ph.D., Professor, Departments of Neurology and Neurological Surgery, University of Washington.

参考文献

1. Dhallu MS, Baliomi A, Biyyam M, Chillmuri S. Perioperative management of neurological conditions. Health Serv Insights. 2017;10:1–8.
2. Chang CC, Hu CJ, Lam F et al. Postoperative adverse outcomes in surgical patients with epilepsy: a population-based study. Epilepsia. 2012;53(6):987–94.
3. Chandra V, Rock AK, Opalak C, Stary JM, Sima AP, Carr M, Vega RA, Braddus WC. A systematic review of perioperative seizure prophylaxis during brain tumor resection: the case for a multicenter randomized clinical trial. Neurosurg Focus. 2017;43(5):E18.
4. Weston J, Greenhalgh J, Marson AG. Antiepileptic drugs as prophylaxis for post-craniotomy seizures (Review). Cochrane Database Syst Rev. 2015;(3):CD007286. https://doi.org/10.1002/14651858.CD007286.pub3.
5. Takagi H, Ando T, Umemoto T. All-Literature Investigation of Cardiovascular Evidence (ALICE) group. Seizures associated with tranexamic acid for cardiac surgery: a meta-analysis or randomized and non-randomized studies. J Cardiovasc Surg. 2017;58(4):633–41.
6. Zhang L, Zou X. Tranexamic acid-associated seizures: a meta-analysis. Seizure. 2016;36:70–3.
7. Niesen AD, Jacob AK, Aho LE, et al. Perioperative seizures in patients with a history of a seizure disorder. Anesth Analg. 2010;111(3):729–35.
8. Benish SM, Cascino GD, Warner ME, et al. Effect of general anesthesia in patients with epilepsy: a population-based study. Epilepsy Behav. 2010;17:87–9.
9. Wichards WSW, Schobben AFAM, Leijten FSS. Perioperative substitution of anti-epileptic drugs. J Neurol. 2013;260:2865–75.

第 30 章
帕金森病

Mehraneh Khalighi，Elizabeth Kaplan，Hojoong Kim
张泽菲　译　李怀瑾　校

背景

在美国，帕金森病（Parkinson's disease，PD）是第 2 大神经系统退行性疾病，影响着近 1 百万人的生活，每年约有 6000 例新发病例[1]。每年大约有 16% ～ 45% 的帕金森患者到急诊室就诊一次，7% ～ 28% 的患者会住院接受治疗[2]。根据美国疾病预防控制中心（CDC）的数据，帕金森病是美国第 14 大死亡原因[3]。据估计，全球范围内有 620 万人罹患这种疾病，预计到 2040 年将增加到 1290 万人[4]。帕金森患者围术期并发症风险增高[5]。在一项针对围术期并发症的回顾性研究中，校正了其他危险因素后，帕金森患者发生严重并发症的风险仍显著升高（OR 值为 8.14，置信区间 1.76 ～ 37.67）[6]。通常认为，如果患者在围术期漏服药物，那么行动困难、吞咽困难和肺储备下降将进一步加重，因此围术期风险将增加。同样，这类患者胃动力障碍、体位性低血压、谵妄和跌倒的风险也是增加的。目前尚无针对这类疾病的围术期管理共识或指南，但可以通过最大程度地减少帕金森药物的中断来降低围术期并发症的风险[7]。

术前评估

帕金森病史

与围术期管理的相关病史可分为三个部分：用药史，运动症状和非运动症状。

用药史

确定患者帕金森药物的确切剂量和用药时间至关重要，尤其当使用药物左旋多巴，因为其半衰期仅为 90 min（速溶型），患者需要每 2 ～ 3 h 服用一次药物才能维持药效。此外，左旋多巴应餐前 1 h 或餐后 1 ～ 2 h 服用才能保证药物较好的吸收。由于多巴胺的过度活化，患者也可能出现运动障碍、运动异常，类似于舞蹈症。严重的运动障碍会干扰局麻手术的进行。某些患者可能会出现开–关现象并波动，导致患者在短时间内从活动转变为静止[8]。

运动症状

帕金森病的四个运动系统典型症状可描述为“TRAP”，分别代表震颤，肌强直，运动障碍和姿势 / 步态不稳。这些症状会使围术期情况复杂化。如果不按时服用或减少药物剂量，吞咽困难可能加重。运动迟缓则会影响患者的转运、康复锻炼的参与度以及沟通能力，患者可能有发声微弱（低声）的表现[9]。与非帕金森患者相比，帕金森患者术后跌倒的风险明显增加（18% *vs.* 4%）[10]。

非运动症状

在急性期，我们需关注帕金森病的以下运动系统外症状[11]：自主神经功能障碍，尤其是体位性低血压，对围术期管理可能造成较大的影响；应进行认知功能障碍、谵妄和精神病风险的筛查；睡眠障碍也很常见，包括不宁腿以及一类特殊异相睡眠——快速眼动期（REM）睡眠行为障碍。

帕金森病特异性风险评估

肺部并发症风险评估

帕金森患者容易出现与呼吸肌和咽肌强直及运动迟缓相

关的几类肺功能异常，因此围术期缺氧和肺炎发生风险增加。肺功能检查常表现为限制性通气功能障碍，主要与呼吸肌强直和力弱有关。虽然帕金森患者围术期肺部并发症的风险较高，但在手术前无需常规进行肺功能检查（PFT）。积极的肺部物理干预措施和左旋多巴治疗可改善许多患者的呼吸功能[12]。

帕金森病高热综合征

帕金森病高热综合征（PHS）是由于多巴胺能药物（尤其是左旋多巴）突然停用或减量而出现的危及生命的并发症。与抗精神病药恶性综合征相似，PHS 主要表现为发烧、精神状态改变、自主神经功能障碍、强直和震颤，通常在多巴胺能药物骤停或减量后 18 小时至 7 天出现。高龄、基础合并症多、多巴胺能药物服用剂量大的患者发生 PHS 的风险升高。PHS 的最常见并发症是吸入性肺炎、呼吸衰竭、静脉血栓栓塞症、伴急性肾损伤的横纹肌溶解、癫痫发作和弥散性血管内凝血。PHS 的整体发生率低（4%），但预后较差，接受治疗的患者死亡率为 4%，未经治疗的患者死亡率高达 20%[13]。

术前管理

药物管理

建议咨询患者在门诊就诊时的神经内科医师，商讨关于患者围术期的用药管理。一般认为：

- 尽量保证患者能按照门诊处方的要求按时服用帕金森治疗药物[7]。患者可能对一些药物的给药时间较为敏感，比如卡比多巴 / 左旋多巴。
- 若患者预期手术时间长，或术后需要长时间禁食水，那么术前需同患者的神经内科医师商讨术前是否需要逐步将药物调整到患者所能耐受的最低剂量（图 30.1）[14]。

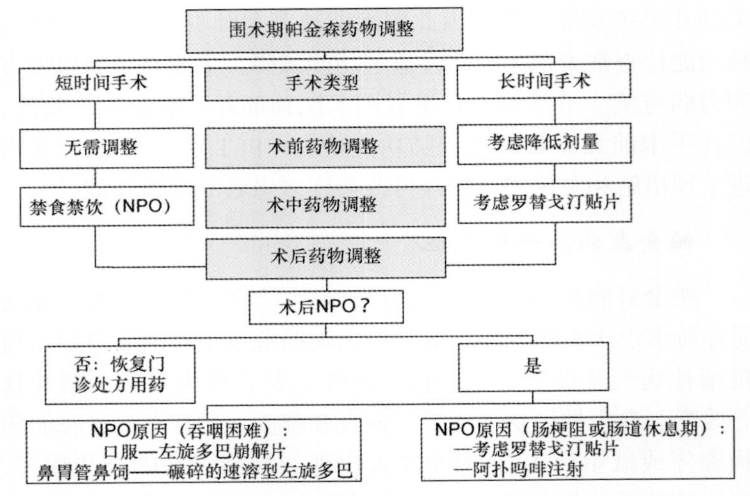

图 30.1　帕金森药物的围术期管理

- 还需注意帕金森药物的副作用以及帕金森药物与围术期常用药物（麻醉药、止吐药、镇痛药）之间可能的相互作用[15]。
- 关于患者新的用药与帕金森用药之间是否存在药物相互作用，建议咨询药剂师。
- 图 30.1 总结了各类帕金森药物及其围术期需考虑的不良反应。

多巴胺前体：卡比多巴/左旋多巴（Rytary®，Sinemet®），口腔崩解片（Parcopa®）

- 卡比多巴/左旋多巴有很多剂型——速溶型（IR），缓释型（CR），口腔崩解型（Parcopa®），以及胶囊型（Rytary®）
- 速溶型药物可以碾碎后通过鼻胃管或内镜下的经皮胃造瘘术后留置的胃管给药。缓释型药物不能碾碎。
- 当缓释型药物更换为速溶型时，给药剂量应是原来的 0.7 倍。

表 30.1　帕金森病药物

药名	主要副作用	围术期注意事项
多巴胺前体： 卡比多巴 / 左旋多巴	恶心、呕吐、直立性低血压、运动障碍、幻觉	速溶型急性停药可能导致 PHS 运动障碍可能干扰局麻手术
多巴胺激动剂： 普拉克索 罗匹尼罗 罗替戈汀 阿扑吗啡	强迫行为、幻觉、嗜睡、下肢水肿	罗替戈汀贴片和阿扑吗啡注射液可在术中及禁食禁饮状态时使用 围术期可持续使用
抗胆碱能药： 苯托品 苯海索	抗胆碱能症状，老年人群易出现术后谵妄	术日晨停用，术后苏醒后可继续使用 与意识障碍相关，尤其在老年患者中
MAO-B 抑制剂： 雷沙吉兰 司来吉兰 沙芬酰胺	头晕、失眠	半衰期长，与多种药物相互作用可导致 5-HT 综合征或血压不稳 择期手术前 2 ～ 3 周停药，部分医师不予停药，建议与当地麻醉团队协商
COMT 抑制剂： 恩他卡朋 托卡朋	腹泻，橙色尿 / 汗，托卡朋有肝毒性	可能增加肾上腺素和去甲肾上腺素的作用 围术期可继续使用

- 速溶型药物的半衰期只有 90 min。突然长时间的停药在极少数的情况下会导致 PHS。
- 帕金森患者的手术应安排在上午尽早进行，以避免长时间的禁食水状态。
- 患者在等待手术期间也应按时服用帕金森药物，以减少停药时间以及降低帕金森危象发生风险。
- 常见的副作用有：恶心呕吐，幻觉（大剂量服用时）、运动障碍。

多巴胺激动剂：阿扑吗啡（Apokyn®），普拉克索（Mirapex®），罗匹尼罗（Requip®），罗替戈汀贴片（Neupro®）

- 这些药物通常可以在围术期继续使用，但在老年患者中应用应谨慎，因为这类药物可能导致意识障碍以及幻觉。
- 手术期间以及禁食禁饮状态无法服用帕金森药物时，可以选择使用阿扑吗啡注射液或者罗替戈汀贴片。

抗胆碱能药：苯甲托品（Cogentin®），苯海索（Artane®）

- 此类药物药效有限以及其抗胆碱能副作用，因此不常用于帕金森患者的治疗。
- 此类药物通常术日晨停用，并在患者术后苏醒后恢复用药，因为该类药物可能加重术后谵妄，尤其对于老年患者。

MAO B 抑制剂：雷沙吉兰（Azilect®），沙芬酰胺（Xadago®），司立吉林（Eldepryl®）

- 该药物属于选择性 B 型单胺氧化酶抑制剂。
- 该药可与多种药物相互作用（与剂量无关），尤其是阿片类药物如哌替啶、抗抑郁药如氟西汀。
- 大剂量应用时，可能与拟交感类药物和所有麻醉类镇痛药产生相互作用。包括血压不稳以及 5- 羟色胺综合征[15]。
- 对于择期手术的患者，不同的厂家和医疗机构对 MAO B 抑制剂的术前管理建议各不相同。一些医疗机构在手术前 2 ～ 3 周停药以避免潜在的药物相互作用，另一些则在围术期继续使用 MAO B 抑制剂。
- 应与所处医院的麻醉团队协商讨论 MAO B 抑制剂的围术期管理。

■ 若围术期继续使用 MAO B 抑制剂时，应持续监测是否有严重药物相互作用征象，如 5- 羟色胺综合征[7]。

COMT（Catechol-O-Methyltransferase Inhibitors：儿茶酚胺甲基转移酶抑制剂）：恩他卡朋（Comtan®），托卡朋（Tasmar®）

■ 此类药物可增加肾上腺素以及去甲肾上腺素的作用。
■ 通常在围术期继续使用此类药物是安全的。
■ 此类药物可能导致运动障碍、幻觉、意识障碍以及体位性低血压。托卡朋可以导致罕见的重度肝中毒，因此临床上使用较少[15]。

术中管理

术中药物管理

■ 对于预计手术时间大于 12 个小时的患者，经其神经内科医师会诊后，可考虑使用罗替戈汀透皮贴剂以减少 PHS 的发生（见图 30.1）[16]。
■ 麻醉药物：应选择丙泊酚作为麻醉用药。服用左旋多巴的患者应避免使用氟烷等吸入性麻醉药，这类麻醉药物可以增加心脏对儿茶酚胺的敏感性[17]。
■ 止吐药：避免使用甲氧氯普胺、氯吡嗪等多巴胺阻断剂，这类药物可加重帕金森症状。

脑深部电刺激（DBS）

DBS 的患者需要特殊处理，术前需要与其他科室共同商讨。

DBS 与电刀

根据手术操作的不同，术中可能需要关闭 DBS。一般建议关闭 DBS 后使用双极电刀[18]。在没有双极电刀的情况下，使用单极电刀也是可以的，但此时必须关闭 DBS，且接地垫放置位置必须远离 DBS 电池。

DBS 与 MRI

DBS 发生器的制造商和型号决定其 MRI 的兼容性[19]。部分 DBS 患者只能兼容头部 MRI，部分患者则可兼容全身 MRI。大部分情况下，做 MRI 检查时需要关闭 DBS。

其他注意事项

DBS 患者不应在全身任何部位进行任何类型的透热治疗（如超声波），因为这可能导致不可逆的组织损伤[19]。需要紧急心脏复律的患者，建议将电极放置在距离发生器至少 1 英寸（2.5 厘米）的地方（位于左或右上胸部）。虽然反复的电击未发现造成 DBS 损坏，但 DBS 可能需要进行重新设置[20]

术后监测以及并发症的预防

帕金森患者术后药物管理

术后帕金森药物的恢复使用取决于患者是否禁食禁饮以及所行手术。

- 对于无吞咽限制、无胃肠道禁忌证的患者，应尽快恢复门诊用药，避免中断。
- 积极的肠道护理和早期运动可以防止术后肠梗阻和便秘，并确保胃肠到对药物的吸收。

帕金森病患者术后可能由于不同的原因需保持禁食禁饮状态，术后应根据患者禁食禁饮原因选择用药方案（图 30.1）。

- 因吞咽困难而禁食禁饮，且无肠梗阻或胃肠处于休息期等禁忌证的患者，可通过鼻胃管鼻饲碾碎的速溶型卡比多巴 / 左旋多巴。缓释型卡比多巴 / 左旋多巴不应碾碎。
- 当通过鼻胃管给药时，患者的饮食方案可能需要从持续鼻饲改为间断或夜间鼻饲进食，以避免食物与左旋多巴相互作用——服用左旋多巴的最佳时间是饭前或饭后 1 h，以避免左旋多巴吸收减少。

- 一种替代鼻饲的方法是使用 Parcopa®，它是左旋多巴的口腔崩解制剂。如果使用该药，需与患者的神经内科医师讨论。
- 因肠梗阻或肠道休息期等胃肠道禁忌证而禁食禁饮的患者，必须通过肠外途径给药。
- 罗替戈汀贴片可用于无需大剂量帕金森病药物的患者。FDA 批准的最大剂量为 8 mg/24 h。咨询神经内科医师关于左旋多巴转换为罗替戈汀的等效剂量。
- 阿扑吗啡注射液可用于需要大剂量帕金森病药物的患者。注射前建议给予止吐药，推荐使用三甲苯甲酰胺（Tigan®）。

谵妄的预防

术后谵妄、意识障碍和幻觉在帕金森病患者中较为常见，尤其当患者合并感染或代谢紊乱。药物间相互作用是术后出现精神障碍的另一个主要原因。

- 避免使用典型和非典型的抗精神病药物，比如氟哌啶醇、利培酮、奥氮平、阿立哌唑和齐拉西酮，此类药物属于多巴胺拮抗剂，可加重帕金森病症状。
- 首选的抗精神病药物是氯氮平和喹硫平。吡马芬司林（Nuplazid®）是 FDA 批准的一种治疗帕金森患者精神病的药物，该药不阻断多巴胺受体，也不会加重运动症状。
- 帕金森病患者对苯二氮䓬类药物较为敏感，使用该类药物可能会出现意识障碍、镇静状态和间歇性躁动。若必须使用，需在低剂量下谨慎使用[21]。
- 如果已对可能病因进行了适当治疗，但治疗效果不佳或精神症状持续存在，应考虑减少帕金森病药物剂量。

在某些情况下，停止某些种类的帕金森病药物可能会改善谵妄。
- 最容易引起意识障碍和幻觉的药物是抗胆碱能药、多巴胺激动剂和金刚烷胺[15]。
- 其他可以降低谵妄风险的措施，详见第 53 章。

术后疼痛管理

术后疼痛需要仔细评估，以区分帕金森强直导致的疼痛和手术切口的疼痛，这两种疼痛的处理方式不同。

- 与强直相关的帕金森病疼痛应通过适当调整多巴胺能药物治疗。
- 保留小剂量阿片类药物减少手术部位的疼痛。
- 应避免使用具有选择性 5- 羟色胺再摄取抑制剂（SSRI）活性的阿片类药物，如美培定、美沙酮、曲马多、丙氧芬、右美沙芬和芬太尼，尤其是那些正在服用 MAO-B 抑制剂的患者，因为可能会增加出现躁动、肌强直、出汗、高热以及 5- 羟色胺综合征的风险[6]。
- MAO-B 抑制剂可减缓肝对阿片类药物的代谢，增加麻醉药过量的风险。
- 帕金森患者可安全地小剂量使用无 SSRI 活性的阿片类药物，如羟考酮、氢吗啡酮、氢可酮和吗啡，临床若需要可以使用。
- 小剂量吗啡可减少运动障碍，但高剂量吗啡可加重帕金森病患者的运动不能。
- 在适当的情况下，可使用区域镇痛技术或非麻醉性止痛药，以尽量减少阿片类药物的使用。

术后恶心管理

- 避免使用多巴胺 D2 受体拮抗剂类止吐药，如甲氧氯普胺、丙氯拉嗪和异丙嗪，这会增加帕金森病患者发生锥体外系症状的风险[6，21]。

- 昂丹司琼，一种 5-HT_3 受体拮抗剂，或三甲氧苯酰胺（Tigan®）适宜用于帕金森病患者，但可能导致低血压或加重自主神经失调的症状。

预防摔倒

帕金森病患者术后跌倒的风险显著增加。除了步态异常外，直立性低血压也是原因之一。这可能是疾病进展导致，也可能是药物产生的副作用。

- 围术期保证足够的容量是避免体位性低血压和降低跌倒风险的重要手段。
- 住院期间，早期和持续的物理治疗和康复治疗可改善帕金森患者的活动能力，从而有助于术后康复[21]。
- 制定跌倒预防措施。

术后肺部管理

误吸以及肺炎是帕金森病患者常见的术后并发症，与咽部肌肉无力或精神状态改变有关。

- 早期和持续的语言康复可识别吞咽功能障碍，并根据情况适当调整饮食。
- 术后尽快恢复帕金森病药物有助于降低误吸的风险。
- 鼓励进行改善肺部健康的措施：诱发性肺活量训练、抬高床头和早期活动。
- 制定误吸预防措施。

临床要点

- 帕金森病是一种复杂的神经系统退行性疾病，围术期并发症增加。
- PHS 是一种罕见但可能危及生命的并发症，主要由于多巴胺能药物的突然停药或减量导致，尤其是左旋多巴。停药后出现发热、精神状态改变、自主神经功能紊乱、肌强直和震颤都可能是发生 PHS 的征象。

- 维持患者之前的门诊帕金森药物治疗计划，尽可能减少药物中断。若有复杂的药物管理问题，建议咨询神经内科医师。
- 若患者因吞咽困难而无法口服药物，可考虑使用碾碎的速溶型左旋多巴鼻胃管鼻饲，或使用左旋多巴口腔崩解剂。对于需要通过肠外途径给药的患者，可以使用罗替戈汀贴片和阿扑吗啡注射液。
- 帕金森患者若需要使用新的药物，尤其是阿片类镇痛药、止吐药和抗精神病药，需明确新使用药物与患者的帕金森病药物没有严重的相互作用。

参考文献

1. parkinson.org, Parkinson's foundation understanding parkinson's causes and statistics. 2018. http://www.parkinson.org/Understanding-Parkinsons/Causes-and-Statistics/Statistics. Accessed June 16.
2. Gerlach OH, Winogrodzka A, Weber WE. Clinical problems in the hospitalized Parkinson's disease patient: systematic review. Mov Disord. 2011;26:197–208.
3. Hoyert DL, Xu J. Deaths: preliminary data for 2011. Natl Vital Stat Rep. 2012;61:1–51.
4. Dorsey ER, Bloem BR. The Parkinson pandemic-a call to action. JAMA Neurol. 2018;75:9–10.
5. Brennan KA, Genever RW. Managing Parkinson's disease during surgery. BMJ. 2010;341:c5718.
6. Reilly DF, McNeely MJ, Doerner D, Greenberg DL, Staiger TO, Geist MJ, Vedovatti PA, Coffey JE, Mora MW, Johnson TR, Guray ED, Van Norman GA, Fihn SD. Self-reported exercise tolerance and the risk of serious perioperative complications. Arch Intern Med. 1999;159:2185–92.
7. Fox A, Aseeri M, Delayed administration and contraindicated drugs place hospitalized Parkinson's disease patients at risk, Institute for Safe Medication Practices. https://www.ismp.org/resources/delayed-administration-and-contraindicated-drugs-place-hospitalized-parkinsons-disease. Accessed 16 June 2018.
8. Mariscal A, Hernández Medrano I, Alonso Canovas A, Lobo E, Loinaz C, Vela L, Garcia-Ruiz Espiga P, Martinez Castrillo JC. Perioperative management of Parkinson's disease. Neurologia. 2012;27:46–50.
9. Lees AJ, Hardy J, Revesz T. Parkinson's disease. Lancet. 2009;373:2055–66.
10. Quinn R, How should Parkinson's disease be managed perioperatively?, The Hospitalist. https://www.the-hospitalist.org/hospitalist/article/124294/how-should-parkinsons-disease-be-managed-perioperatively. Accessed 1 Dec 2011.
11. Mueller MC, Juptner U, Wuellner U, Wirz S, Turler A, Hirner A, Standop J. Parkinson's disease influences the perioperative risk profile in surgery. Langenbecks Arch Surg. 2009;394:511–5.
12. Zesiewicz TA, Sullivan KL, Arnulf I, Chaudhuri KR, Morgan JC, Gronseth GS, Miyasaki J, Iverson DJ, Weiner WJ, Quality Standards Subcommittee of the American Academy of Neurology. Practice parameter: treatment of nonmotor symptoms of Parkinson disease: report of the Quality Standards Subcommittee of the American Academy of Neurology. Neurology. 2010;74:924–31.
13. Newman EJ, Grosset DG, Kennedy PG. The parkinsonism-hyperpyrexia syndrome. Neurocrit Care. 2009;10:136–40.
14. Fujii T, Nakabayashi T, Hashimoto S, Kuwano H. Successful perioperative management of patients with Parkinson's disease following gastrointestinal surgery: report of three cases. Surg Today. 2009;39:807–10.
15. Julius A, Longfellow K. Movement disorders: a brief guide in medication management. Med

Clin North Am. 2016;100:733–61.
16. Wullner U, Kassubek J, Odin P, Schwarz M, Naumann M, Hack HJ, Boroojerdi B, Reichmann H, Group NS. Transdermal rotigotine for the perioperative management of Parkinson's disease. J Neural Transm (Vienna). 2010;117:855–9.
17. Burton DA, Nicholson G, Hall GM. Anaesthesia in elderly patients with neurodegenerative disorders: special considerations. Drugs Aging. 2004;21:229–42.
18. Meyring K, Zehnder A, Schmid RA, Kocher GJ. Thoracic surgery in patients with an implanted neurostimulator device. Interact Cardiovasc Thorac Surg. 2017;25:667–8.
19. Medtronic.com, Medtronic® DBS™ Therapy implanted neurostimulators - information for prescribers. http://manuals.medtronic.com/manuals/main/en_US/manual/therapy?therapy=DBS+for+Parkinsons. Accessed 17 June 2018.
20. Tavernier R, Fonteyne W, Vandewalle V, de Sutter J, Gevaert S. Use of an implantable cardioverter defibrillator in a patient with two implanted neurostimulators for severe Parkinson's disease. Pacing Clin Electrophysiol. 2000;23:1057–9.
21. Katus L, Shtilbans A. Perioperative management of patients with Parkinson's disease. Am J Med. 2014;127:275–80.

第31章 脊髓损伤

Pallavi Arora
刘雅菲 译 曾媛 校

背景

脊髓损伤（spinal cord injury，SCI）包括创伤性损伤和非创伤性损伤两类。研究显示，在美国创伤性 SCI 的发病率要高于世界其他地区。2012 年其发病率为 54/1 000 000[1]。趋势分析发现，患者受伤时的平均年龄逐渐增长，颈椎损伤和坠落伤所占比例也有增长的趋势[2]。非创伤性 SCI 的发病率约为创伤性 SCI 的 3 到 4 倍，其准确数字尚不明确[3]。SCI 引起的全身生理改变，使得患者在围术期内更易出现并发症。SCI 引起的慢性并发症和功能障碍常需要泌尿外科、骨科和整形外科进行干预。此外，急性损伤时，脊髓损伤平面以下出现异常症状，也需要行急诊手术治疗，上述情况都需重视围术期管理[4]。老年患者（60 岁以上）SCI 的比例逐渐增加，导致 SCI 中相当比例的患者可能合并有多种基础疾病，这也需要加强围术期管理。

为阐明主题，本章特指外伤发生数周之后的慢性创伤性脊髓损伤。

术前评估

针对各系统进行完善的病史采集和全面的体格检查。

心血管疾病发病和死亡风险

SCI 患者比普通人群更易合并患冠心病（coronary artery disease，CAD）的危险因素，如肥胖、代谢紊乱综合征和糖尿病。这主要是由于缺乏运动导致的日常能量消耗降低。因此，SCI 患者的冠心病发病率和死亡率较高，而且其发病年龄往往比一般人群中冠心病发病年龄低[5]。在 SCI 患者中，冠心病的诊断通常比较困难，这是因为 SCI 患者常因缺乏体力活动而无心绞痛症状，同时，痛觉感知的异常也会导致其症状不典型。因此，这些患者经常漏诊（静默性冠心病）或延迟诊断[6]。

- 在对所有 SCI 患者进行术前评估时，应仔细回顾其心血管疾病的危险因素及其控制措施。
- 对于基础情况差且患静默冠心病可能性较高的患者，可考虑通过药物应激试验行进一步风险分级。

由于脊髓损伤平面以下的交感神经系统活性减低以及正常血管张力的消失，SCI 患者的动脉血压往往较低。

- 记录 SCI 患者的基础血压及心率非常重要。

自主神经反射异常（autonomic dysreflexia，AD）是 SCI 患者心血管疾病发病的另一个重要危险因素。AD 的发生是 SCI 损伤平面上下自主神经协同反应丧失的结果。在脊髓损伤平面以下，有害刺激诱发的无抑制的交感神经反射会导致弥漫性血管收缩和高血压。脊髓损伤平面以上的代偿性副交感神经反射被激活，从而导致心动过缓以及血管扩张[7]。这种情况可见于 50% ～ 70% 的高位损伤的慢性 SCI 患者中（通常高于 T6 以上）。AD 可在术中或术后引起严重的心动过缓或心动过速、高血压急症、左心衰竭、心肌缺血或心律失常等心血管反应[8]。

- 术前评估时，应关注有无 AD 病史及其常见的诱因。

肺部疾病的发病风险

SCI 患者的呼吸功能可因多种病生理改变而受到影响[4]。

由于膈肌和呼吸辅助肌麻痹以及肋间肌痉挛 / 顺应性下降引起的肺容量改变可以导致限制性通气障碍（第 1 秒用力呼气容积下降，一般为预计值的 55%，以及肺活量下降）。

- 关注脊髓损伤的平面和程度，以了解呼吸肌的受累程度。
- SCI 患者常无法完成标准的肺功能检查。

无效咳嗽是肺不张、分泌物潴留和吸入性肺炎的危险因素。部分 SCI 患者会因为肺和气道的副交感神经兴奋而导致气道高反应的发生率增加[9]。另外，在 SCI 患者中，阻塞性睡眠呼吸暂停（obstructive sleep apnea，OSA）的发病率亦有增加。

- 围术期采集呼吸系统相关疾病的病史，如呼吸衰竭、肺炎、误吸、睡眠呼吸暂停等。
- 如考虑存在慢性二氧化碳潴留 / 通气不足，应行基础动脉血气检查。
- 对阻塞性和中枢性睡眠呼吸暂停进行筛查。

压疮病史

SCI 患者因长期卧床、长时间受压、营养状况差和血流改变导致的神经性皮炎，而易患压疮[4]。

- 术前充分了解皮肤情况，评估并改善营养状态。

痉挛与慢性疼痛综合征

痉挛和慢性疼痛综合征在 SCI 患者较为常见。它是原发损伤以及继发功能障碍共同引起的神经性疼痛和损伤性疼痛[10]。这些患者经常需要复杂的疼痛治疗方案。

- 了解患者术前的疼痛治疗方案，并请疼痛科医师会诊，指导术后疼痛管理。
- 注意抗痉挛药物的用药史，若围术期突然停用可能导致停药综合征或癫痫发作。
- 使用巴氯芬泵的患者需要请康复科会诊，并协助围术期管理。

围术期管理

围术期管理应特别关注并发症的监测和预防。

体位性低血压

由于血管张力降低，脊髓损伤（尤其是颈椎损伤）患者的基础血压较低。同时，这些患者对容量不足的代偿机制受损，所以围术期维持血容量并补充失血量非常重要。

- 鼓励患者术后逐渐改变体位并使用加压袜。

自主神经反射异常

自主神经反射异常（autonomic dysreflexia，AD）一旦出现需要紧急处理。常表现为头痛、严重高血压（无症状或导致恶性的颅内出血）、癫痫发作和心肌梗死。有时可能出现心动过缓，可进展为心搏骤停[8]。所以围术期应密切监测并避免AD 的常见诱因（如尿潴留、膀胱刺激征、便秘和感染），以预防 AD 的发生。

术后 AD 的管理可能包括以下措施（同时应与外科团队密切沟通，衡量与手术相关的风险和获益）[8]：

- 让患者坐起，通过下肢静脉充盈以降低患者血压。
- 脱下紧身的衣物。
- 寻找并解除 AD 的潜在诱因（膀胱梗阻、粪便嵌顿等）。
- 如果上述措施无效，可使用短效药物降压，如硝酸盐或静脉用肼屈嗪。
- 有严重的持续性高血压、高血压急症和严重心动过缓的患者，应转入 ICU 监护。

SCI 患者呼吸相关并发症

目前缺乏针对减少 SCI 患者术后肺部并发症的有效干预措施的研究；因此，我们只能从慢性 SCI 患者呼吸系统并发症的管理中推断其围术期的管理。SCI 患者易患肺不张、分泌物潴留、肺炎、睡眠呼吸紊乱以及低通气引起的缺氧和高碳酸血症。由于麻醉药和术后止痛药的应用，这些情况在围术期可能会加重。

呼吸系统并发症的管理通常基于脊柱损伤的平面[4, 11]。

- C3 以上损伤的患者依赖呼吸机通气，术后需转入 ICU 或密切监护病房进行管理。
- C3 和 C5 之间的损伤会导致不同程度的膈肌和辅助呼吸肌的麻痹。这些患者需密切监测气道和呼吸状态，术后应立即转入密切监护病房。
- C6 和 C8 之间损伤的患者吸气功能尚可保留，术后仅需间歇性无创通气支持治疗即可，同时仍应密切监测呼吸状况。但他们很可能出现咳嗽乏力，而分泌物难以咳出。术后可采取积极的胸部物理治疗，通过腹部按压辅助咳嗽，通过积极的吸痰治疗保持气道通畅。
- T1 或 T1 以下损伤的患者几乎没有通气功能障碍，但由于腹壁肌肉麻痹，他们仍然容易因咳嗽乏力以及分泌物潴留出现并发症，所以仍需要监测他们的呼吸状态并给予支持性治疗。
- 警惕睡眠呼吸紊乱引起的低氧血症和高碳酸血症，必要时可给予持续气道正压（continuous positive airway pressure，CPAP）支持。

胃肠道并发症

由于 SCI 患者胃排空延迟及肠蠕动减慢，易导致肠扩张、便秘和粪块嵌顿等症状。而围术期使用的镇痛药和麻醉药可能会导致上述症状加重。同时，胃肠道相关并发症也会诱发自主神经反射异常。

- 术后密切监测胃肠功能，可继续术前的肠道管理（如使用水化剂和手指直肠刺激），视情况加用刺激性泻药/栓剂和灌肠剂，以维持围术期肠道功能正常[12]。

神经源性膀胱

大多数 SCI 患者需药物和非药物治疗（留置尿管、间断自主导尿）协助膀胱排空[4]。

围术期应继续应用这些治疗措施。术后需警惕尿潴留、尿路感染和肾功能不全。

预防压疮

压疮可能成为术后感染和自主神经反射异常的诱因，术后可通过应用防褥疮气垫、加强护理、增加营养等措施预防压疮的发生。

SCI 患者的疼痛管理

SCI 患者的疼痛管理极富挑战。这些患者对多种镇痛药物可能已经出现耐受或需更大剂量，急性发作时可请疼痛专科医师会诊。医师需警惕非典型表现，注意鉴别未控制的疼痛和药物戒断综合征。此外需注意未控制的疼痛也可能会诱发 AD。

- 围术期继续使用术前应用的止痛方案。
- 术后疼痛可请疼痛专科医师会诊。

临床要点

- SCI 患者冠心病发病的风险更高，合并有冠心病时可能无明显症状。
- 自主神经反射异常是一种严重的术中 / 术后并发症。应预防 AD 的诱发因素，AD 一旦发生，需积极处理。
- SCI 患者的呼吸功能可因多种病生理改变而受到影响，从而导致通气不足、OSA、分泌物潴留、肺不张和肺炎。
- 防治压疮、神经源性膀胱及肠道功能紊乱是 SCI 患者围术期护理的重要方面。

- 术后的疼痛管理仍然具有挑战性，必要时需疼痛专科医师协助诊治。

感谢

Margaret Jones MD MPH, Acting Assistant Professor, Rehabilitation Medicine, Harborview Medical Center, University of Washington.

参考文献

1. Jain NB, et al. Traumatic spinal cord injury in the United States, 1993–2012. JAMA. 2015;313:2236.
2. Devivo M. Epidemiology of traumatic spinal cord injury: trends and future implications. Spinal Cord. 2012;50:365.
3. McDonald JW. Spinal cord injury, seminar. Lancet. 2002;359(9304):417–25.
4. Petsas A, et al. Perioperative management of patients with a chronic spinal cord injury. BJA Education. 2015;15(3):123–30.
5. Myers J, et al. Cardiovascular disease in spinal cord injury: an overview of prevalence, risk, evaluation, and management. Am J Phys Med Rehabil. 2007;86:142.
6. Bauman WA, et al. Cardiac stress testing with thallium-201 imaging reveals silent ischemia in individuals with paraplegia. Arch Phys Med Rehabil. 1994;75:946–50.
7. Karlsson AK. Autonomic dysreflexia. Spinal Cord. 1999;37:383.
8. Bycroft J, et al. Autonomic dysreflexia: a medical emergency. Postgrad Med J. 2005;81:232.
9. Schilero GJ, et al. Assessment of airway caliber and bronchodilator responsiveness in subjects with spinal cord injury. Chest. 2005;127:149.
10. Hadjipavlou G, et al. Spinal cord injury and pain. BJA Education. 2016;16:264–8.
11. Brown R, et al. Respiratory dysfunction and management in spinal cord injury. Respir Care. 2006;51:853–68.
12. Krassioukov A, et al. Neurogenic bowel management after spinal cord injury: a systematic review of the evidence. Spinal Cord. 2010;48:718.

第 32 章
肺部风险评估和管理

Tyler J. Albert，Paul B. Cornia
刘雅菲　译　曾媛　校

背景

术后肺部并发症（postoperative pulmonary complications，PPCs）包括肺不张、支气管痉挛、气管支气管炎、肺炎、肺栓塞、潜在肺部疾病恶化、急性呼吸窘迫综合征（acute respiratory syndrome，ARDS）和呼吸衰竭。据文献报道，全麻手术患者术后肺部并发症发生率为 3% ～ 6%[1-2]。虽然术前心血管风险分层备受关注，但是相比于心血管并发症，术后肺部并发症更为常见，医疗花费更高，同时也会导致更高的围术期并发症发病率和死亡率[3-4]。因此，医师需要关注 PPCs 的危险因素及干预措施。危险因素包括患者相关因素和手术相关因素[1]。

哮喘、慢性阻塞性肺疾病（chronic obstructive pulmonary disease，COPD）、阻塞性睡眠呼吸暂停（obstructive sleep apnea，OSA）、肥胖低通气综合征（obesity hypoventilation syndrome，OHS）和肺动脉高压将在后续章节中分别进行讨论（见第 33、34 和 35 章）。

术前评估

术前风险因素评估

所有接受大手术患者的术前评估均需包括肺部并发症的

风险因素评估（表 32.1）。

- 美国麻醉医师学会（ASA）基础状况分级定义了患者的整体健康水平。ASA 分级≥Ⅱ级（合并轻度系统性疾病）一直被认为是 PPCs 的重要预测因素[1-2]。
- 其他重要的与患者相关的 PPCs 风险因素包括：年龄（＞60 岁）、功能依赖、COPD、心力衰竭和吸烟史[1-2]。
- 手术部位是 PPCs 最重要的风险因素；切口离膈肌越近，PPCs 的发生率越高，主动脉、胸廓和上腹部手术的风险最高。术后膈肌功能障碍对发生 PPCs 起到关键作用。手术时间延长也会增加 PPCs 的风险。
- 低蛋白血症提示 PPCs 发生率高。但围术期补充营养、纠正低蛋白血症能否改善预后尚不确定[1-2，5-6]。
- 重度或控制不佳的哮喘是 PPCs 的风险因素，控制良好的哮喘不增加 PPCs 风险[1-2，7-9]。

术前肺部检查

胸片或肺功能检查不作为术前常规检查；除非患者有明确病因的肺部症状或异常体征（表 32.2）。

表 32.1　肺部并发症的风险因素[2]

患者相关因素	**手术相关因素**
COPD	手术时间＞3 h
年龄＞60 岁	手术类型：主动脉瘤修复术、腹部（尤其上腹部）、胸部、头颈部、血管手术、急诊手术
ASA 分级≥Ⅱ级	
功能依赖	全身麻醉
CHF	围术期输血
体重减轻	**实验室检查**
谵妄	白蛋白＜3.5 g/dl
饮酒史	BUN＞21 mg/dl
吸烟史	胸片异常
肺部体格检查异常	

COPD，慢性阻塞性肺疾病；ASA，美国麻醉科医师协会；CHF，充血性心力衰竭；BUN，血清尿素氮

表 32.2　术前肺部诊断性检查

胸部 X 线	不推荐术前常规进行胸片检查 合并心肺疾病，以及年龄大于 50 岁的患者计划行上腹部、胸部或腹主动脉瘤手术的患者可考虑进行胸片检查[5]
肺功能检查（pulmonary function tests，PFTs）	不推荐术前常规进行 PFTs（部分特殊手术，如肺切除术，可考虑术前检查，但我们一般会听取外科医师意见） 对于怀疑但未确诊患有阻塞性或限制性肺部疾病的患者可考虑进行检查 已确诊的 COPD 患者通过症状和检查进行评估

- 怀疑因心力衰竭引起呼吸困难的患者，应考虑行超声心动检查。

风险预测工具

目前已有几种风险预测工具[6, 10-11]，但对于术前风险评估，尚无统一推荐。我们更推荐 ARISCAT（Canet）风险指数评分，因为它使用方便，并能对发生 PPCs 的风险程度进行低、中、高分级。重要的是，其定义的 PPCs 包含了重型疾病（呼吸衰竭、肺炎）和轻型疾病（肺不张、支气管痉挛）[10]。

围术期管理

术前建议

通常来说，患者在家使用的肺部疾病药物围术期应该继续使用，包括口服药物（如白三烯抑制剂和糖皮质激素）和吸入药物（如吸入 β 受体激动剂、抗胆碱药和激素）。尽管缺乏明确证据，但鉴于狭窄的治疗窗和心律失常的风险，我们建议在手术前一天才停用茶碱类药物。

- 长期口服激素的患者围术期需要补充“应激”剂量的激素（见第 14 章）。
- 建议戒烟。一篇 meta 分析提示，目前现有的证据不支持术前戒烟会增加并发症的风险；术前戒烟的时间越长受益越多[12]。

- 对于 PPCs 高危患者，我们术前访视时应重视宣教深呼吸运动和诱发性肺活量训练的技巧[13]。

术后肺部护理

多种肺扩张治疗（如诱发性肺活量训练、深呼吸运动、持续或间歇正压通气）可以预防肺不张及相关 PPCs。美国医师协会推荐一些肺扩张措施可用于腹部大手术后的患者[5]，但是没有充足的证据证实其有效性[13-14]。对于依从性好的患者，我们推荐深呼吸运动和诱发性肺活量训练，因为其简单、廉价且人力成本低。

- 鼻胃管可以降低误吸的风险，但并不是常规手段，由外科团队决定是否应用[5，8]。
- 低氧血症高危患者（比如 OSA，OHS）可考虑进行夜间血氧饱和度监测。

临床要点

- 高龄、ASA 分级、功能依赖、COPD 和充血性心力衰竭是重要的与患者相关的 PPCs 风险因素。
- 手术部位和手术时间是重要的与手术相关的 PPCs 危险因素，主动脉、胸部和上腹部手术的风险最高。
- 不推荐术前常规肺功能和胸片检查。

参考文献

1. Yang CK, Teng A, Lee DY, Rose K. Pulmonary complications after major abdominal surgery: National Surgical Quality Improvement Program Analysis. J Surg Res. 2015;198(2):441–9.
2. Smetana GW, Lawrence VA, Cornell JE. American College of Physicians. Preoperative pulmonary risk stratification for noncardiothoracic surgery: systematic review for the American College of Physicians. Ann Intern Med. 2006;144(8):581.
3. Dimick JB, Chen SL, Taheri PA, et al. Hospital costs associated with surgical complications: a report from the private-sector National Surgical Quality Improvement Program. J Am Coll Surg. 2014;199(4):531.
4. Shander A, Fleisher LA, Barie PS, et al. Clinical and economic burden of postoperative

pulmonary complications: patient safety summit on definition, risk reducing interventions, and preventive strategies. Crit Care Med. 2011;39(9):2163–72.
5. Qaseem A, Snow V, Fitterman N, et al. Risk assessment for and strategies to reduce perioperative pulmonary complications for patients undergoing noncardiothoracic surgery: a guideline from the American College of Physicians. Ann Intern Med. 2006;144:575–80.
6. Arozullah AM, Daley J, Henderson WG, et al. Multifactorial risk index for predicting postoperative respiratory failure in men after major noncardiac surgery. Ann Surg. 2000;232(2):242–53.
7. Hong CM, Galvagno SM. Patients with chronic pulmonary disease. Med Clin N Am. 2013;97:1095–107.
8. Bapoje SR, Whitaker JF, Schulz T, et al. Preoperative evaluation of the patient with pulmonary disease. Chest. 2007;132:1637–45.
9. Numata T, Nakayama K, Fugii S, et al. Risk factors of postoperative pulmonary complications in patients with asthma and COPD. BMC Pulm Med. 2018;18:4.
10. Canet J, Gallart L, Gomar C, et al. Prediction of postoperative pulmonary complications in a population-based surgical cohort. Anesthesiology. 2010;133:1338–50.
11. Gupta H, Gupta P, Fang X, et al. Development and validation of a risk calculator predicting postoperative respiratory failure. Chest. 2011;140(5):1207–2015.
12. Mills E, Eyawo O, Lockhart I, et al. Smoking cessation reduces postoperative complications: a systematic review and meta-analysis. Am J Med. 2011;124:144–54.
13. Boden I, Skinner EH, Browning L, et al. Preoperative physiotherapy for the prevention of respiratory complications after upper abdominal surgery: pragmatic, double blinded, multicenter randomized controlled trial. BMJ. 2018;360:j5916.
14. Tyson AF, Kendig CE, Mabedi C, et al. The effect of incentive spirometry on postoperative pulmonary function following laparotomy. JAMA Surg. 2015;150(3):229–36.

第 33 章
哮喘 / 慢性阻塞性肺疾病

Eric Mar
刘雅菲　译　曾媛　校

背景

哮喘或慢性阻塞性肺疾病（chronic obstructive pulmonary disease，COPD）的患者术后肺部并发症（postoperative pulmonary complications，PPCs）的风险增加，我们应格外重视这类患者。根据国家外科质量改进计划的数据，COPD 患者（占总人口的 4.82%）术后肺炎、呼吸衰竭、心肌梗死发生率增加，且住院时间延长[1]。虽然临床工作中仍需重视，但控制好的哮喘患者 PPCs 的发生率低[2]，麻醉相关的支气管痉挛风险小[3]。通常来说，对于大多数控制稳定的哮喘和 COPD 的患者，详细的病史和体格检查足以满足围术期评估。其他情况，包括尚未明确诊断或症状急性加重的患者，应行进一步的检查。

术前评估

通过详细询问呼吸系统病史和体格检查决定是否需要进一步术前评估。术前需关注患者的基础活动耐量、近期活动耐量是否下降、COPD/ 哮喘的诱发及加重因素、急性发作的症状 / 体征和口服激素类用药史。COPD/ 哮喘患者的术前评估流程见图 33.1。术前检查应包括基础脉氧饱和度。肺功能异常不是手术的绝对禁忌证[4]，但是 FEV_1 减低与 PPCs 风险增加

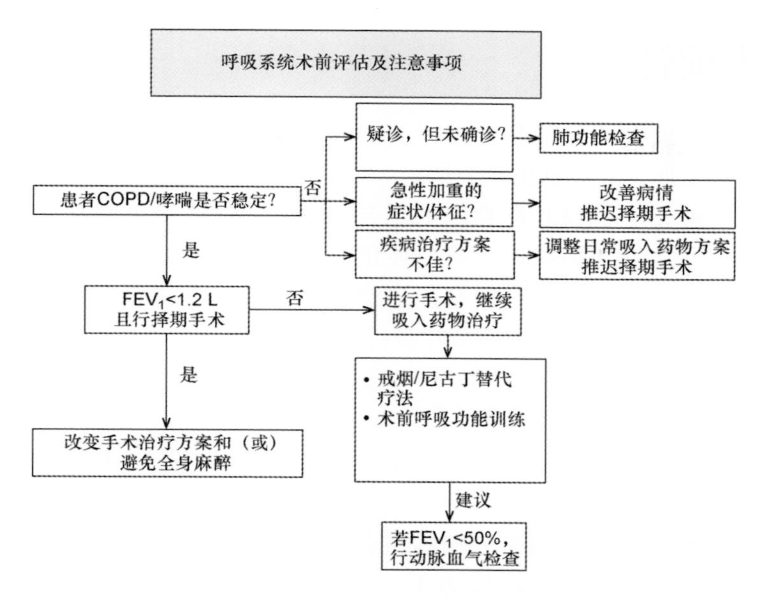

图 **33.1**　呼吸系统术前评估及注意事项

相关[5]。其中许多风险与手术和麻醉本身相关。因此，对于 FEV_1 < 1.2 L 的患者需谨慎行择期手术，尤其是麻醉时间较长（> 3 h）的手术。

对于病情控制稳定的患者很少需要额外检查。但对于下述特殊情况，需考虑进一步检查：

- 对于怀疑但未明确诊断 COPD 或哮喘的患者，应行术前肺功能检查[6]。
- 对于 FEV_1 占预计值< 50% 或怀疑合并高碳酸血症的患者应行动脉血气检查，尤其预计手术时间> 3 h[7]。
- 对于病情稳定的 COPD 及哮喘的患者不建议常规行胸片检查[8]。除非出现症状加重或合并感染时，可考虑行胸片检查。
- 口服糖皮质激素的患者，如没有近期空腹血糖结果，应术前测量基础血糖。

术前管理

术前管理包括改善控制不佳的疾病，确保患者不处于急性加重期，并鼓励患者戒烟。

- 对于病情控制稳定的患者，围术期继续沿用原有治疗方案，但茶碱类药物使用例外。虽然茶碱类药物不常使用，但因其较窄的治疗窗和潜在的引起心律失常的风险，建议术前请呼吸科医师指导用药方案。
- 对于控制不佳的 COPD 患者，应考虑增加日常吸入药物用量。
- 对于怀疑病情急性加重的患者，应推迟择期手术至病情恢复。
- 对于口服激素依赖的患者，围术期需要补充应激剂量的激素（见第 14 章）。
- 口服 β 受体阻滞剂的患者无需特殊调整用药方案。
- 鼓励戒烟，戒烟可改善部分手术患者的预后[9]。必要时可行尼古丁替代疗法或其他药物替代治疗。即使不考虑手术本身，戒烟也使患者有明显获益。这将是彻底戒烟的一个契机。
- 术前呼吸功能训练（深呼吸运动或诱发性肺活量训练）需要时间和依靠患者的自我管理，但它可能明显减少术后并发症[10-11]。

围术期管理

术后继续沿用日常吸入药物治疗方案。COPD 患者可考虑雾化吸入短效药物如沙丁胺醇和异丙托溴铵。异丙托溴铵可以替代长效药物噻托溴铵对患者的维持治疗。对于未接受过治疗的轻型患者，必要时可给予吸入治疗。

- 如果患者术后不能正常使用定量吸入器，可以改用雾化方式或通过呼吸机回路给予吸入药物治疗。

- 应特别重视患者术后疼痛管理，既要避免镇痛不足（呼吸急促和呼吸叠加）又要小心镇痛过度（呼吸抑制和气道保护）。
- 硬膜外镇痛可能可以减少术后并发症[12]。
- 如果需要使用阿片类药物，推荐在脉氧饱和度监测下使用，并用滴定法确定合适的治疗剂量，尽早停药。
- 推荐积极的肺内分泌物清除和肺扩张治疗如诱发性肺活量训练（不仅限于阻塞性肺疾病患者）。肺扩张治疗还包括对不能进行诱发性肺活量训练的患者给予无创正压通气，但在合并肺大泡或气胸风险的患者中，应注意降低气压损伤。
- 对于术后病情加重的患者，应与手术医师协商是否使用糖皮质激素，激素可能影响伤口愈合并引起高血糖。

临床要点

- 稳定的 COPD/ 哮喘患者术前无需常规行胸片检查。
- 病情急性加重且 FEV_1 极低的患者应推迟择期手术。
- 术前和术后应维持所有吸入药物治疗。

感谢

John H. Choe, MD, MPH. Department of Medicine, Division of General Internal Medicine, University of Washington.

参考文献

1. Gupta H, Ramanan B, Gupta P, et al. Impact of COPD on postoperative outcomes: results from a national database. Chest. 2013;43(6):1599–606.
2. Kabalin C, Yarnold P, Grammer C. Low complication rate of corticosteroid-treated asthmatics undergoing surgical procedures. Arch Intern Med. 1995;155:1379–84.
3. Woods B, Sladen R. Perioperative considerations for the patient with asthma and bronchospasm. Br J Anaesth. 2009;103:i57–65.
4. Kroenke K, et al. Operative risk in patients with severe obstructive pulmonary disease. Arch Intern Med. 1992;152(5):967–71.
5. Shin B, Lee H, Kang D. Airflow limitation severity and post-operative pulmonary complications following extra-pulmonary surgery in COPD patients. Respirology. 2017;22:935–41.

6. Qaseem A, Snow V, Fitterman N, et al. Risk assessment for and strategies to reduce perioperative pulmonary complications for patients undergoing noncardiothoracic surgery: a guideline from the American College of Physicians. Ann Intern Med. 2006;144:575–80.
7. Milledge J, Nunn J. Criteria of fitness for anaesthesia in patients with chronic obstructive lung disease. Br Med J. 1975;3(5985):670.
8. Smetana G, Lawrence V, Cornell J. Preoperative pulmonary risk stratification for noncardiothoracic surgery: a systematic review for the American College of Physicians. Ann Intern Med. 2006;144:581–95.
9. Guan Z, Lv Y, Liu J, et al. Smoking cessation can reduce the incidence of postoperative hypoxemia after on-pump coronary artery bypass grafting surgery. J Cardiothorac Vasc Anesth. 2016;30(6):1545.
10. Valkenet K, van de Port I, Dronkers J. The effects of preoperative exercise therapy on postoperative outcome: a systematic review. Clin Rehabil. 2011;25(2):99–111.
11. Boden I, Skinner E, Browning L, et al. Preoperative physiotherapy for the prevention of respiratory complications after upper abdominal surgery: pragmatic, double blinded, multicenter randomized controlled trial. BMJ. 2018;360:j5916.
12. Van Lier F, van der Geest P, Hoeks S, et al. Epidural analgesia is associated with improved health outcomes of surgical patients with chronic obstructive pulmonary disease. Anesthesiology. 2011;115(2):315–21.

第 34 章
阻塞性睡眠呼吸暂停及肥胖低通气综合征

Ken He，Brian Palen
刘雅菲　译　曾媛　校

背景

阻塞性睡眠呼吸暂停和肥胖低通气综合征的流行病学

阻塞性睡眠呼吸暂停（obstructive sleep apnea，OSA）会导致睡眠中反复的气道部分或完全塌陷。既往一项纵向队列研究显示，中重度 OSA 的患病率男性为 9%，女性为 4%[1]。同一研究近期的数据则提示睡眠呼吸紊乱的患病率在男性中增加到 13%，在女性中增加到 6%[2]，另一项最近的大型研究则报告了更高的发病率[3]。患病率的提高主要是因为肥胖率增高、人口老龄化、呼吸事件评分和睡眠呼吸暂停的诊断标准发生变化等原因。即便如此，仍有接近 90% 的中重度 OSA 患者未被确诊[4]。一项针对行择期手术的成年患者的前瞻性研究显示，通过对 OSA 高危患者进行术前评估，发现中重度 OSA 的患病率为 35%[5]，而在拟行减重手术的肥胖患者中其患病率高达 73%[6]。

肥胖低通气综合征（obesity hypoventilation syndrome，OHS）是指排除其他低通气原因情况下，符合体重指数（body mass index，BMI）≥ 30 kg/m^2 以及动脉 P_{CO_2} > 45 mmHg。OSA 不是 OHS 诊断的先决条件，但是通常是其合并症，17% 的 OSA 患者同时符合 OHS 的诊断标准。OHS 的患病率为 0.6%，但这有可能因诊断不足而被低估[7]。

围术期影响

OSA 患者围术期发生并发症风险增加，包括心脏意外（心搏骤停、心肌梗死、心律失常和心力衰竭）、肺部并发症（低氧血症、急性呼吸衰竭、再插管和肺炎）以及医疗资源的消耗增加（长期机械通气、重症监护、住院时间、医疗健康护理费用）[8-10]。

OHS 患者因限制性通气不足而导致出现低氧血症和高碳酸血症的风险增加，从而更易发生围术期并发症。与单纯 OSA 患者相比，OHS 患者更易出现上述并发症[11]。围术期睡眠剥夺、静脉输液液体过负荷、体位调整、应用镇静药物和阿片类药物等会进一步增加 OSA 和 OHS 患者的上述风险。

最佳管理方案和挑战

麻醉与睡眠医学协会最近制定了成年 OSA 患者的术前筛查和评估指南[12]。值得注意的是，由于可靠的数据仍然有限，大多数建议都是基于专家的共识。此外，在围术期护理实践中如何识别并发症风险、优化 OSA 和 OHS 治疗时机、减少不良事件发生以及术后监护的级别和时间等方面的认知还是有限的[13]。我们根据现有的证据和临床经验总结了最佳的围术期管理方案。围术期管理应依据现有的治疗方案、可利用的医疗资源、患者合并症、手术类型、麻醉方式及镇静程度进行相应调整。

术前评估

目前有几种类似的 OSA 筛查工具，包括 STOP-Bang 问卷、P-SAP 评分、柏林问卷和 ASA 检查表等。其中 STOP-Bang 是围术期最有效的工具[12]。改良 STOP-Bang 评分结合其他特定指标可以提高中重度 OSA 筛查的特异性，还可以对 OHS 进行筛查[14-15]。

OSA 筛查

- 着重询问病史，包括夜间症状（打鼾、憋醒、呼吸暂停和频繁觉醒）和日间症状（睡醒后精神不佳、嗜睡、疲劳）。
- 关注头颈部体格检查［气道狭窄、改良马氏分级Ⅲ或Ⅳ级、下鼻甲肿大和上颌前突（下颌位置异常后缩）］。
- 使用 STOP-Bang 筛查工具（见表 34.1）[14]。STOP-Bang 评分≥ 3 分时，OSA 患病风险高。STOP-Bang 评分≥ 5 分或 STOP-Bang 评分≥ 2 分＋（男性或 BMI ＞ 35 KG/m^2 或颈围＞ 40 cm）为中重度 OSA 高危人群。

OHS 筛查

- 着重询问病史包括心力衰竭和肺动脉高压的症状。
- 关注心肺系统体格检查（颈静脉搏动增强、啰音、P2 亢进、胸骨旁隆起、第 3 心音和下肢水肿）。

表 34.1　改良 STOP-Bang 问卷[14]

改良 STOP-Bang 问卷
S ＝打鼾。你是否打鼾声音很大？（关上门后依旧能听到鼾声或晚上睡觉时你的配偶因打鼾会肘击你）
T ＝疲劳。你是否经常感到疲劳或者在白天困倦？
O ＝呼吸暂停。是否有人发现过你睡觉时有过呼吸暂停或窒息 / 抽气？
P ＝血压。你是否有高血压？或你是否正在接受高血压治疗？
B ＝ BMI ＞ 35 kg/m^2
A ＝年龄＞ 50 岁
N ＝颈围（测量甲状软骨水平）＞ 17 in/43 cm（男性）或＞ 16 in/41 cm（女性）
G ＝性别（男性）
评分
OSA 高风险：符合≥ 5 项或符合≥ 2 项＋（男性或 MI ＞ 35 kg/m^2 或颈围＞ 40 cm） OSA 中风险：符合 3 ～ 4 项 OSA 低风险：符合＜ 3 项

- 肥胖患者中STOP-Bang评分≥3且合并下列情况时，则OHS患病风险增高：吸空气时氧饱和度＜90%且血清碳酸氢根≥28 mEq/L[15]，或BMI＞45 kg/m^{2}且血清碳酸氢根≥28 mEq/L。

诊断性检查和推荐

推荐对OSA或OHS危险人群进行睡眠监测。

- 没有合并症的中重度OSA的高危患者可进行家庭睡眠呼吸暂停试验[16]。
- 实验室多导睡眠监测推荐用于合并有复杂基础疾病的患者，如合并心肺疾病或脑血管疾病[16]。
- 我们建议对所有OHS高危患者进行实验室多导睡眠监测联合二氧化碳监测。

评估OHS高危患者是否存在日间低通气状态。

- 检查动脉血气分析（P_{CO2}＞45 mmHg）
- 可使用气体监护仪作为替代（呼气末CO_2＞45 mmHg）
- 对于清醒时吸空气SpO_2＜90%和（或）符合低通气标准的患者，建议行超声心动和肺功能检查（更多肺动脉高压相关内容见第10章）。

手术团队应根据现有治疗、患者合并症、手术获益和风险等共同协商决定是否需因OSA的诊断及治疗而推迟手术。2016年麻醉与睡眠医学协会指南不建议推迟或取消手术，除非患者在病因诊断不明时出现低通气、严重肺动脉高压或静息性低氧血症，但是这一推荐尚缺乏有力的支持性数据[12]。

围术期管理

气道正压通气（positive airway pressure，PAP）是治疗OSA和OHS的主要方法。PAP的两种主要模式是持续正压通气（continuous positive airway pressure，CPAP）和无创通气，

双水平气道正压通气（bi-level positive airway pressure，BPAP）是其常见模式[17]。BPAP 提供的呼气相正压（expiratory positive airway pressure，EPAP）可以像 CPAP 一样维持气道通畅，同时吸气相正压（inspiratory positive airway pressure，IPAP）可以增加通气量。IPAP 和 EPAP 的差为压力支持窗，与潮气量相关。最新的呼吸机可以通过传感器测算气流量而自动调节气道压力（autoPAP，APAP）。CPAP 是 OSA 患者的经典治疗方式，但是部分患者更易接受 BPAP 模式，因为此模式下患者可能感觉更舒适。BPAP 被用于各种低通气疾病的治疗如 OHS，而部分患者在 CPAP 模式下即可满足其治疗需要[18]。总之，可根据患者的睡眠检查结果、个人倾向、睡眠习惯以及呼吸科医师的建议等综合决定 PAP 的模式。对于单纯 OSA 患者，可以选择下颌矫正器作为 PAP 治疗的替代方案。

术前管理

麻醉医师和手术团队应重视确诊或疑诊 OSA 或 OHS 的患者，必要时可考虑采用区域阻滞麻醉。对确诊 OSA 或 OHS 的患者，推荐下述管理方案：

- 明确患者的依从性、PAP 的参数设置，吸入氧流量（如需要）。
- 由睡眠专家调整 PAP 参数设置，优化患者依从性。
- 提醒患者将自己的治疗设备带到医院（包括非 PAP 治疗设备）。
- 建议患者术前继续沿用 PAP 或非 PAP 治疗。
- 如果患者符合临床指征，则术前即开始使用呼吸机或矫正器治疗。

术后管理

对于术后监护级别和时间，目前尚无明确推荐，但应综合考虑以下情况：

- 在镇静药物完全恢复、阿片类药物减量且患者病情平稳前，应持续监测脉搏血氧饱和度。
- 有低通气风险的患者应进行二氧化碳监测，如动脉血气检查和（或）使用气体监护仪（如条件允许）。
- 对合并心血管疾病的患者或高危人群，应密切监护生命体征。
- 高危手术（如头颈部、心脏、胸部或腹部手术）后应进入 ICU 监护。

所有确诊或疑诊 OSA 或 OHS 的患者都应尽可能使用非 PAP 干预措施。

- 尽量减少使用阿片类药物、苯二氮䓬类药物和肌松药。
- 使用对乙酰氨基酚、NSAIDs 类药物或其他非阿片类药物镇痛，优化疼痛管理。
- 抬高床头（≥ 30° 或至可耐受位置），避免平卧位。
- 限制输液量（平卧位可使液体向头侧再分布，加重 OSA 症状）。
- 避免对容量超负荷患者进行过度利尿（代谢性碱中毒会加重 OHS 患者的呼吸性酸中毒）。
- 如果 OHS 患者需要氧疗，维持氧饱和度在 90% 左右，维持呼吸中枢兴奋。
- 继续沿用术前非 PAP 治疗措施，如使用下颌矫正器。

术前已经确诊的 OSA 或 OHS 患者，继续沿用之前的 PAP 治疗方案。对于尚未确诊的 OSA 或 OHS 高危患者，因为尚缺乏明确获益证据，不建议优先使用 PAP 治疗，除非存在以下情况：

- 如果患者存在呼吸暂停引起的缺氧或心血管损害（如有症状的心动过缓），则启动 CPAP 治疗（建议 APAP 设置为 5 ～ 20 cmH_2O）。
- 如果患者存在二氧化碳潴留，则启动 BPAP（建议设置 12/6 cmH_2O）治疗，并适当调节支持压力，优化潮气量和分钟通气量。

- 选择面罩时应考虑患者的耐受性和良好的密闭性；可用的面罩类型包括鼻枕式、鼻面罩和口鼻面罩。

其他围术期注意事项

在部分外科手术后，使用 PAP 治疗需特别注意。头颈部手术（如经鼻蝶手术、鼓室成形术和眼科手术）后避免使用 PAP，否则易造成气颅或影响伤口愈合。通常术后 6 周后恢复 PAP 治疗是安全的，但仍需与手术大夫协商。PAP 在减重手术后可以安全使用，不会影响胃肠道吻合口愈合[19-20]。

PAP 治疗的禁忌证和注意事项：

- 濒临呼吸衰竭。
- 心功能异常或循环不稳定。
- 无法咳痰，呕吐、存在误吸风险。
- 头颈部损伤后无法使用面罩。
- 面部或颅骨骨折（存在发生气颅和皮下气肿的风险）。
- 神志异常。
- 不稳定或张力性气胸（存在加重气胸风险）。
- 家用 PAP（非呼吸机）设备上连接无通气孔面罩可导致二氧化碳潴留（注意确认面罩是否有呼气孔，以保证气体可以排出）。

如果遇到患者难以耐受 PAP 治疗或无法选择合适面罩时，建议请呼吸科、胸科或睡眠专家协助诊疗。对于围术期发现而术前未明确诊断的 OSA 或 OHS 患者，建议术后至睡眠评估门诊随访。

临床要点

- 使用改良 STOP-Bang 评分可以提高对于中重度 OSA 患者筛查的特异度，结合其他特定指标（脉搏血氧饱和度和血清碳酸氢根）可以提高对 OHS 患者的诊断。

- 对于确诊或疑诊 OHS 的高危患者，避免过度利尿和过度氧疗。
- 对于未确诊的 OSA 或 OHS 患者，不建议预防性应用 PAP 治疗。
- 无通气孔面罩与家用 PAP 设备不兼容，可能导致二氧化碳潴留。
- 头颈部手术后避免常规使用 PAP 治疗，需与手术团队讨论安全恢复 PAP 治疗的时机。

参考文献

1. Young T, Palta M, Dempsey J, et al. The occurrence of sleep-disordered breathing among middle-aged adults. N Engl J Med. 1993;328(17):1230–5.
2. Peppard PE, Young T, Barnet JH, et al. Increased prevalence of sleep-disordered breathing in adults. Am J Epidemiol. 2013;177(9):1006–14.
3. Heinzer R, Vat S, Marques-Vidal P, et al. Prevalence of sleep-disordered breathing in the general population: the HypnoLaus study. Lancet Respir Med. 2015;3(4):310–8.
4. Chen X, Wang R, Zee P, et al. Racial/ethnic differences in sleep disturbances: the Multi-Ethnic Study of Atherosclerosis (MESA). Sleep. 2015;38(6):877–88.
5. Finkel KJ, Searleman AC, Tymkew H, et al. Prevalence of undiagnosed obstructive sleep apnea among adult surgical patients in an academic medical center. Sleep Med. 2009;10(7):753–8.
6. Reed K, Pengo MF, Steier J. Screening for sleep-disordered breathing in a bariatric population. J Thorac Dis. 2016;8(2):268–75.
7. Balachandran JS, Masa JF, Mokhlesi B. Obesity hypoventilation syndrome epidemiology and diagnosis. Sleep Med Clin. 2014;9(3):341–7.
8. Opperer M, Cozowicz C, Bugada D, et al. Does obstructive sleep apnea influence perioperative outcome? A qualitative systematic review for the Society of Anesthesia and Sleep Medicine Task Force on preoperative preparation of patients with sleep-disordered breathing. Anesth Analg. 2016;122(5):1321–34.
9. Memtsoudis SG, Stundner O, Rasul R, et al. The impact of sleep apnea on postoperative utilization of resources and adverse outcomes. Anesth Analg. 2014;118(2):407–18.
10. Memtsoudis S, Liu SS, Ma Y, et al. Perioperative pulmonary outcomes in patients with sleep apnea after noncardiac surgery. Anesth Analg. 2011;112(1):113–21.
11. Kaw R, Bhateja P, Paz Y Mar H, et al. Postoperative complications in patients with unrecognized obesity hypoventilation syndrome undergoing elective noncardiac surgery. Chest. 2016;149(1):84–91.
12. Chung F, Memtsoudis SG, Ramachandran SK, et al. Society of Anesthesia and Sleep Medicine guidelines on preoperative screening and assessment of adult patients with obstructive sleep apnea. Anesth Analg. 2016;123(2):452–73.
13. Ayas NT, Laratta CR, Coleman JM, et al. Knowledge gaps in the perioperative management of adults with obstructive sleep apnea and obesity hypoventilation syndrome. An official American Thoracic Society workshop report. Ann Am Thorac Soc. 2018;15(2):117–26.
14. Nagappa M, Wong J, Singh M, Wong DT, Chung F. An update on the various practical applications of the STOP-Bang questionnaire in anesthesia, surgery, and perioperative medicine. Curr Opin Anaesthesiol. 2017;30(1):118–25.
15. Raveendran R, Wong J, Singh M, Wong DT, Chung F. Obesity hypoventilation syndrome, sleep apnea, overlap syndrome: perioperative management to prevent complications. Curr Opin Anaesthesiol. 2017;30(1):146–55.
16. Kapur VK, Auckley DH, Chowdhuri S, et al. Clinical practice guideline for diagnostic testing for adult obstructive sleep apnea: an American Academy of Sleep Medicine clinical practice guideline. J Clin Sleep Med. 2017;13(3):479–504.
17. Hillman DR, Jungquist CR, Auckley D. Perioperative implementation of noninvasive positive airway pressure therapies. Respir Care. 2018;63(4):479–87.

18. Kushida CA, Littner MR, Hirshkowitz M, et al. Practice parameters for the use of continuous and bilevel positive airway pressure devices to treat adult patients with sleep-related breathing disorders. Sleep. 2006;29(3):375–80.
19. de Raaff CAL, Kalff MC, Coblijn UK, et al. Influence of continuous positive airway pressure on postoperative leakage in bariatric surgery. Surg Obes Relat Dis. 2018;14(2):186–90.
20. Tong S, Gower J, Morgan A, Gadbois K, Wisbach G. Noninvasive positive pressure ventilation in the immediate post-bariatric surgery care of patients with obstructive sleep apnea: a systematic review. Surg Obes Relat Dis. 2017;13(7):1227–33.

第 35 章
肺动脉高压

Brian S. Porter
何舒婷 译 曾媛 校

背景

肺动脉高压（pulmonary hypertension，PH）可增加非心脏手术患者围术期发病率和死亡率。肺动脉高压的患者行手术会出现低氧血症、二氧化碳潴留或容量变化，可导致肺动脉高压加重，急性右心衰竭，心肌梗死，心律失常甚至心源性猝死。围术期肺动脉高压的特定风险尚无充分研究，但一些观察性研究表明，主要严重心脏不良事件的发生率可能高达 40%[1]。

肺动脉高压患者行心脏手术的管理是一个复杂的专题，将不在本章节讨论。这种情况建议请专业的心脏手术麻醉医师会诊。

术前评估

肺动脉高压的定义及病因

肺动脉高压（pulmonary hypertension，PH）定义为静息时平均肺动脉压（pulmonary artery pressure，PAP）≥ 25 mmHg。右心导管检查测定的肺动脉压力是诊断的金标准。而大多数情况下，超声心动图能够比较准确地估计肺动脉收缩压（pulmonary artery systolic pressure，PASP）。一般超声心动图测得的肺动脉收缩压＞ 40 mmHg 相当于平均肺动脉压＞ 25 mmHg。

肺动脉高压可由多种疾病导致，世界卫生组织（World

Health Organization，WHO）对这些不同的病因进行了归类分型。由左心衰竭导致的轻度肺动脉高压很常见。这类疾病在临床上与其他类型不同，其他导致肺动脉高压的疾病（WHO 分型中 1、3、4 和 5 型）主要累及肺动脉血管，从而影响肺血管阻力，但不影响左心功能。肺动脉高压的 WHO 分型详见表 35.1[2-3]。肺动脉高压常伴随着慢性右心衰竭（肺源性心脏病），但也可单独发生，尤其在肺动脉压轻度升高的患者中。

肺动脉高压的严重程度没有严格的定义。根据经验，一般认为平均肺动脉压 25 ～ 40 mmHg 为轻度，40 ～ 60 mmHg 为中度，60 mmHg 及以上则被认为重度肺动脉高压。

表 35.1　肺动脉高压的 WHO 分型

WHO 分型	定义	特殊的潜在疾病
1 型	动脉性肺动脉高压	特发性肺动脉高压 家族性肺动脉高压 结缔组织疾病 HIV 肝病 毒素（如 Fen-Phen）
2 型	继发于左心疾病的肺动脉高压	左心舒张功能不全 左心收缩功能不全 左心瓣膜疾病
3 型	继发于肺部疾病的肺动脉高压	阻塞性睡眠呼吸暂停 慢性阻塞性肺疾病（COPD） 肥胖低通气综合征
4 型	慢性血栓栓塞性肺动脉高压	慢性肺血栓栓塞
5 型	其他疾病导致的肺动脉高压	结节病 组织细胞增多症 甲状腺疾病 真性红细胞增多症

肺动脉高压患者的风险评估

由于缺乏文献数据，很难前瞻性地识别出有不良预后高风险的患者。已发表的肺动脉高压患者术前评估与管理指南完全依赖于专家意见[1]。目前尚不清楚肺动脉高压患者的手术风险是否受潜在疾病病因的影响[4]。因此，建议围术期会诊，综合考虑患者功能状态、肺动脉高压的病因、肺动脉压升高的程度，及以下列出的危险因素来全面评估总体风险。一般情况下，近期的超声心动图（6 ～ 12 个月以内）是必要的评估依据。若仅为了术前评估，肺动脉导管检查通常是不必要的，除非存在临床数据不一致、新诊断的疾病，或超声心动图评估不充分等情况。

一般来说，无症状肺动脉高压且活动耐量不受限的患者，在改良心脏风险指数（revised cardiac risk index，RCRI）或其他类似的风险评估工具所确定的风险基线之外的额外手术风险非常小。但是，活动耐量差的患者（如 NYHA 心功能分级Ⅲ / Ⅳ级）或严重的肺动脉高压（平均肺动脉压＞ 60 mmHg）的手术预后更差[5-8]。另外，与一些特定疾病或特定手术相关的特殊危险因素的存在可以增加围术期风险，包括：

- 失代偿性肝硬化[7, 9]
- 妊娠[10]
- 肺栓塞病史[5]
- 拟行胸科手术或骨科手术[5]
- 急诊手术[8, 11]

除急诊手术外，在其他高危情况下，术前请肺动脉高压专家进行会可能会有获益。推荐在具备肺动脉高压专家的医疗中心进行手术。表 35.2 总结了在较高风险的临床情景中涉及的临床决策。

表 35.2　肺动脉高压的风险评估与管理

危险因素	风险评估	推荐意见
NYHA 心功能分级Ⅲ / Ⅳ级	高危	考虑请肺动脉高压专业医师进行风险评估
重度肺动脉高压（平均肺动脉压 > 60 mmHg）	高危	考虑请肺动脉高压专业医师进行风险评估
WHO 分型 1 型肺动脉高压	未知风险	考虑请肺动脉高压专业医师对肺血管扩张剂的使用进行优化
存在其他危险因素（失代偿性肝硬化、妊娠、肺栓塞史，拟行胸科或骨科手术、急诊手术）	高危	考虑请肺动脉高压专业医师进行风险评估

围术期管理

术前计划

一般情况下，肺动脉高压患者应当避免急诊手术。术前应尽可能地改善肺循环血流动力学、任何伴随的心功能衰竭，以及所有相关的基础疾病状态。进行调整需要掌握相应基础疾病的病理生理机制，例如 WHO 分型 2 型肺动脉高压患者，应当在术前适当控制左心衰竭。此外，肺动脉高压伴随右心衰竭是较常见的情况，患者在进入手术室前应保证血容量正常。

可根据个体情况考虑应用以下措施来降低肺动脉高压患者的发病率或死亡率：

- 进行开放手术而非腹腔镜手术。微创手术可能增加麻醉时间，还可能增加高碳酸血症的风险，从而导致肺循环血流动力学恶化[6]。
- 使用区域麻醉而非全身麻醉[8, 12]。
- 将较长较复杂的手术分解为较短、风险较低的手术分次完成[6, 8]。

围术期药物治疗

接受肺动脉高压药物治疗的患者，包括 PDE5 抑制剂（如西地那非）、内皮素受体拮抗剂（如波生坦）或前列环素（如依前列醇），除有明确原因需要停用之外，这些药物应当维持至术前及围术期不间断地使用[1]。特别需要注意的是，前列环素突然停药可能会造成灾难性的血流动力学改变，应当避免。为控制导致肺动脉高压的原发疾病而接受药物治疗的患者，应当在围术期继续治疗，除非另有禁忌（如慢性阻塞性肺疾病患者使用的支气管扩张剂）

术后管理

高危患者应在重症监护病房（ICU）接受最初的术后护理，并可能需要有创性的心脏监测[5]。对风险较低的患者，外科普通病房的管理可能是安全的，甚至是在手术当天出院。对于所有患者注意以下几点可能会降低术后风险：

- 改善容量状态。肺动脉高压患者常伴有心功能衰竭，往往对容量超负荷非常敏感，若不能尽快纠正，可能会导致严重的并发症。密切关注生命体征、液体出入量、体重和颈静脉压力，当发现容量过负荷时，应积极使用利尿剂[13]。
- 避免低氧血症。由于肺不张、中枢神经系统抑制或其他原因，低氧血症在住院患者中较常见，这对于肺动脉高压患者可能是危险的。对高危患者应考虑进行持续的脉搏血氧饱和度监测[14]。
- 控制疼痛。完善的术后镇痛有助由于避免因疼痛刺激导致的肺动脉压升高的危险[12]。然而，麻醉药物可能引起呼吸抑制，导致低氧血症及肺血管收缩，因此应谨慎使用。此外，非甾体抗炎药虽然不抑制呼吸中枢，但将导致容量潴留与高血压，这可能会加剧肺动脉高压或心功能衰竭。建议选择局部麻醉或非药物治疗。

■ 监测并治疗所有房性快速性心律失常。这类心律失常与右心衰竭及死亡相关[15]。

临床要点

- 接受非心脏手术的肺动脉高压患者的管理应基于基础病理生理学知识，并以改善其致病因素（如左心衰竭或原发性肺病）为指导。
- 活动耐量差、肺动脉压重度升高、急诊手术与预后不良相关，此类高危情况建议请肺动脉高压专业医师会诊。
- 术后严格管控容量、疼痛和氧合情况可能会降低围术期并发症的发生率。

参考文献

1. Fleisher LA, Fleischmann KE, Auerbach AD, et al. 2014 ACC/AHA Guideline on Perioperative Cardiovascular Evaluation and management of patients undergoing noncardiac surgery. J Am Coll Cardiol. 2014;64(22):e77–137.
2. McLaughlin VV, McGoon MD. Pulmonary arterial hypertension. Circulation. 2006;114(13):1417–31.
3. Simonneau G, Galiè N, Rubin L, et al. Clinical classification of pulmonary hypertension. J Am Coll Cardiol. 2004;43:5–12.
4. Kaw R, Pasupuleti V, Deshpande A, et al. Pulmonary hypertension: an important predictor of outcomes in patients undergoing non-cardiac surgery. Respir Med. 2011;105(4):619–24.
5. Ramakrishna G, Sprung J, Ravi BS, et al. Impact of pulmonary hypertension on the outcomes of noncardiac surgery: predictors of perioperative morbidity and mortality. J Am Coll Cardiol. 2005;45(10):1691–9.
6. Lai HC, Lai HC, Wang KY, et al. Severe pulmonary hypertension complicates postoperative outcome of non-cardiac surgery. Br J Anaesth. 2007;99(2):184–90.
7. Krowka MJ, Plevak DJ, Findlay JY, et al. Pulmonary hemodynamics and perioperative cardiopulmonary-related mortality in patients with portopulmonary hypertension undergoing liver transplantation. Liver Transpl. 2000;6(4):443–50.
8. Price LC, Montani D, Jaïs X, et al. Noncardiothoracic nonobstetric surgery in mild-to-moderate pulmonary hypertension. Eur Respir J. 2010;35(6):1294–302.
9. Collisson EA, Nourmand H, Fraiman MH, et al. Retrospective analysis of the results of liver transplantation for adults with severe hepatopulmonary syndrome. Liver Transpl. 2002;8(10):925–31.
10. Jones AM, Howitt G. Eisenmenger syndrome in pregnancy. Br Med J. 1965;1(5451):1627–31.
11. Memtsoudis SG, Ma T, Chiu YL, et al. Perioperative mortality in patients with pulmonary hypertension undergoing major joint replacement. Anesth Analg. 2010;111(5):1110–6.
12. Minai OA, Yared J, Kaw R, et al. Perioperative risk and management in patients with pulmonary hypertension. Chest. 2013;144(1):329–40.
13. Rodriguez R, Pearl RG. Pulmonary hypertension and major surgery. Anesth Analg. 1998;87(4):812–5.
14. Minai O, Budev MM. Treating pulmonary arterial hypertension: cautious hope in a deadly disease. Cleve Clin J Med. 2007;74(11):789–806.
15. Pilkington SA, Taboada D, Martinez G. Pulmonary hypertension and its management in patients undergoing non-cardiac surgery. Anaesthesia. 2015;70(1):56–70.

第 36 章
肺外呼吸系统疾病

Joshua O. Benditt
何舒婷　译　曾媛　校

背景

限制性肺疾病（restrictive lung diseases，RLDs）是限制呼吸系统膨胀并在肺功能检查（pulmonary function tests，PFTs）中表现为肺容积减少的疾病过程[1]。导致限制性的疾病可分为两大类:（1）肺部疾病，即由于瘢痕形成或浸润导致肺弹性回缩力增加;（2）肺外疾病，影响呼吸肌或胸壁并限制肺部充分膨胀。这两种类型的自然病程及围术期管理截然不同，本章节讨论肺外疾病导致的限制性肺疾病（另见第 37 章）。

限制性肺疾病的肺外病因

导致呼吸肌无力、严重的骨骼畸形、胸膜腔瘢痕形成的疾病，会造成胸廓所能扩张的空间减少，从而导致肺容积减少。虽然肺部本身可能是正常的，但通过肺功能检查所测得的容量将低于预计值（如肺活量和肺总量）[2]。该类病因详见表 36.1。

肺外疾病产生的限制性可导致生理异常，包括由于通气不足引起的高碳酸血症和酸中毒，与高碳酸血症和（或）肺不张相关的低氧血症，及咳嗽力量弱引起的分泌物排出障碍。这些生理异常可能导致围术期并发症，包括:（1）低氧血症，特别是高碳酸血症性呼吸衰竭，可能导致拔管失败和（或）重新插管;（2）肺不张与咳嗽无力导致的肺炎。幸运的是，使用无创通气支持和机械性吸-呼气排痰技术的支持（MI-E 或

表 36.1 限制性肺疾病的肺外病因

限制性肺疾病的肺外病因
肌营养不良症
重症肌无力
萎缩性侧索硬化症
脊髓损伤
严重脊柱侧凸或后凸
膈肌瘫痪
胸腔纤维化

CoughAssist™）可以减轻这两种并发症[3]。

术前评估

一些针对肺外疾病导致限制性肺疾病患者的循证建议可供参考[4]。

- 同所有的肺部疾病患者一样，术前评估应包括功能状态和术后肺部并发症相关危险因素的详细病史[5]。
- 肺功能检查应包括肺活量、最大吸气压、最大呼气压和咳嗽呼气峰流速等，以评估受限程度、呼吸肌无力和咳嗽困难的严重程度。
- 术前不需要肺部影像。
- 应评估睡眠呼吸紊乱（如晨起头痛、日间嗜睡、夜间频繁觉醒）与无效咳嗽（咳嗽力弱无法排出分泌物）的症状，因其与术后呼吸系统并发症风险增加相关。
- 测量术前动脉血气分析或呼气末二氧化碳水平（$ETCO_2$）。
- 若出现睡眠呼吸紊乱症状、$ETCO_2$ 或 $PaCO_2$ 升高，应向睡眠医学科或呼吸科转诊，强烈建议在术前进行睡眠监测和（或）开始无创通气（NPPV）[4]。此外，应在术前安排好术后即刻转入有监护条件的、且有能力在床旁进行 NPPV 和 MI-E 的 ICU 或观察病房。

- 对于正在接受药物治疗的患者应请相应专科医师会诊（如重症肌无力患者应请神经科会诊）[6]。
- 肌营养不良患者常伴有心肌病，这种情况建议术前请心内科医师会诊[4]。

以上情况应被认为是麻醉后肺部风险较高的患者[4]。麻醉药物的选择应当慎重，特别是肌营养不良。

- 禁忌使用琥珀胆碱作为肌松剂，同时禁忌使用吸入麻醉剂（因为存在恶性高热风险）。
- 由于咀嚼肌痉挛，部分患者可能存在较高的困难插管风险。

围术期管理

术后应转运至有监护条件的、且有能力在床旁进行 NPPV 和 MI-E 的 ICU 或观察病房。

- 强烈建议有呼吸治疗师在床旁的情况下拔除气管导管过渡至 NPPV[4]。
- 会诊医师应当意识到全身麻醉和制动会加重潜在的肌肉无力[7]。
- 术后管理应关注预防肺不张、肺水肿和术后肺炎。强烈建议根据需要经常使用 MI-E 来辅助分泌物排出。
- 术前原本需要 NPPV 的患者，与术后出现 $ETCO_2$ 或 $PaCO_2$ 升高的患者，在日间和夜间根据需要使用 NPPV 有助于预防肺不张并减少呼吸做功。
- 与所有肺部疾病一样，腹部手术后维持充足的营养和选择性使用鼻胃管减压对于预防并发症非常重要[8]。
- 若术前发现吞咽功能异常，术后开始进食前应进行标准的吞咽评估。
- 某些对药物敏感的疾病（如重症肌无力）围术期可能需要调整药物（如糖皮质激素），建议请神经科专家会诊。

临床要点

- 肺外疾病导致限制性肺疾病的患者术后发生呼吸系统并发症的风险高，包括高碳酸血症、低氧血症、呼吸衰竭和肺炎。
- 通气支持（无创通气）和咳嗽支持（机械性吸-呼气排痰）对这些患者的术后恢复非常有帮助。
- 除轻微的肺外限制性肺疾病患者之外，建议事先安排术后转入监护病房。

参考文献

1. Scarlata S, Costanzo L, Giua R, Pedone C, Incalzi RA. Diagnosis and prognostic value of restrictive ventilatory disorders in the elderly: a systematic review of the literature. Exp Gerontol. 2012;47(4):281–9. https://doi.org/10.1016/j.exger.2012.02.001.
2. Benditt JO, Boitano LJ. Pulmonary issues in patients with chronic neuromuscular disease. Am J Respir Crit Care Med. 2013;187(10):1046–55. https://doi.org/10.1164/rccm.201210-1804CI.
3. Bach JR, Sinquee DM, Saporito LR, Botticello AL. Efficacy of mechanical insufflation-exsufflation in extubating unweanable subjects with restrictive pulmonary disorders. Respir Care. 2015;60(4):477–83. https://doi.org/10.4187/respcare.03584.
4. Birnkrant DJ, Panitch HB, Benditt JO, Boitano LJ, Carter ER, Cwik VA, Finder JD, Iannaccone ST, Jacobson LE, Kohn GL, Motoyama EK, Moxley RT, Schroth MK, Sharma GD, Sussman MD. American College of Chest Physicians consensus statement on the respiratory and related management of patients with Duchenne muscular dystrophy undergoing anesthesia or sedation. Chest. 2007;132(6):1977–86. https://doi.org/10.1378/chest.07-0458.
5. Dronkers JJ, Chorus AMJ, van Meeteren NLU, Hopman-Rock M. The association of preoperative physical fitness and physical activity with outcome after scheduled major abdominal surgery. Anaesthesia. 2013;68(1):67–73. https://doi.org/10.1111/anae.12066.
6. Blichfeldt-Lauridsen L, Hansen BD. Anesthesia and myasthenia gravis. Acta Anaesthesiol Scand. 2012;56:17–22. https://doi.org/10.1111/j.1399-6576.2011.02558.x.
7. Dhallu MS, Baiomi A, Biyyam M, Chilimuri S. Perioperative management of neurological conditions. Health Serv Insights. 2017;10:1–8. https://doi.org/10.1177/1178632917711942.
8. Qaseem A, Snow V, Fitterman N, et al. Risk assessment for and strategies to reduce perioperative pulmonary complications for patients undergoing noncardiothoracic surgery: a guideline from the American College of Physicians. Ann Intern Med. 2006;144(8):575–80. https://doi.org/10.7326/0003-4819-144-8-200604180-00008.

第 37 章
肺部疾病

Joshua O. Benditt
何舒婷　译　曾媛　校

背景

限制性肺疾病（restrictive lung diseases，RLDs）是限制肺部膨胀并在肺功能检查（pulmonary function tests，PFTs）中表现为肺容积减少的疾病过程[1-2]。造成限制性的疾病可分为两大类:（1）肺部疾病，即由于瘢痕形成或浸润导致肺弹性回缩力增加;（2）肺外疾病，影响呼吸肌或胸壁并限制肺部充分膨胀。这两种类型的自然病程及围术期管理截然不同，故肺外疾病导致的限制性肺疾病在单独的章节讨论（见第 36 章）。虽然肺部疾病可以急性发生（如急性肺水肿），但本章将重点介绍相对慢性的情况，这些情况可能会在术前评估时或手术时出现。

限制性肺疾病的肺部病因

许多疾病可导致肺实质瘢痕形成或浸润，增加肺弹性回缩力，减少肺容积（见表 37.1）。

肺部疾病可导致生理异常：包括气体交换异常导致低氧血症；肺顺应性降低引起呼吸做功增加；部分肺实质病变的限制性肺疾病患者会出现肺动脉高压，这将加重低氧血症并增加心脏负担。这些生理异常可导致以下围术期风险增加:（1）插管与麻醉过程中低氧血症风险增加;（2）治疗原发疾病所使用的免疫抑制剂与肺部解剖结构改变导致肺部感染风险增加;（3）机械通气充气压力较高引起的呼吸机相关肺损伤

表 37.1　限制性肺疾病的肺部病因

限制性肺疾病的肺部病因
结缔组织病相关性纤维化
结节病
特发性肺纤维化
药物相关性肺纤维化
放射性肺纤维化
肺切除术
过敏性肺炎或其他肉芽肿性疾病

与气压伤风险增加[3]。

术前评估

目前尚无针对肺部疾病导致限制性肺疾病患者的循证建议。同所有的肺部疾病患者一样，术前评估应包括功能状态和导致术后肺部并发症其他危险因素的详细病史[4]。

- 若怀疑有未诊断的肺内疾病导致限制性肺疾病，应进行肺功能检查，包括肺活量测量，体积描记法测量肺总量和一氧化碳弥散量（DLCO）。
- 若肺功能检查怀疑有肺部疾病，应进一步行胸部 X 线片和（或）胸部 CT 检查。
- 若既往未诊断的肺部疾病被证实，建议在术前进行呼吸科会诊。
- 既往已诊断肺部疾病的不需要胸部影像学检查。
- 强烈建议术前进行动脉血气检查[5]。
- 用于治疗原发疾病（如类风湿关节炎等）的免疫抑制剂（如糖皮质激素），在围术期的合适剂量或剂量调整，应根据需要请相关专家会诊。
- 除非病情较轻，肺部疾病患者应考虑安排术后即刻转入监护病房（ICU 或观察病房）

■ 这类患者是麻醉肺部风险较高的患者，并应在术前与麻醉医师进行仔细的术前讨论。

围术期管理

同术前评估，目前尚无针对肺部疾病导致限制性肺疾病患者的循证证据。建议是基于原发疾病的，对于严重呼吸困难的患者，有必要进行呼吸科会诊。

■ 围术期管理应关注预防肺不张、肺水肿、术后肺炎、与肌肉无力，因为这些会加重肺部受限[6]。
■ 肺复张技术可以预防肺不张，这是美国医师学会（American College of Physicians，ACP）推荐的。数据显示，在预防腹部手术术后肺部并发症方面，肺复张技术优于无预防措施，尽管没有哪种肺复张方式表现出显著优势[6]。
■ 与所有肺部疾病一样，腹部手术后维持充足的营养和选择性使用鼻胃减压对于预防并发症非常重要[6-7]。

临床要点

⊶ 限制性肺部疾病使术后低氧血症与呼吸衰竭的风险增加。
⊶ 应对于所有怀疑有限制性肺部疾病的患者进行胸部影像与肺功能检查。
⊶ 对于中度至重度限制性肺部疾病患者，应考虑在 ICU 或观察病房进行术后持续监测。

参考文献

1. Scarlata S, Costanzo L, Giua R, Pedone C, Incalzi RA. Diagnosis and prognostic value of restrictive ventilatory disorders in the elderly: a systematic review of the literature. Exp Gerontol. 2012;47(4):281–9. https://doi.org/10.1016/j.exger.2012.02.001.
2. Pellegrino R, Viegi G, Brusasco V, et al. Interpretative strategies for lung function tests. Eur Respir J. 2005;26(5):948–68. https://doi.org/10.1183/09031936.05.00035205.
3. Choi SM, et al. Postoperative pulmonary complications after surgery in patients with inter-

stitial lung disease. Respiration. 2014;87(4):287–93. https://doi.org/10.1159/000357046.
4. Dronkers JJ, Chorus AMJ, van Meeteren NLU, Hopman-Rock M. The association of preoperative physical fitness and physical activity with outcome after scheduled major abdominal surgery. Anaesthesia. 2013;68(1):67–73. https://doi.org/10.1111/anae.12066.
5. Simić D, Ladjević N, Milenović M, Bogićević A, Strajina V, Janković R. Preoperative preparation of patients with infectious and restrictive respiratory diseases as comorbidities. Acta Chir Iugosl. 2011;58(2):63–9.
6. Qaseem A, Snow V, Fitterman N, et al. Risk assessment for and strategies to reduce perioperative pulmonary complications for patients undergoing noncardiothoracic surgery: a guideline from the American College of Physicians. Ann Intern Med. 2006;144(8):575–80. https://doi.org/10.7326/0003-4819-144-8-200604180-00008.
7. Diaz-Fuentes G, Hashmi HR, Venkatram S. Perioperative evaluation of patients with pulmonary conditions undergoing non-cardiothoracic surgery. Health Serv Insights. 2016;9(Suppl 1):9–23. eCollection 2016.

第 38 章
慢性肾脏病

Maya Narayanan，Sabeena Setia
曹爽婕　译　曾媛　校

背景

据估计美国约有 3000 万成年人（占总人群的 15%）患有慢性肾脏病（chronic kidney disease，CKD），同时 46% 的严重肾功能损害者及 96% 轻度肾功能损害者并未真正意识到自身的肾脏病[1]。即使校正了高血压、糖尿病等合并症的影响，CKD 患者的围术期发病率及死亡率的风险仍有增高[2]。CKD 患者的主要风险为心血管疾病，其他还有水电解质失衡、出血风险增高、血压控制欠佳[3]。虽然如此，但在恰当的医疗管理下，CKD 患者仍然可以安全地进行手术。

术前评估

对于患有慢性肾脏病的患者，应详细询问其肾脏病史，包括病因、起病时间、严重程度（如 CKD 分期）、肾移植史、并发症（如慢性肾脏病急性发作史）。此外，由于 CKD 患者冠心病及心衰发生率高，故还应评估患者的心血管功能。

应了解 CKD 患者基础肌酐及电解质水平。对没有已知 CKD，但具有高危因素（如患高血压及糖尿病）的患者，在行中 / 高危手术前应该进行 CKD 筛查以获得基础肌酐及电解质水平。对于无症状、无高危因素的患者无证据支持筛查 CKD[4]。

围术期管理

造影剂肾病

CKD 患者发生造影剂导致的肾损伤的风险是增加的。一项前瞻性对照研究的 meta 分析未得出确定的结论[5]，但最近一项纳入行血管造影的高风险肾病患者的大样本随机对照研究结果表明，使用 N- 乙酰半胱氨酸（NAC）和安慰剂对患者结局（死亡，需透析，或 90 天内肾功能进行性下降）无影响[6]。如果患者能够耐受扩容，在使用造影剂前后经静脉补液可能是有益的。无论是等张碳酸氢钠还是等张生理盐水都是有效的，但等张碳酸氢盐必须为复合制剂且通常更昂贵。同一项随机对照实验还比较了高风险肾病患者静脉注射碳酸氢钠或氯化钠，结果发现两者没有差异[6]。

当需要进行使用造影剂的研究或者操作时

- 考虑这项操作的必要性以及是否可以选择其他影像学技术（超声，无造影剂 CT 平扫，无钆的 MRI）。
- 最好用等渗或低渗的碘盐对比剂代替高渗的碘盐对比剂；同放射科医师沟通进行选择。
- 如果使用生理盐水水化，以 1 ml/（kg · h）速率进行输注，在操作前输注 6 ～ 12 h、操作过程中全程给予，操作后继续输注 6 ～ 12 h[5]。

液体和电解质

手术后，体重大于干体重的患者有肺水肿和不易控制的高血压风险，而体重小于干体重的患者则有低血压风险。常见的电解质紊乱包括高血钾和代谢性酸中毒——在术前及术后对其进行监测和治疗可降低室性心律失常的风险。常见电解质失衡详见第 55 章。

药物治疗

CKD影响药物经肾排泄，药物吸收，药物分布及药物非肾清除[3]。肌酐清除率（CrCl）正常值为＞100 ml/min。当CrCl低于50 ml/min时大多常用药物均需要调整剂量。肾小球滤过率（GFR）和（或）CrCl使用肾病饮食改良研究公式（MDRD）或Cockcroft-Gault公式进行估算。在某些特定情况下（如患者肌肉量高于或低于平均水平）这种估算准确性较低[7]。

回顾患者术前用药尤为重要，检查有没有术后可能影响肾功能的药物，关注有没有根据患者CrCl变化需要调整剂量的药物。CKD患者药物使用要点：

- ACEI和ARB类药物一般用到术日晨（参见第5章）。
- 围术期避免使用非甾体抗炎药（NSAIDs）。
- 使用有效资源来指导肾脏药物用量，包括Micromedex®数据库、UpToDate。
- 可咨询临床药剂师根据用药情况及患者的估算肌酐清除率来进行药物剂量调整。
- 对于肾毒性抗生素（万古霉素、氨基糖苷类等）不仅需要剂量的调整，且需要监测药物治疗量。
- 肾功能不全可导致吗啡和哌替啶代谢产物的蓄积，肾功能不全患者首选氢吗啡酮和芬太尼作为镇痛用药。
- 肾功能不全可导致依诺肝素的清除受影响，通常需要调整药物剂量。

术后继续使用ACEI和ARB类药物需谨慎，应密切监测肾功能和电解质。

贫血及凝血功能障碍性疾病

随着肾功能的下降，红细胞生成素的生成减少，通常会导致明显的贫血。CKD患者的贫血定义为血红蛋白浓度男性＜13.0 g/dl，女性＜12.0 g/dl[8]。通常情况下，若血清转铁蛋白饱和度≤ 30%，且铁蛋白≤ 500 ng/ml，可通过补充铁剂（口服或静脉）治疗贫血。当血红蛋白浓度< 10.0 g/dl，可以使用促红细胞生成素（ESAs）治疗贫血[8]。在术前，尤其是择期手术前，且有时间应用 ESAs 和铁剂的情况下，肾脏专科医师的会诊意见对优化贫血患者的管理是很有帮助的。详见第 20 章贫血的围术期管理。

CKD 患者在止血上存在多种缺陷，从血栓形成障碍到血小板功能失常。随着慢性肾脏病的进展，凝血功能障碍的影响持续存在，而尿毒症所致的血小板功能失常则增加围术期皮肤、黏膜、浆膜出血的风险[9]。尿毒症出血的风险可以通过使用去氨加压素、冷沉淀或输血制品来降低。这些策略最好与肾脏专科医师和血液专科医师共同协商执行。

血透依赖的慢性肾脏病（终末期肾病）

终末期肾病（ESRD）或有肾移植史的患者的管理应与肾脏专科医师协作完成[11]。术前应获得以下信息：

- 透析血管通路或腹膜通路史（解剖位置，血栓形成或血管狭窄史）。
- 腹膜透析（PD）：腹膜透析液更换次数和腹膜透析液停留时间，尽管目前没有证据支持，仍建议术前一周可增加腹膜透析液更换次数，以免术后恢复腹膜透析延迟[10]。
- 血液透析：患者通常的血液透析日期和血透时长，理想情况术前一天应血液透析以减少液体、电解质失衡、血压异常及尿毒症相关并发症[11]。
- 患者术前的干体重，指导容量管理。

术后肾脏专科医师应参与患者管理，帮助恢复血液透析。大多终末期肾病患者要求低钾、低磷、低钠饮食。

临床要点

- 对于 CKD 患者应关注其心血管疾病的高风险，并做好详细病史采集及体格检查以评估心脏疾病的风险。
- 了解每日用药情况，若患者肾小球滤过率发生变化，必要时可调整药物剂量。
- 对于透析患者，应与肾脏专科医师协商好术前及术后的透析计划，理想情况下，患者术前一天应行透析治疗。

参考文献

1. Center for Disease Control and Prevention. Chronic kidney disease basics. 2017. https://www.cdc.gov/kidneydisease/basics.html. Accessed Mar 2018.
2. Mathew A, Devereaux PJ, O'Hare A, et al. Chronic kidney disease and postoperative mortality: a systematic review and meta-analysis. Kidney Int. 2008;73:1069–81.
3. Krishnan M. Preoperative care of patients with kidney disease. Am Fam Physician. 2002;66(8):1472–6.
4. Fink HA, Ishani A, Taylor BC, et al. Screening for, monitoring, and treatment of chronic kidney disease stages 1 to 3: a systematic review for the U.S. Preventive Services Task Force and for an American College of Physicians Clinical Practice Guideline. Ann Intern Med. 2012;156:507–81.
5. Kshirsagar AV, Poole C, Mottl A, et al. N-acetylcysteine for the prevention of radiocontrast induced nephropathy: a meta-analysis of prospective controlled trials. J Am Soc Nephrol. 2004;15(3):761–9.
6. Weisbord SD, Gallagher M, Jneid H, et al. Outcomes after angiography with sodium bicarbonate and acetylcysteine. N Engl J Med. 2018;378:603–14.
7. Stevens LA, Coresh J, Greene T, Levey AS. Assessing kidney function—measured and estimated glomerular filtration rate. N Engl J Med. 2006;354:2473–83.
8. Kidney International. Kidney disease improving global outcomes clinical practice guideline for anemia in chronic kidney disease. http://kdigo.org/wp-content/uploads/2016/10/KDIGO-2012-Anemia-Guideline-English.pdf. 2012;2(4). Accessed Mar 2018.
9. Jalal DI, Chonchol M, Targher G. Disorders of hemostasis associated with chronic kidney disease. Semin Thromb Hemost. 2010;36(1):34–40.
10. Sanghani NS, Soundararajan R, Weavind LM, et al. Medical management of the dialysis patient undergoing surgery. UpToDate. Sept 2017. http://www.uptodate.com. Accessed Mar 2018.
11. Kanda H, Hirasaki Y, Lida T, et al. Perioperative management of patients with end-stage renal disease. J Cardiothorac Vasc Anesth. 2017;6:2251–67.

第 39 章
急性肾损伤

Yilin Zhang，Joana Lima Ferreira
曹爽婕　译　曾媛　校

背景

急性肾损伤（acute kidney injury，AKI）是一个常见的术后并发症，会导致严重的发病率和死亡率。根据 AKI 的诊断标准和手术类型不同，术后 AKI 的发病率波动在 7% ～ 75%[1-3]。先前 AKI 的诊断标准关注于是否需要进行肾替代治疗（renal replacement therapy，RRT），以致低估了肾损伤的发生率[1-2]。术后 AKI 的发生与慢性肾脏病（CKD）的进展（参见第 38 章）[1]，出院后需要透析治疗[1]，心血管并发症（包括急性冠脉综合征和心力衰竭[3]），脓毒症[4-5]，机械通气[5]等相关风险增加有关。AKI 也与高再住院率，住院时间延长，短期和长期死亡率增高相关[1，3-5，7]。有证据支持即使血清肌酐水平小幅度升高且肾功能恢复良好，死亡率也会增加[5]。AKI 的严重程度与不良结局的风险直接相关[2，4-5，7]。因此，医学专家能够识别术后 AKI 的危险因素，采取保护性措施以及在 AKI 发生时降低肾损伤程度是十分重要的。

术前评估

现在有几个预测患者术后发生 AKI 风险的模型，但仍没有统一的专家意见认可某一个模型。这些风险预测模型并没有被广泛验证，仅限用于需要透析治疗的 AKI 患者中，或某些特殊手术人群中[8-10]。尽管如此，在医学专家根据手术及患者特异危险因素来识别高风险患者时，这些模型还是有用的（表 39.1）。

急诊手术、心脏手术、大血管手术、腹腔内手术和移植手术都与术后 AKI 的风险增加相关[8-11]。患者特异的危险因素在不同手术中略微不同。通常老年患者合并基础疾病更容易发生术后 AKI[8-11]。术前实验室检查如贫血、低白蛋白血症及蛋白尿也与术后 AKI 相关[8-9, 11]。

术前贫血是其中一个可调节的危险因素，改善术前贫血状态可以降低术后 AKI 的发生。医学专家应考虑改善贫血及纠正贫血的病因以减少围术期输注红细胞（参见第 20 章）。围术期输注红细胞可增加心脏手术及血管手术患者术后 AKI 的风险[11]。

表 39.1　术后 AKI 的患者及手术方面的危险因素

患者特征	手术特征	其他
高龄[4-5, 8-11] 男性[4-5, 7] 肥胖[11-13] ASA 分级高[3] **合并疾病：** CKD[1, 11, 8] DM[3, 5, 11, 8, 10] 心血管疾病（心衰，冠心病）[3, 8-10] 房颤[3, 5] PVD[4, 12] 高血压[8-9] COPD[5, 7-8] 肝病[5]	**手术类型：** 急诊手术[4, 8-9, 11-12] 大血管手术[8-9, 11] 心脏手术[8-9, 11] 瓣膜手术[8-9, 11] 腹腔内手术[8-9, 11] 移植手术[12] **术中因素：** 使用 IABP[11] 主动脉阻断时间[11] 使用 CPB 及使用 CPB 的时间[4, 8] 输血[9, 14]	**术前实验室检查：** sCr ＞ 1.2 mg/dl[9] 蛋白尿但无 CKD[1] 肝功能不全[9] WBC ＞ 12 或＜ 1.5× 10^3 个 /ml[8, 13] 低白蛋白血症[7-8] 贫血[4, 15, 14] **使用：** 胶体液[11-13] 利尿剂[13] NSAIDs[11] 大剂量 IV 造影剂[11]

ASA，美国麻醉医师学会；CKD，慢性肾脏病，DM，糖尿病；CAD，冠状动脉疾病；PVD，外周血管疾病；COPD，慢性阻塞性肺疾病；IABP，主动脉球囊反搏；CPB，心肺转流术；sCr，血肌酐；WBC，白细胞；NSAIDs，非甾体抗炎药；IV，静脉内

围术期管理

急性肾损伤（AKI）的定义

即使是血肌酐（SCr）轻微的改变或尿量（urine output，UOP）暂时性的减少都可能预示着肾衰竭和肾功能丧失。2012 年，肾脏病：肾病改善全球预后（Kidney Disease：Improving Global Outcomes，KDIGO）制定的 AKI 诊断标准包括血肌酐和尿量的绝对和相对改变（表 39.2）[11]。

术后肾损伤的预防

目前无确切证据支持任何药物能减少术后 AKI 的发生。一项 2013 年的 Cochrane 系统综述并未发现任何药物干预［包括多巴胺，利尿剂，钙通道阻滞剂，血管紧张素转化酶抑制剂（ACE-I），乙酰半胱氨酸，抗氧化剂，红细胞生成素，或选择性的静脉液体］能够有效地预防肾衰竭进展，无论患者是否有已存在的肾衰竭[16]。在非血管手术中，有低级别证据支持心房钠尿肽可能有一定的保护作用[17]。接受心血管手术的患者中，他汀类药物的作用有争议[17]，尽管多数近期的 meta 分析反对他汀的使用[18]。

表 39.2　AKI 的 KDIGO 标准

KDIGO 分期	血肌酐（sGr）	尿量
1	SCr 在 7 天内升高 1.5 ～ 1.9 倍基础值或 48 h 内升高≥ 0.3 mg/dl	＜ 0.5 ml/(kg · h)，持续时间≥ 12 h
2	SCr 升高 2 ～ 2.9 倍基础值	＜ 0.5 ml/(kg · h)，持续时间≥ 12 h
3	SCr 升高 3 倍基础值或 SCr 升高≥ 4 mg/dl 或开始 RRT 或年龄＜ 18 岁的患者 GFR 下降达＜ 35 ml/min	＜ 0.3 ml/(kg · h)，持续时间≥ 24 h 或无尿≥ 12 h

KDIGO，肾病改善全球预后；AKI，急性肾损伤；RRT，肾替代治疗；GFR，肾小球滤过率

不同种类静脉液体（IVFs）的作用是研究的关注点。基于淀粉的胶体液对肾功能有不良影响。晶体液中，目前支持围术期使用平衡液（如乳酸林格液或勃脉力）优于含氯晶体液（如生理盐水）的证据不足[19]。

既然目前没有可靠的药物可以降低 AKI 的发生，那么非药物的预防措施和早期的监测是关键[17]。一些新兴的影像学技术（如多普勒超声测量肾阻力指数，超声造影及血氧水平依赖的功能磁共振成像）和生物标志物（如胱抑素 C，组织金属蛋白酶抑制剂 -2 及中性粒细胞明胶酶相关载脂蛋白）已被发现可作为早期监测 AKI 的指标[1, 12, 17]。然而，这些新的手段还未被广泛验证，且价格昂贵，并没有被广泛应用。通常，我们推荐以下原则减少发生术后 AKI 的风险：

- 根据不间断的临床评估维持适当的容量——预先计划静脉输液的速度可能会超过或低于实际需要[11-12, 14]。
- 避免过多补液，这可能导致容量过负荷，增加术后 AKI 风险，且与术后发生 AKI 的患者死亡率增加有关[2-3, 12, 17, 20]。
- 避免使用利尿剂，除非需要处理血容量过多的问题或已知患者利尿剂依赖[11]。
- 维持心输出量——低血压可导致急性肾小管坏死（ATN），这是术后 AKI 的常见病因。围术期目标导向性治疗（给予液体或血管活动性药物维持心输出量）可以降低术后 AKI 的风险[21]。有创监测在 ICU 外不太容易实现，推荐维持平均动脉压（MAPs）＞ 60 ～ 65 mmHg（或慢性高血压患者＞ 75 mmHg）[11]。
- 我们一般推荐手术前停用 ACEI 或 ARBs 类药物 24 h，除非患者持续高血压且收缩压＞ 180 mmHg（见第 5 章）。一项 2017 年的前瞻性队列研究发现非心脏大手术前停用 ACE-I/ARB 类药物可以降低（降低 20%）混合终点死亡、卒中、心梗、与术后 AKI 风险增加相关的术中低血压的发生率[22]。除此之外，观察性数据也表明老年患者和 CKD 患者围术期继续使用 ACE-I 类药物术后 AKI 风险增高[17]。

- 维持血糖正常——严格的血糖控制减少心脏手术术后 AKI 的风险，但同时应该权衡低血糖的风险。KDIGO 工作小组推荐血糖控制目标 110 ～ 150 mg/dl[12]。
- 纠正术前贫血，避免不必要输注红细胞——围术期贫血及围术期输注红细胞可能是发生 AKI 的危险因素[11-12, 15]。
- 慎用造影剂可降低造影剂肾病的风险[11]。

术后肾损伤的评估

表 39.3 概述了 AKI，特别是术后 AKI 的病因学诊断分析。该标准对于 AKI 的内科患者是适合的（例如，考虑了肾前性，肾型，肾后性病因），但应特别注意患者的围术期危险因素。出现以下情况需进一步评估：

- 尿液分析：浑浊棕色颗粒管型及上皮细胞管型提示 ATN，这是术后 AKI 最常见的病因[23]；镜下血尿提示肾结石、输尿管创伤或肾实质损伤；或横纹肌溶解（若潜血不伴有红细胞）；嗜酸性粒细胞尿提示间质性肾炎。
- 尿检：尿比重高，低尿钠，钠排泄分数（FENa）＜ 1% 支持肾前性病因的诊断。
- 血清学检查：全血细胞计数（CBC）和基础代谢相关检查。
- 其他需要考虑的检查：膀胱影像学检查以检测排空后残余尿量（如若膀胱影像学提示尿潴留，需要导尿后测量），腹膜后超声检查或 CT 扫描用于评估肾盂积水和积液，测量膀胱压力评估腹腔内压力。

处理原则

治疗和后续的检查是以当前诊断为基础的。如果确定容量合适，或已解除尿路梗阻但病情仍未改善，则需要肾脏专科

表 39.3 术后 AKI 的病因

病因	评估
肾前性	
药物——NSAIDs，ACE 抑制剂 /ARBs 对比剂 容量耗减 大量胃管引流量 大量引流量 腹腔间隔室综合征	FENa < 1% 尿比重高 尿液分析可见透明管型 膀胱压力> 20 mmH_2O
肾性	
造影剂导致的 AKI ATN AIN（抗生素，NSAIDs） 抗生素（氨基糖苷类，万古霉素）导致的动脉粥样硬化性栓塞（心脏和血管术后） 横纹肌溶解	FENa 1% ～ 2% 尿液分析 ATN——浑浊棕色颗粒管型 AIN——可见嗜酸性粒细胞
肾后性	
膀胱出口梗阻 机械性——如 BPH 药物所致 输尿管梗阻——出血等 肾结石	FENa 多变 膀胱 US——尿路梗阻 腹膜后 US——肾积水 CT——肾积水，肾结石

NSAIDs，非甾体抗炎药；ACE，血管紧张素转化酶；ARB，醛固酮受体拮抗剂；FENa，钠排泄分数；ATN，急性肾小管坏死；AIN，急性间质性肾炎；BPH，良性前列腺增生；US，超声；CT，计算机断层扫描

医师会诊。需要肾替代治疗时（如严重酸中毒，危及器官功能的容量超负荷，明显的高血钾，或尿毒症）应有肾脏专科医师参与。患者管理的关键点包括：

- 严密监测尿量，如果尿量难以计量时置入导尿管——但应尽早拔除以防导尿管相关感染。
- 对于血管内容量耗减的情况，应给予晶体液复苏，同时需频繁反复评估患者的容量状态和尿量。

- 对于容量过负荷和充血性心力衰竭的情况，常规使用利尿剂；如果充血性心力衰竭是新发的，检查是否有心肌梗死发生。
- 如果梗阻无法通过导尿管解除，通常需要迅速外科经皮造瘘干预。

临床要点

- 关注术前高危因素（如高龄，合并疾病，急诊手术，大血管手术）及术中血流动力学情况（如术中低血压，心脏手术使用心肺转流术，输血），以识别术后易发生 AKI 的高危患者。
- 维持正常血容量，同时避免低血压以预防术后 AKI。
- 如果梗阻无法通过导尿管解除，应该考虑迅速行外科手术或经皮造瘘干预。

参考文献

1. Hobson C, Ruchi R, Bihorac A. Perioperative acute kidney injury: risk factors and predictive strategies. Critical Care Clin. 2017;33:379–96.
2. Van Beek SC, et al. Acute kidney injury defined according to the 'Risk,' 'Injury,' 'Failure,' 'Loss,' and 'End-stage' (RIFLE) criteria after repair for ruptured abdominal aortic aneurysm. J Vasc Surg. 2014;60(5):1159–67.
3. Biteker M, et al. Incidence, risk factors, and outcomes of perioperative acute kidney injury in noncardiac and nonvascular surgery. Am J Surg. 2014;207(1):53–9.
4. Lopez-Delgado JC, et al. Influence of acute kidney injury on short- and long-term outcomes in patients undergoing cardiac surgery: risk factors and prognostic value of a modified RIFLE classification. Crit Care. 2013;17:R293.
5. Bihorac A, et al. Long-term risk of mortality and acute kidney injury during hospitalization after major surgery. Ann Surg. 2009;249(5):851–8.
6. Brown JR, et al. Impact of perioperative acute kidney injury as a severity index for thirty-day readmission after cardiac surgery. Ann Thorac Surg. 2014;97(1):111–7.
7. Kim CS, et al. Incidence, predictive factors, and clinical outcomes of acute kidney injury after gastric surgery for gastric cancer. PLoS One. 2013;8(12):e82289.
8. Huen S, Parikh RP. Predicting AKI following cardiac surgery: a systematic review. Ann Thorac Surg. 2012;93(1):337–47.
9. Wilson T, et al. Risk prediction models for acute kidney injury following major noncardiac surgery: systematic review. Nephrol Dial Transplant. 2016;31:231–40.
10. Kheterpal S, et al. Development and validation of an acute kidney injury risk index for patients undergoing general surgery: results from a national data set. Anesthesiology. 2009;110(3):505–15.
11. Goren O, Matot I. Perioperative acute kidney injury. Br J Anaesth. 2015;115(S2):ii3–14.
12. Ishag S, Thakar CV. Stratification and risk reduction of perioperative acute kidney injury. Anesthesiol Clin. 2016;34(1):89–99.
13. Hobson C, Singhania G, Bihorac A. Acute kidney injury in the surgical patient. Crit Care Clin. 2015;31:705–23.
14. Haase M, et al. Effect of mean arterial pressure, haemoglobin and blood transfusion during cardiopulmonary bypass on post-operative acute kidney injury. Nephrol Dial Transplant. 2012;27:153–60.

15. Walsh M, et al. The association between perioperative hemoglobin and acute kidney injury in patients having noncardiac surgery. Anesth Analg. 2013;117(4):924–31.
16. Zacharias M, et al. Interventions for protecting renal function in the perioperative period. Cochrane Database Syst Rev. 2013;(9):CD003590.
17. Vanmassenhove J, et al. Management of patients at risk of acute kidney injury. Lancet. 2017;389:2139–51.
18. Lewicki M, et al. HMG CoA reductase inhibitors (statins) for preventing acute kidney injury after surgical procedures requiring cardiac bypass. Cochrane Database Syst Rev. 2015;(3):CD010480.
19. Bampoe S, et al. Perioperative administration of buffered versus non-buffered crystalloid intravenous fluid to improve outcomes following adult surgical procedures. Cochrane Database Syst Rev. 2017;(9):CD004089.
20. Brienza N. Does perioperative hemodynamic optimization protect renal function in surgical patients? A meta-analytic study. Crit Care Med. 2009;37(6):2079–90.
21. Chong MA, et al. Does goal-directed haemodynamic and fluid therapy improve peri-operative outcomes?: a systematic review and meta-analysis. Eur J Anaesthesiol. 2018;35:469–83.
22. Roshanov PS, et al. Withholding versus continuing angiotensin-converting enzyme inhibitors or angiotensin II receptor blockers before noncardiac surgery: an analysis of the vascular events in noncardiac surgery patients cohort evaluation prospective cohort. Anesthesiology. 2017;126:16–27.
23. Sear JW. Kidney dysfunction in the postoperative period. Br J Anaesth. 2005;95:20–32.

第 40 章
类风湿关节炎

Lauren Brown
洪洪　译　李纯青　校

背景

合并类风湿关节炎（rheumatoid arthritis，RA）的患者由于潜在疾病系统性并发症或免疫调节治疗，围术期的风险可能增加。围术期会诊医师应进行有针对性的评估，以发现特定的关节受累，如是否存在颈椎病或环杓关节炎，这对在进行建立气道操作时避免气道并发症和发生脑干或脊髓损伤是至关重要的。免疫调节治疗给围术期带来独特的挑战。最近美国风湿病学会和美国髋、膝关节外科医师协会发表的指南是围绕择期髋关节和膝关节置换手术的药物管理指导，但在非骨科手术中缺乏指导管理的数据。感染和伤口愈合不良的风险必须与疾病复发的风险相权衡，后者可能会损害功能性预后。管理必须个体化，并且建议与患者的风湿病医师协商围术期治疗。

术前评估

一般原则

RA 患者术前应该接受和其他患者一样的心肺功能和其他风险评估。然而，某些 RA 患者由于其潜在疾病的系统性并发症、药物作用、颈椎不稳定以及其他特定的关节问题导致围术期并发症的风险可能会增加[1]。

■ 评估患者术前类风湿性疾病的病情活动程度。总的来说，疾病活动期应该避免手术。
- 评估心脏疾病和肺部并发症的症状或体征。
- 特别关注相关病史及体格检查，识别麻醉过程中可能涉及的特定关节。
- 获取详细的用药史，特别注意当前和既往的类固醇使用及生物 DMARDs 的给药计划（如果适用）。
- 明确免疫抑制水平。

心肺评估

与一般人群相比，RA 患者尤其是全身受累或疾病控制不佳的患者发生心血管疾病（CVD）的风险增加了近两倍，相当于糖尿病患者发生 CVD 的风险[2-3]。无论是否存在冠状动脉疾病，心力衰竭的风险都会显著增加，并可能发生在疾病早期[4]。由于缺乏针对特定疾病的心血管疾病风险预测模型的有效证据，心血管风险分层应遵循现行的美国心脏病学会 / 美国心脏协会指南（参见第 6 章）。活动受限可能使心血管代偿能力评估变得困难；在某些情况下使用药物激发试验进行风险分层可能是必要的。

由于疾病本身以及治疗方法，RA 累及肺部是常见的。胸膜疾病很常见，但通常是亚临床状态[5]。还可能合并肺间质性疾病、支气管扩张和闭塞性细支气管炎，根据严重程度可能影响围术期肺部状况。不明原因的呼吸困难、咳嗽、反复肺部感染或肺部检查异常提示潜在肺部疾病，需要进一步检查。

颈椎疾病

颈椎病患者在进行颈部操作如气管插管或体位摆放时存在脑干或脊髓损伤的风险。RA 患者可能因寰枢椎半脱位或嵌塞，或轴下半脱位而出现颈椎不稳。在等待骨科手术的 RA 患者中，无症状的颈椎半脱位是常见的[6]。病程较长、RA 发病年纪较轻、存在病情严重表现（糜烂性或结节性疾病、炎症标志物升高或疾病活动性评分较高）的患者风险更大[7]。所有接受手术的 RA 患者都应该通过病史和神经学检查来筛查颈椎疾病。中立位平片检查不敏感，会低估半脱位的程度[8]；对任何在 ROM 测试中出现颈痛或骨擦音、神经根疼痛或颈椎局部检查异常的患者均应进行侧屈 / 伸位颈椎 X 线片检查。此外，任何诊断 RA 5 年以上，及 5 年以下但疾病控制差的患者，或者因为风湿病接受骨科手术的患者，都应考虑进行 X 线片筛查，接受骨科手术本身意味着疾病更严重。如果平片异常，建议与患者的风湿病医师和麻醉医师讨论，以确定是否应进行颈椎 MRI 检查和（或）是否应采取特定的体位或预防措施（例如，软或硬颈托）。神经外科或骨科脊柱会诊可能是必要的。

环杓软骨关节炎

环杓关节协助声带活动，可能受到 RA 的影响。环杓关节受累的患者可能会存在气管插管困难，并且可能由于气管内插管所引起的水肿导致致命的上呼吸道阻塞[9]。在出现明显的阻塞之前症状通常不明显，但所有患者都应筛查早期症状，包括声音嘶哑、吞咽困难、吞咽困难、咳嗽或说话疼痛、喘鸣、劳力性呼吸困难或吸气困难。如果怀疑环杓软骨关节炎，需要进一步评估。

病史

RA 患者术前病史的具体考虑包括以下内容：

- 病程
- 特殊关节受累
- 疾病的关节外表现
- 病史提示颈椎病（颈痛、神经根痛、运动无力）
- 病史提示环杓关节炎（见上文）
- 目前的功能状态
- 目前使用的药物，如果可以的话，包括生物学制剂 DMARDs 的给药计划。
- 既往和目前使用的类固醇，包括最近一年内类固醇的

增量，即使患者不再服用类固醇（见第14章）
- 既往手术情况或手术并发症

体格检查

特别注意RA患者术前体格检查包括以下的内容：
- 评估活动性滑膜炎，这可能提示病情加剧或失控
- 颈椎主动和被动活动范围
- 神经学检查，特别关注活动减弱、知觉、反射亢进或者颈椎疾病的迹象
- 注意听声音，上呼吸道包括喘鸣或其他环杓关节受累的迹象

实验室和影像学检查

考虑以下术前检查：
- 全血细胞计数（CBC）评估白血球减少症或贫血
- 如果存在潜在肾毒性进行基本生化检查（BMP）
- 如果有潜在的肝毒素的治疗，行肝功能试验（liver function tests，LFTs）（具体来说，患者服用稳定剂量甲氨蝶呤通常每3个月进行LFTs，剂量增加一个月后应该行该项检查，在LFTs异常时应该检查得更为频繁。）
- 动态脉搏血氧（SpO_2）监测，如果怀疑或者存在RA肺部并发症病史
- 如果怀疑颈椎病，行RA颈部侧屈/延伸X线片或颈椎MRI
- 如果怀疑环杓关节受累，行吸气/呼气流量环，对比增强高分辨率胸部CT，或喉镜检查

围术期管理

RA患者术后并发症的风险可能增加。与骨关节炎对照组

相比，RA 患者行关节置换术假体感染[10-11]和术后肺炎[12]发生率更高。类风湿关节炎通常静脉血栓栓塞（VTE）[13]风险增加，但基于人群的队列研究并未显示住院 RA 患者[14]或行膝关节置换术 RA 患者[15]与普通人群相比 VTE 风险增高。RA 患者接受常规术后管理应特别注意以下事项：

- 早期下地活动和参与物理或功能治疗
- 注意预防血栓
- 肺部卫生保健
- 监测贫血（尤其是术前诊断贫血者）
- 监测感染迹象

药物治疗

免疫抑制药物围术期调整的主要考虑因素包括权衡感染风险、伤口愈合较差与如果停药疾病复发的风险，因为疾病复发会阻碍康复或对功能结果产生不利影响。美国风湿病学会/美国髋关节和膝关节外科医师协会（ACR/AAHKS）在 2017 年发布的指南专门针对接受择期全髋关节或膝关节置换术的成年患者的药物治疗，主要基于专家意见和中低质量的证据。在非骨科手术中，几乎没有数据可以作为药物治疗管理的依据。在缺乏数据的情况下，建议不要将指南建议外推到其他骨科手术或非骨科手术中。建议在进行其他手术时与患者的风湿科医师进行商讨。

择期全髋置换术（THA）或全膝置换术（TKA）的特殊药物治疗指南

指南对 RA 患者行择期 THA 或 TKA 总结如下[16]。药物剂量和计划应与患者的药剂师和（或）风湿科医师确认。

- 优化应包括术前减少糖皮质激素剂量至小于 20 mg/d 的泼尼松当量。
- 当类固醇剂量等于或小于 16 mg/d 泼尼松，应继续当前每日糖皮质激素剂量，而不是采用围术期应激剂量。

请注意，这是针对非复杂的择期 THA/TKA；对于长时间手术，给予应激剂量可能是合适的（见第 14 章）。

- 继续当前剂量的甲氨蝶呤、来氟米特、羟基氯喹和（或）磺胺嘧啶。
- 在手术前保留所有当前的生物制剂用药，并在特定药物的给药周期结束时计划手术。术前至少 7 天停用托菲替尼。
- 当患者的伤口出现愈合迹象（通常至少 10 ～ 14 天），所有缝合线 / 缝合钉被拆除，没有手术部位或非手术部位感染的证据时，重新启动生物治疗。

骨科和非骨科手术药物治疗决策指导的更多信息见图 40.1 和图 40.2；我们建议与患者的风湿科医师和外科医师进行讨论。

临床要点

- 通过病史和体格检查筛查 RA 患者是否合并颈椎病，包括被动和主动活动范围、力度和反射检查。
- 获取患者的生物制剂 DMARD 给药计划，包括最后一次给

药物	择期骨科手术	非骨科手术和特殊注意事项
甲氨蝶呤	继续使用 * 如果预计要进行扩大或复杂的手术，请与患者的风湿科医师讨论	一般可以继续使用 如果是因为严重感染行手术、术后感染、术后急性肾损伤、延长 NPO 状态或年龄＞ 70 岁，考虑停药
来氟米特		如果预期伤口大，可以考虑暂停。注意，较长的半衰期（2 周）可能使完全停药很棘手
柳氮磺胺吡啶		一般可以继续使用
羟化氯喹		一般可以继续使用

图 40.1 抗风湿常规药物调整的围术期注意事项

药物	择期骨科手术	非骨科手术	特殊考虑
肿瘤坏死因子 -α 阻滞剂：赛妥珠单抗，依那西普，高利单抗，英夫利昔单抗	在手术前停用所有的生物制剂，并在给药周期结束时计划手术。例如：如果药物每 4 周服用一次，请在第 5 周暂停并安排手术	目前尚无资料指导非骨科手术的管理。建议与患者的风湿科医师讨论。一般来说，我们建议在给药间隔结束时（药物作用的最低点）选择手术时机，而不是使用半衰期来估计免疫抑制效果的持续时间	关于围术期感染风险的现有数据相互矛盾
阿巴西普（奥瑞希纳®）：CTLA4-IgG 融合蛋白			无围术期资料
塔西单抗（安挺乐®）：抗 - IL6 单克隆抗体			病例对照研究中术后炎症标志物的抑制引起了人们的关注，即手术部位感染的体征 / 症状可能被掩盖，从而导致诊断延迟[17]
托法替布（托法替尼®）：Janus-相关激酶抑制剂			至少在手术前 7 天停止。免疫抑制作用的持续时间尚不清楚。没有关于外科患者的研究。间接证据表明感染风险可能类似于 TNF-α 抑制剂[18]
阿那白滞素（那白滞素）：抗 -IL1 重组抗体			无具体围术期资料
利妥昔单抗：抗 CD20 抗体			一项观察研究发现与脊柱手术后并发症有关。未发现并发症发生率与上次输注后时间间隔相关[19]

图 40.2　抗风湿生物制剂调整的围术期注意事项

药日期和预期下一次给药时间，以确定择期手术的最佳时间。

- 如果未合并感染，在伤口愈合和拆除所有缝合线 / 缝合钉（通常至少 10 ～ 14 天）时，重新启动生物治疗。

致谢

Greg Gardner, MD, Professor, Division of Rheumatology, Department of Medicine, University of Washington

参考文献

1. Gardner G, Mandel B. Assessing and managing rheumatologic disorders. In: Jaffer A, Grant P, editors. Perioperative medicine: medical consultation and co-management. 1st ed. New Jersey: Wiley-Blackwell; 2012. p. 215–29.
2. Van Halm VP, Peters ML, Voskuyl AE, et al. Rheumatoid arthritis versus diabetes as a risk factor for cardiovascular disease: a cross-sectional study, the CARRE Investigation. Ann Rheum Dis. 2009;68:1395–400.
3. Crowson CS, Liao KP, Davis JM III, et al. Rheumatoid arthritis and cardiovascular disease. Am Heart J. 2013;166(4):622–8.
4. Mantel A, Holmqvist M, Andersson DC, et al. Association between rheumatoid arthritis and risk of ischemic and nonischemic heart failure. J Am Coll Cardiol. 2017;69(10):1275–85.
5. Balbir-Gurman A, Yigla M, Nahir AM, et al. Rheumatoid pleural effusion. Semin Arthritis Rheum. 2006;35(6):368.
6. Neva MH, Hakkinen A, Makinen H. High prevalence of asymptomatic cervical spine subluxation in patients with rheumatoid arthritis waiting for orthopedic surgery. Ann Rheum Dis. 2006;65(7):884–8.
7. Zhu S, Xu W, Luo Y, et al. Cervical spine involvement risk factors in rheumatoid arthritis: a meta-analysis. Int J Rheum Dis. 2017;20(5):541–9.
8. Kauppi M, Neva MH. Sensitivity of lateral view cervical spine radiographs taken in the neutral position in atlantoaxial subluxation in rheumatic diseases. Clin Rheumatol. 1998;17(6):511–4.
9. Bandi V, Munnur U, Braman SS. Airway problems in patients with rheumatologic disorders. Crit Care Clin. 2002;18(4):749–65.
10. Lee DK, Kim HJ, Lee DH. Infection and revision rates following primary total knee arthroplasty in patients with rheumatoid arthritis versus osteoarthritis: a meta-analysis. Knee Surg Sports Traumatol Arthrosc. 2017;25(12):3800–7.
11. Bongartz T, Halligan CS, Osmon DR, et al. Incidence and risk factors of prosthetic joint infection after total hip or knee replacement in patients with rheumatoid arthritis. Arthritis Rheum. 2008;59(12):1713–20.
12. Jauregui JJ, Kapadia BH, Dixit A. Thirty-day complications in rheumatoid patients following knee arthroplasty. Clin Rheumatol. 2016;35(3):595–600.
13. Choi HK, Rho YJ, Zhu Y, et al. The risk of pulmonary embolism and deep vein thrombosis in rheumatoid arthritis: a UK population-based outpatient cohort study. Ann Rheum Dis. 2013;72:1182–7.
14. Holmqvist ME, Neovius M, Eriksson J, et al. Risk of venous thromboembolism in patients with rheumatoid arthritis and association with disease duration and hospitalization. JAMA. 2012;308(13):1350–6.
15. Izumi M, Migita K, Nakamura M. Risk of venous thromboembolism after total knee arthroplasty in patients with rheumatoid arthritis. J Rheumatol. 2015;42(6):928–34.
16. Goodman SM, Spring B, Guyatt G. American College of Rheumatology/American Association of Hip and Knee Surgeons guidelines for the perioperative management of antirheumatic medication in patients with rheumatic diseases undergoing elective total hip or total knee arthroplasty. Arthritis Care Res. 2017;69(8):1111–124.
17. Hirao M, Hashimoto J, Tsuboi H, et al. Laboratory and febrile features after joint surgery in patients with rheumatoid arthritis treated with tocilizumab. Ann Rheum Dis. 2009;68(5):654–7.
18. Ahadieh S, Checchio T, et al. Meta-analysis of malignancies, serious infections, and serious adverse events with tofacitinib or biologic treatment in rheumatoid arthritis clinical trials. Arthritis Rheum. 2012;Suppl63:1697.
19. Godot S, Gottenberg JE, et al. Safety of surgery after rituximab therapy in 133 patients with rheumatoid arthritis: data from the AutoImmunity and Rituximab Registry. Arthritis Care Res. 2013;65(11):1874–9.

第 41 章
系统性红斑狼疮

Stefanie Deeds
洪洪　译　李纯青　校

背景

与对照组相比，系统性红斑狼疮（systemic lupus erythematosus，SLE）患者围术期并发症和死亡率的风险增加。SLE 是一种异质性疾病，许多患者可能只有皮肤和关节受累，而其他一些患者随着时间的推移会发展为严重的内脏器官受累和器官衰竭[1-2]。肾是 SLE 最常受累的内脏器官。SLE 患者发生心血管疾病和血栓的风险也会增加。在抗磷脂综合征（APS）患者中，还有发生心瓣膜疾病和肺动脉高压的高风险[3-5]。

肌肉骨骼损伤在活动性疾病患者中很常见，其中缺血性坏死（AVN）、骨质疏松和骨折的发生率较高，需要进行骨外科手术[6]。SLE 患者在关节置换术时通常比一般人群更年轻，尽管接受关节置换术患者的年龄正在增加，并且手术原因从 AVN 等转变为所合并的骨关节炎[6]。

病情轻微的 SLE 患者可能仅用羟基氯喹治疗，围术期出现问题的风险较低。合并多器官疾病增加了 SLE 患者围术期并发症的风险。使用过类固醇和改善病情的抗风湿药（DMARDs）进行免疫抑制治疗的 SLE 患者，存在可预期的围术期感染风险增加。他们在手术时也有很高的血栓形成和疾病复发的风险。有中度至重度疾病活跃史的患者围术期发生心肌梗死[7]、急性肾衰竭等肾脏并发症[8-10]、肺炎及脓毒症[9]、感染[10]、肺栓塞（PE）及脑卒中[6]和死亡[7-9]的风险可能增加。此外，APS 患者围术期血栓形成、疾病加重或[11]出血等并发症的风险增加。尽管在一项系统综述中显示这些并发症的风险增加，大多数研究报告了良好的功能结局[6]。

术前评估

SLE 患者因为冠状动脉疾病、多器官疾病以及使用类固醇和其他免疫抑制剂[12]的基线风险较高，围术期并发症的风险增加，因此术前评估应重点评估这些因素。

病史

患者访视应侧重于症状表现、当前疾病控制和药物治疗管理。应该包括血栓栓塞、心脏疾病的典型性和疾病特异性危险因素的评估。应评估以下内容：

- 心血管疾病史及冠状动脉疾病（CAD）或瓣膜病体征/症状。
- 血栓栓塞病史及血栓或 APS 的体征/症状。
- 肾脏疾病、血液疾病和感染史。
- 雷诺病史（这很重要，因为围术期保护四肢不受凉是避免潜在末梢缺血的必要条件）。
- 功能状态。
- 传统心血管和血栓危险因素：吸烟、口服避孕药（OCPs）、高血压、高胆固醇。
- 狼疮特异性血栓危险因素：抗磷脂抗体（APLA）抗体，特别是狼疮抗凝物质阳性或三联阳性患者，以及在 6 个月内住院治疗的患者[9]。
- 目前或既往使用类固醇会增加心血管疾病的风险。
- 准确的药物调节，特别是那些增加免疫抑制和血细胞减少风险的药物。
- 患者是否因严重或非严重 SLE 而接受治疗（表 41.1）。

表 41.1　严重 SLE 与非严重 SLE 的定义

重症狼疮
目前因严重的器官疾病而进行治疗，包括： 血液病：溶血性贫血、血小板减少症、白细胞减少症。 血管病：血管炎，包括肠炎、肺出血、静脉血栓形成、溃疡 肾：肾炎，终末期肾病（ESRD） 神经系统：神经炎，认知障碍，精神病，癫痫，脑血管意外（CVA），神经病变 心血管和肺：心肌炎，心肌病，心肌梗死，肺炎，肺纤维化，肺动脉高压 骨骼肌肉：肌无力性肌炎，活动性滑膜炎 胃肠道：胰腺炎，胆囊炎，肝炎，蛋白丢失性肠病，腹膜炎 眼科：眼眶炎 / 肌炎，角膜炎，后葡萄膜炎，巩膜炎，视神经炎，缺血性视神经病变 黏膜：结疤、皮肤或黏膜溃疡
非重症狼疮
目前未因严重 SLE 表现进行治疗

源自疾病活动指数的定义：SELENA SLEDAI（国家系统性红斑狼疮疾病活动指数评估—红斑狼疮中雌激素安全性）[19] 和 BILAG 2004（不列颠群岛红斑狼疮评估小组）[20]

体格检查和实验室检查

仔细的检查应包括对心肺疾病和多器官受累的评估：

- 2 级或更大的心脏杂音的 APS 患者应行经胸超声心动图进行评估，特别是当患者合并可能与瓣膜疾病相关的症状时。
- 对于未合并 APS 的患者，3 级或 3 级以上的心脏杂音应行经胸超声心动图进行评估。
- 评估活动性炎症的体征：脱发、炎症性关节炎、面部皮疹、心脏检查有肺动脉高压的体征、下肢水肿。

术前对疾病活动标志物进行实验室检查作为术后比较基线的内容应包括以下：

- 肾功能和电解质的基本代谢、全血细胞计数和凝血。

- 如果在与患者的风湿科医师协商中有推荐的话，可以考虑进行其他检测来了解当前的疾病活动情况，如dsDNA和补体水平。
- 合并APLA或狼疮抗凝物质阳性的患者应进行D-二聚体检测，除非已因血栓事件病史进行慢性抗凝；升高的D-二聚体可能意味着更高的风险，这些患者应采取更积极的术后血栓预防措施。

风险评估

狼疮患者患冠心病的风险至少是年龄匹配对照组的两倍[14]，其中最显著的是年轻患者，他们围术期心血管事件的发生风险增加[15]。

- 心血管风险评估应遵循与其他患者相同的原则（见第6章）。如果被视为高风险，应在术前进行额外的检查以评估心脏疾病。
- 运动时呼吸困难或合并3级或以上杂音（APS患者2级）的患者应进行经胸超声心动图检查，以评估瓣膜结构疾病和肺动脉高压。
- SLE患者偶尔会合并间质性肺疾病，如果检查时听到啰音，且无心脏病史，应行高分辨率胸部CT检查。

术前管理

SLE患者的术前管理可能因多器官受累和复杂的药物治疗方案而复杂。决定进行择期手术的严重SLE患者应与患者的风湿科医师讨论。对于疾病控制不佳[16]的患者，应推迟择期手术。

围术期管理

心血管风险管理

- 羟基氯喹（HCQ）可降低疾病活动性和心血管风险，

应在围术期继续使用。

- 考虑到心血管风险升高，如果没有主要的手术禁忌[12]，使用阿司匹林的患者应该继续服用。
- 为降低额外的术前心血管风险，应根据指南管理心血管风险因素（如血脂和血压），并考虑启动 HCQ 治疗[12]

抗凝和血栓风险管理

- SLE 和已知 APS 患者血栓形成的主要预防包括小剂量阿司匹林和继续服用羟基氯喹[17]。
- 接受二级预防抗凝治疗的 APS 患者应尽量减少中断时间，接受桥接抗凝[18]。（有关桥接治疗的更多信息，请参阅第 26 章。）
- Gualtierotti 等人支持对高危 APLA（三联阳性或狼疮抗凝物质阳性）和其他血栓形成危险因素（高血压、吸烟、口服避孕药、肥胖、糖尿病、肿瘤）[12]患者使用桥接抗凝。在这些高危患者中，应在择期手术前寻求专家的意见。
- 无其他血栓危险因素的 APLA 患者应在基础治疗基础上，使用预防性抗凝治疗。
- 所有其他 SLE 患者应接受与非 SLE 患者相同的预防深静脉血栓（DVT）的预防性抗凝剂量。

风湿病药物管理

美国风湿病学会发表了骨科手术围术期风湿药物管理的建议[16]。目前，在非骨科手术中还没有药物管理的指导方针，但这些建议可以在与患者的风湿病医师协商后，外推到接受其他类型手术的患者的管理中。有关合成 DMARDs 和生物制剂的具体建议，请参见图 40.1 和 40.2（参见第 40 章）。

虽然 SLE 患者围术期用药管理的资料较少，但为了降低感染并发症的风险，建议采用以下药物管理。在严重的 SLE（见表 41.1）中，患者存在术后疾病复发的风险，可能造成器官受累。在决定是否停用SLE药物[16]时，必须权衡术后并发症和感染的风险与疾病爆发的风险。

- 接受类固醇治疗的患者在接受手术之前，应咨询风湿科医师，将每日剂量减少至当量≤ 20 mg/d，并在术后继续使用类固醇。参见第14章，查看不需要常规使用应激剂量类固醇的适应证。
- 通常有严重SLE表现（表41.1）的患者在接受关节置换时应在整个手术期间继续使用SLE特异性DMARDs（霉酚酸酯、硫唑嘌呤、环孢素、他克莫司）。
- 除他克莫司可继续使用外，无严重疾病的患者可在术前1周停用SLE特异性DMARDs；如果没有额外的伤口愈合或感染并发症[16]，术后3～5天重新启用这些药物。
- 支持SLE围术期使用生物制剂的数据有限；然而，根据类似于其他风湿疾病的建议，生物制剂应在选择性手术前停用，至伤口愈合，约14天[16]。

术后监测

SLE患者感染、心脏疾病、血栓事件、肾脏疾病和死亡的风险增加。APS患者术后存在血栓形成、出血和病情灾难性恶化的风险。需要仔细监测，以评估这些并发症，包括以下内容：

- 抗凝应按上述方法处理。
- 应监测患者血流动力学不稳定的体征和症状，根据具体情况考虑使用应激剂量类固醇。
- 回顾急性肾损伤患者术中低血压和失血的情况（见第39章）。
- 对于存在雷诺现象的患者，应限制围术期低体温以避免末梢缺血。
- 手术可能是灾难性抗磷脂综合征的一个诱发因素，该综合征是快速起病的血栓性微血管病，至少涉及三个APLA器官。需要咨询专家来评估和指导治疗，包括肝素、类固醇、静脉注射免疫球蛋白（IVIG）和利妥昔单抗[16]。

临床要点

- 与患者的风湿科医师协商，术前减少泼尼松剂量，每日剂量减至≤ 20 mg/d 当量。
- 评估心血管风险。
- 对有活动性炎症体征和症状的患者推迟择期手术，直到获得更好的控制。
- 避免对有血栓病史的患者和合并肾脏或心脏疾病病史的容量超负荷患者进行长时间逆转抗凝，并保持四肢温暖。
- 围术期 DMARDs 的使用应考虑疾病的活动性和严重程度，并与患者的风湿科医师协商。

致谢

Gregory Gardner, M.D., F.A.C.P., Professor, Division of Rheumatology, Department of Medicine, University of Washington, Seattle, WA.

参考文献

1. Chambers SA, Allen E, Rahman A, Isenberg D. Damage and mortality in a group of British patients with systemic lupus erythematosus followed up for over 10 years. Rheumatology (Oxford). 2009;48(6):673–5.
2. Becker-Merok A, Nossent HC. Damage accumulation in systemic lupus erythematosus and its relation to disease activity and mortality. J Rheumatol. 2006;33:1570–7.
3. Ruiz D, Oates JC, Kamen DL. Antiphospholipid antibodies and heart valve disease in systemic lupus erythematosus. Am J Med Sci. 2018;355(3):293–8.
4. Zuily S, Regnault V, Selton-Suty C, Eschwège V, Bruntz JF, Bode-Dotto E, De Maistre E, Dotto P, Perret-Guillaume C, Lecompte T, Wahl D. Increased risk for heart valve disease associated with antiphospholipid antibodies in patients with systemic lupus erythematosus: meta-analysis of echocardiographic studies. Circulation. 2011;124(2):215–24.
5. Zuily S, Domingues V, Suty-Selton C, Eschwège V, Bertoletti L, Chaouat A, Chabot F, Regnault V, Horn EM, Erkan D, Wahl D. Antiphospholipid antibodies can identify lupus patients at risk of pulmonary hypertension: a systematic review and meta-analysis. Autoimmun Rev. 2017;16(6):576–86.
6. Kasturi S, Goodman S. Current perspectives on arthroplasty in systemic lupus erythematosus: rates, outcomes, and adverse events. Curr Rheumatol Rep. 2016;18(9):59.
7. Smilowitz NR, Katz G, Buyon JP, Clancy RM, Berger JS. Systemic lupus erythematosus and the risk of perioperative major adverse cardiovascular events. J Thromb Thrombolysis. 2018;45(1):13–7.
8. Babazade R, Yilmaz HO, Leung SM, Zimmerman NM, Turan A. Systemic lupus erythematosus is associated with increased adverse postoperative renal outcomes and mortality: a historical cohort study using administrative health data. Anesth Analg. 2017;124(4):1118–26.

9. Lin JA, Liao CC, Lee YJ, Wu CH, Huang WQ, Chen TL. Adverse outcomes after major surgery in patients with systemic lupus erythematosus: a nationwide population-based study. Ann Rheum Dis. 2014;73(9):1646–51.
10. Roberts JE, Mandl LA, Su EP, Mayman DJ, Figgie MP, Fein AW, Lee YY, Shah U, Goodman SM. Patients with systemic lupus erythematosus have increased risk of short-term adverse events after total hip arthroplasty. J Rheumatol. 2016;43(8):1498–502.
11. Erkan D, Leibowitz E, Berman J, Lockshin MD. Perioperative medical management of antiphospholipid syndrome: hospital for special surgery experience, review of literature, and recommendations. J Rheumatol. 2002;29(4):843–9.
12. Gualtierotti R, Parisi M, Ingegnoli F. Perioperative management of patients with inflammatory rheumatic diseases undergoing major orthopaedic surgery: a practical overview. Adv Ther. 2018;35(4):439–56.
13. Wu H, Birmingham DJ, Rovin B, et al. D-dimer level and the risk for thrombosis in systemic lupus erythematosus. Clin J Am Soc Nephrol. 2008;3(6):1628–36. https://doi.org/10.2215/CJN.01480308.
14. Schoenfeld SR, Kasturi S, Costenbader KH. The epidemiology of atherosclerotic cardiovascular disease among patients with SLE: a systematic review. Semin Arthritis Rheum. 2013;43(1):77–95.
15. Yazdanyar A, Wasko MC, Scalzi LV, Kraemer KL, Ward MM. Short-term perioperative all-cause mortality and cardiovascular events in women with systemic lupus erythematosus. Arthritis Care Res (Hoboken). 2013;65(6):986–91.
16. Goodman SM, Springer B, Guyatt G, Abdel MP, Dasa V, George M, et al. American College of Rheumatology/American Association of Hip and Knee Surgeons guideline for the perioperative management of antirheumatic medication in patients with rheumatic diseases undergoing elective total hip or total knee arthroplasty. Arthritis Rheumatol. 2017;69(8):1111–24.
17. Pons-Estel GJ, Andreoli L, Scanzi F, Cervera R, Tincani A. The antiphospholipid syndrome in patients with systemic lupus erythematosus. J Autoimmun. 2017;76:10–20.
18. Goodman SM, Bass AR. Perioperative medical management for patients with RA, SPA, and SLE undergoing total hip and total knee replacement: a narrative review. BMC Rheumatol. 2018;2(2):2.
19. Petri M, Kim M, Kalunian KC, Grossman J, Hahn BH, Sammaritano LR, et al. Combined oral contraceptives in women with systemic lupus erythematosus. NEJM. 2005;353(24):2550–8.
20. Isenberg DA, Rahman A, Allen E, Farewell V, Akil M, Bruce IN, et al. BILAG 2004. Development and initial validation of an updated version of the British Isles Lupus Assessment Group's disease activity index for patients with systemic lupus erythematosus. Rheumatology. 2005;44(7):902–6.

第 42 章
痛风和假性痛风

Elizabeth Kaplan
洪洪　译　李纯青　校

背景

手术是导致新发结晶性关节病产生或促使以往的结晶性关节病活动的危险因素[1]。如患者出现关节疼痛、无法解释的发热、白细胞增多或物理治疗困难，应考虑痛风或假性通风。重视患者的关节检查是很重要的，尤其对于活动缓慢或者不能提供病史的患者。痛风和假性痛风都是术后发热的鉴别诊断。正确诊断术后痛风或假性痛风可以对患者进行更早期的治疗，并为术后恢复减少障碍。

术前评估

评估痛风病史，包括活动频率、治疗方案（包括类固醇激素的使用频率）、以往是否存在术后痛风发作史以及尿酸水平（如果适用）。检查患者是否存在关节红肿等提示急性发作的体征。如果这些体征存在，考虑术前就开始对疾病活动进行检查和治疗（如果确实就是结晶性关节病）。

围术期管理

预防恶化

一般继续使用预防药物（例如，别嘌呤醇）直到手术，术后一旦可以就恢复使用。注意足够的水化。注意一些新药可能导致痛风发作（例如，利尿剂、环孢素），尤其对于可疑痛风病史的患者。运动是有益的。

围术期爆发的诊断

痛风应与术后急性关节炎进行鉴别诊断。

对于术后出现的急性关节炎，考虑以下内容：

- 部位——结晶性关节病常出现于大关节（例如，膝关节、踝关节）和（或）以往受累过的关节[2]。
- 评估可疑的感染性关节炎——常常需要行关节腔穿刺来排除感染以诊断结晶性疾病[3]。

区分痛风和假性痛风

假性痛风很常见。应将其与痛风区分，这对于避免长期给予不必要的降低尿酸治疗是很重要的。存在痛风史、肥胖、慢性肾疾病或使用利尿剂或钙调神经磷酸酶抑制剂的患者需要考虑痛风。疾病活动倾向于在术后 8 天内发生[2]；但有时可在长达术后 3 周发生。痛风发作时尿酸水平可以出现两极变化（升高或降低），不应该据此做出或排除诊断。假性痛风也可以在术后发生。X 线可能显示焦磷酸钙沉积，但这一发现对于诊断假性痛风既不特异也不敏感。

- 行关节腔穿刺术检查关节腔内液体寻找结晶体仍是诊断的金标准。

术后痛风或假性痛风的治疗

两种综合征的处理原则大致相同。急性结晶性关节病的经典药物在术后早期可能是相对禁忌，重要的是要与外科团队协商做出最佳治疗决策。

- 考虑关节腔内注射，尤其活动局限在一个关节时。在术后不能使用其他典型口服药时，这种方法尤其有用。
- 非甾体消炎药：在肾衰竭或有外科出血风险时可能是

禁忌[3]。

- 波尼松：考虑到伤口愈合、高血糖和感染风险，可能是禁忌。
- 秋水仙碱：胃肠道副作用可能限制了它在腹部手术术后患者中的应用。
- IL-1 抑制剂例如阿那白滞素：价格昂贵，并且考虑到对伤口愈合的影响，可能为禁忌。如果考虑使用此药，建议咨询风湿专科医师。

临床要点

- 手术是导致新发结晶性关节病产生或促使以往的结晶性关节病活动的危险因素。
- 注意一些新的药物可能引起痛风发作（如利尿剂，环孢素），特别是对有痛风病史的易感患者。
- 典型的用于治疗急性结晶性关节病的药物在术后早期可能是相对禁忌的，因此与手术团队密切合作以做出最佳的治疗决定是很重要的。

参考文献

1. Craig MH, Poole GV, Hauser CJ. Postsurgical gout. Am Surg. 1995;61(1):56–9.
2. Kang EH, Lee EY, Lee YU, Song YW, Lee EB. Clinical features and risk factors of postsurgical gout. Ann Rheum Dis. 2008;67(9):1271–5.
3. Gardner G, Mandel B. Assessing and managing rheumatologic disorders. In: Jaffer A, Grant P, editors. Perioperative medicine: medical consultation and comanagement. 1st ed. New Jersey: Wiley-Blackwell; 2012. p. 222–3. 4. 207(1): p. 53–9.

第 43 章
决策能力

Jessica Woan，Kara J. Mitchell
刘志华　译　李纯青　校

背景

外科医师为实施他们的操作需要获得患者的知情同意。有时会诊医师也会被要求去帮助评估某一患者的能力（或能力缺失），以达成一致的评估和（或）治疗方案。这种情况很少发生，因为一般认为患者有这种决策能力，除非临床评估显示他缺乏这种能力[1-3]。然而，当患者缺乏这种决策能力时，临床医师往往难以识别[1, 3]。

常常只有遇到以下几种“危险信号”的时候，患者的决策能力遭到质疑：

- 要做出的决策是非常冒险或复杂的。
- 患者做出的决定和医师所推荐的有冲突[2-3]。
- 患者似乎较被动或者用具体/简单的回答“同意一切”[4]。

临床医师应该依靠患者是否有危险因素来评估他们是否缺乏医疗决策能力，而不是依靠上面列出的“危险信号”[2-3]。重要的危险因素包括：

- 发育迟缓
- 智力障碍
- 阿尔茨海默症和一些其他的痴呆性疾病或认知障碍
- 精神性疾病（抑郁，双向情感障碍，精神分裂等）
- 居住在特护疗养院（SNF）
- 帕金森病
- 因疾病住院治疗

- 诊断为脑部肿瘤或创伤性脑损伤

然而需要注意，具有这些风险因素的患者中的相当一部分是具有决策能力的。

术前评估

术前评估表明患者可能患有痴呆或者处于痴呆的风险中，这些患者是否一直缺乏决策能力呢？

不是的。认知功能评估，例如评价决策能力的细微精神状态检查（MMSE）的高分分值（＞24 表示患者更可能具有较强的决策能力）和低分分值（＜20 表示患者可能具有较弱的决策能力）与决策能力相关，这可以帮助你决定患者是否需要进行正式评估。然而，那些低评分的患者仍有决策能力而高评分的人可能缺乏决策能力。MMSE 评分在 20 ～ 24 之间对判断有无决策能力没有作用[1, 3, 5]。对于痴呆和记忆力问题的诊断的洞察力与完整的决策能力呈正相关[4]。

决策能力受时间和情境的影响[1-3]。例如，患者处于谵妄时可能缺乏决策能力，但是从急性疾病中康复后就可以恢复全部的决策能力。值得注意的是，鉴于谵妄病程的起伏特性，患者在疾病发作的间歇期可能具有决策能力。在这些情况下，决策应包括代理人和患者本人。

基于决策的复杂性和与之相关的风险，患者的决策能力可能也是有限的。例如，患者可能有选择饮食的能力，但是却缺乏选择伴随发病率和死亡率风险的重大手术的决策能力。

在术前评估中，获得患者对医疗活动的价值观和偏好是十分重要的。这也是一个可以在患者术后出现任何潜在的能力丧失之前确定其决策替代者的机会。

围术期管理

如何确定我的患者是否具有决策能力[1, 3]？

提供者必须确定患者是否有以下四个要素：

1. 理解所建议的检查或治疗相关的信息（风险 / 获益 / 可供选择的方案）以及不进行治疗的后果。
2. 理解当前形势和预期后果。
3. 理性地处理信息。
4. 所传递的选择不随时间推移而变化。

应该强调的是，当患者为了作出自己的医疗决策而必须证明自己有能力去推理和沟通的时候，没必要要求他们必须作出医师所认为的“好”决策。除此之外，注意排除那些“假的无决策能力”的患者的可能性。假的无决策能力是由于提供者过度使用医疗术语或信息，或者提供者使用的沟通策略没有意识到语言障碍或没有足够的时间进行讨论和提问而导致的无能力决策[3]。来自患者和医疗服务的提供者的危险因素包括：

- 视力或听力受损
- 母语与提供者的母语不同
- 低文化水平和（或）低健康文化水平
- 提供者缺乏文化素养培训或技能。

哪些工具可以帮助评估患者的决策能力？

如果患者没有表现出决策能力的上述四个要素，在众多可用的工具中，能力评估（Aid to Capacity Evaluation，ACE）是可以在 30 min 内完成的评估工具，并已通过临床金标准验证，具有合理的证据水平来支持其使用，可以免费在线获得：http://www.jcb.utoronto.ca/tools/ace_download.shtml[3, 6-7]。

该工具的其他优点包括免费提供培训材料，专注于患者的真实决定以及简化临床记录[2-3, 7]。如果能力评估很复杂，请考虑让适当的专业顾问或伦理委员会参与[1-3]。

如果我的患者缺乏决策能力，我该怎么办？

如果发现患者缺乏决策能力，应努力辨别和治疗任何可逆的病因[1-3]。有潜在的影响心智的药物例如阿片类和苯二氮䓬类药物，只要合理使用以及有适当的指征，就不应为了获得患者的决策而撤药；撤除这些药物认为是胁迫行为。此外，疼痛和焦虑如果不及时治疗，实际上会导致能力的丧失。优化潜力以提高能力的策略[3, 8]包括：

- 解决可逆病因：疼痛，发热，低氧血症，尿毒症，镇静状态，谵妄，精神疾病，未确诊的抑郁。
- 发挥最大潜力来改善思想处理和交流：例如，评估帕金森患者用药时间和剂量。
- 使用辅助设备优化视觉 / 听觉障碍。
- 使用简单易懂的语言。
- 缩短或简化信息。
- 使用恰当的翻译和口译服务。
- 使用图解或其他交流工具。
- 与家人和看护人交流：告知恐惧、焦虑和疾病本身会影响能力。
- 从朋友和家人处获得附加信息：有助于确定患者的能力。
- 使用教授–反馈（teach-back）方法。
- 留出足够的时间和空间进行讨论、提问和决策。
- 重复评估。

即使处理了潜在的可逆原因，我的患者还是缺乏能力怎么办？

如果患者无决策能力，这种时候的处理方法有地区差异，但通常采用他的代理人或监护人的决定。如果患者作出的下一步决策能提前获得，就应当被执行。假如遇到真正的急诊（没有合适的代理人或监护人在场），通常可以提供“合理的人”同意的评估和（或）治疗[1]。需要注意的是，在某些地区，代理人对于某些“高风险”治疗做的决定是不合法的，例如绝育术、截肢术或电击治疗，在这些情况下，可能需要得到法院的许可。

临床要点

- 通常情况下，决策能力是完整的，但是无决策能力常被忽略。
- 决策能力具有时间和情境特殊性。为了具有完整的决策能力，患者必须能够：
  - 理解所建议的检查或治疗相关的信息（风险 / 获益 / 可供选择的方案）以及不进行治疗的后果。
  - 理解当前形势和预期后果。
  - 理性地处理信息。
  - 所传递的选择不随时间推移而变化。

致谢

Suzanne B. Murray, MD; Associate Professor, Department of Psychiatry and Behavioral Sciences, University of Washington

参考文献

1. Applebaum PS. Assessment of patients' competence to consent to treatment. N Engl J Med. 2007;357:1834–40.
2. Etchells E, Sharpe G, Elliott C, Singer PA. Bioethics for clinicians: 3. Capacity. CMAJ. 1996;155:657–61.
3. Sessums LL, Zembrzuska H, Jackson JL. Does this patient have medical decision-making capacity? JAMA. 2011;306:420–427.
4. Merel SE, Murray SB. Decisional capacity. Scheurer D, editor,. Hosp Med Clin. 2013;2:e263–73. https://doi.org/10.1016/j.ehmc.2012.10.002.
5. Folstein MF, Folstein SE, McHugh PR. "Mini-mental state": a practical method for grading the cognitive state of patient for the clinician. J Psychiatr Res. 1975;12:189–98.
6. Etchells E, Darzins P, Silberfeld M, et al. Assessment of patient capacity to consent to treatment. J Gen Intern Med. 1999;14(1):27–34. https://doi.org/10.1046/j.1525-1497.1999.00277.x.
7. Community tool: Aid to capacity evaluation (ACE). University of Toronto Join Centre for Bioethics. http://www.jcb.utoronto.ca/tools/ace_download.shtml. Accessed 10 Oct 2018.
8. Fields LM, Calvert JD. Informed consent procedures with cognitively impaired patients: a review of ethics and best practices. Psychiatry Clin Neurosci. 2015;69:462–71. https://doi.org/10.1111/pcn.12289.

第 44 章
老年患者围术期管理

Sabeena Setia，Mehraneh Khalighi，George Alec Rooke
刘志华　译　李纯青　校

背景

年龄增长对手术风险所造成的影响难以量化，但“衰弱”的概念有助于老年患者手术风险的评估。“衰弱”是指多器官系统生理储备能力下降，导致整个机体对应激的易感性增加[1]。合并症和高龄有很强的相互作用，增加围术期并发症的发生率，并且年龄越大对合并症的影响越明显。衰弱的个体更难适应突发的急性疾病或者创伤，也很难从这些突发状况下恢复，更容易出现不良的健康结局，包括并发症、跌倒、住院、残疾和死亡[2-3]。目前还没有检测衰弱的“金标准”，但是已经开发了许多不同的衰弱筛查工具，来识别不良结局风险高的患者。美国外科医师学会和美国老年病学会建议，将衰弱评估作为老年外科患者术前评估的一部分[4]。

由于缺乏标准化的筛查工具，衰弱的患病率很难评估。人口研究统计，在美国，65 岁及以上的男性和女性中，衰弱的患病率在 4% 到 16% 之间。衰弱发生率随着年龄的增长而增加。65 ～ 75 岁的人中有 10% 的人被认为患有衰弱，80 岁及以上年龄的人中有 40% 的人被认为患有衰弱[5]。在老年癌症患者中患有衰弱的人估计超过 40%。从 2010 年到 2016 年，65 岁以上人口数量增加了 16%，占 2016 年人口总数的 15.2%[6]。

随着人口老龄化，越来越多衰弱患者需要手术和其他干预措施。衰弱直接关系到不良手术结果、术后住院时间的延长、30天再入院以及术后死亡率的增加[7-8]。衰弱的患者更有可能被送往专业的护理机构。尽管没有哪一个衰弱筛选工具被认为是“金标准”，最初的Fried表型[9]为健全的衰弱评估提供了一个立体框架，而且是目前正在使用的大多数衰弱筛选工具的基础。现在的挑战仍然是如何改变衰弱状态，以及哪些术前干预能改善高危人群的预后。

术前评估

人们开发了各种工具来评估衰弱和手术风险。从单一的功能测量，如抓握力测试或站立行走计时测试，到多范围指标，如埃德蒙顿评分，再到包括认知能力测试的详细的老年综合评估[10-12]（表44.1）。

有针对性的老年评估（the targeted geriatric assessment，TaGA）是最近被验证有效的一种评估衰弱的工具，它为衰弱的全面筛查提供了适用和有效的手段[13]。然而，TaGA的预测价值及其对手术结果的影响尚不清楚，而且可能因评估过程繁琐而难以进行。FRAIL量表是一种相对较新的工具，在预测衰弱方面显示出了优势，虽然还需要进一步研究[14]。FRAIL量表借鉴了最初的Fried表型衰弱量表，整合了功能状态、缺陷累积和共存疾病。它很容易由非医务人员操作使用，可以由患者填写，并且能以剂量效应方式评估衰弱程度。我们推荐FRAIL量表[15]（表44.2）作为一种易于使用的工具，有强有力的证据证明其可靠性[16]。

术前的既往史和身体检查

除了标准的术前评估，应该注意以下问题：

- 手术或麻醉并发症史。
- 通过超声心动检查或术后的“心力衰竭”病史识别可能具有舒张功能异常的患者。

表 44.1　衰弱测试工具

衰弱评估方法	衰弱对手术结局的影响	手术人群研究	作者
抓握力	术后并发症增加，住院时间延长	所有年龄段择期 开腹大手术	Klidjian et al.[10]
站立行走计时	术后并发症及 1 年死亡率增加	≥ 65 岁择期结直肠、心脏手术	Mathias et al.[11]
七项衰弱性特征 站立行走计时≥ 15 s Katz 得分≤ 5 Mini-Cog ≤ 3 Charlson 指数≥ Hct ＜ 35% 白蛋白＜ 3.4 跌倒评分＞ 1	术后并发症增加及住院时间延长 30 天再入院率增加	择期结直肠或心脏手术	Robinson et al.[12]
Edmonton 衰弱评估 认知能力 整体健康状况 功能性独立 社会支持 药物使用 营养 情绪 自制 功能性表现	术后并发症增加 住院时间延长 再入院率增加	≥ 70 岁 下肢骨科手术 脊柱手术 血管手术 腹部手术	Dasgupta et al[2]
Fried 标准 体重减轻 握力下降（虚弱） 虚脱 体力活动少 步行速度缓慢	术后并发症增加 住院时间延长 出院时再次入院	≥ 65 岁 择期手术（大型和小型）	Makary et al.[9]

Adapted with permission from Oxford University Press on behalf of the British Geriatrics Society [1]

表 44.2　FRAIL 量表

Fatigue 疲劳	你疲劳吗？（是＝ 1 分）
Resistance 阻力	你能爬一段楼梯吗？（否＝ 1 分）
Ambulation 步行（或有氧运动）	你能走一个街区或者几百码远吗？（否＝ 1 分）
Illnesses 疾病	你有 5 种以上严重疾病吗[a]？（是＝ 1 分）
Loss of weight 体重减轻	在过去的一年中，你的体重减少了 5% 以上吗？（是＝ 1 分）

Adapted with permission from Elsevier［3］

得分：≥ 3 分＝衰弱；1 ～ 2 分＝衰弱前期；0 分＝无衰弱。

[a] 疾病：11 种疾病，参与者被问到，“医师告诉过你患有疾病吗？”1 ＝是，0 ＝否。疾病总数（0 ～ 11）记为 0 ～ 4 ＝ 0，5 ～ 11 ＝ 1。这些疾病包括高血压，糖尿病，癌症（轻微皮肤癌除外），慢性肺病，心脏病，心力衰竭，心绞痛，哮喘，关节炎，卒中和肾脏病

- 营养状况。计算体重指数（BMI），记录近 6 个月内的非主观性的体重减轻＞ 10% ～ 15%（参见第 19 章）。
- 活动耐量和表现状态。记录视觉、听觉或吞咽方面的缺陷；记录跌倒史（“你在过去一年有无跌倒？”）。
- 认知功能。如果怀疑基础认知功能差，进行 Mini-Cog 筛查（或全面认知评估）如果患者已经知道认知功能障碍或记忆障碍，记录患者的基础状态。
- 衰弱。对于患有多种慢性疾病的患者，考虑使用衰弱评估工具如 FRAIL 量表来进行功能损害的额外量化（表 44.2）。
- 识别酒精和药物滥用：在 65 岁或以上的患者中，酗酒的出现率在男性高达 14.5%，在女性 3.3%［17］。
- 使用多种精神类药物。
- 睡眠障碍。

术前实验室检查和研究

- 考虑对老年患者进行贫血筛查，特别是将要接受大量

失血手术的患者，以及预示严重贫血的症状的患者。

- 所有老年患者肾功能的检查，特别是那些接受高风险手术的，有糖尿病和心血管疾病，或使用 ACEI、利尿剂或非甾体消炎药的患者。
- 通常认为血清白蛋白是衰弱的一个标记物。
- 一些 70 岁以上的患者，建议行术前心电图（ECG）（见第 3 章）；因为发现明显的异常可能影响风险评估，以及通过提供一个基础对照来帮助解释术后的变化。重要的是，要认识到大多数老年患者会出现与年龄相关的心电图异常，并不影响围术期管理。

老年人器官系统的特殊风险

医师应该预测问题和并发症，帮助制订一个预防计划。具体注意事项包括：

- 潜在的冠状动脉疾病（CAD）和多血管动脉粥样硬化风险增加，70 岁以上风险最高。
- 对于容量两极变化的耐受能力降低。
- 药物造成肾毒性的风险增加；肾小球滤过率（GFR）每十年下降大约 10%，应该术前和术后评估肾小球滤过率。
- 由于认知功能障碍、年龄、联合用药、营养不良、电解质异常、听觉 / 视觉障碍、抑郁、睡眠剥夺及合并症，使谵妄的发生风险增加。
- 由于肺组织弹性下降造成的小气道塌陷、胸壁僵硬及桶状胸引起的呼吸做功增加以及吞咽功能受损和气道保护性反射减退所导致的误吸风险，使得肺部并发症的风险增加。
- 肺不张、缺氧、肺炎、呼吸衰竭、长时间的机械通气、肺不张和肺炎的风险显著增加（见第 32 章）。

此时，必须要评估拟行手术的风险，特别是如果由于大出血或第三间隙丢失而需要大量输液时。老年患者的恢复时间通常延长，达到预计寿命的比例可能也非常高。可能需要考虑风险小的姑息手术。记住，老年患者的手术目的往往不同，需更多地考虑保护功能和生活自理，而不仅仅是延长生命。

围术期管理

术前管理

一旦决定进行手术，应尽量预防这个年龄段的常见并发症。虽然衰弱指数可能有助于识别存在更高风险的患者，挑战在于这种风险是否可以改善。已证实综合性老年评估（CGA）和多学科性术前老年干预措施能减少并发症，包括谵妄、肺炎、运动恢复延迟，并减少各外科患者包括肿瘤外科、整形科和心胸外科患者的住院时间[18-19]。

以提高力量和活动耐量为目标的术前运动项目（康复训练）已显示出具有某些益处，但需要进一步研究[20-22]。这些干预措施需要综合协作的医疗团队，包括老年学专家、物理治疗师、社会工作者——会诊医师应该在他们的医疗机构中充分利用各种资源。至少，会诊医师应该配合患者的主要医疗提供者停止不必要的术前用药，帮助患者及其家庭为可能的术后康复过程做好准备。关于替代手术的恰当性、手术的特殊风险及预计的恢复时间，坦诚公开地与手术团队展开交流，这对于预防并发症是非常关键的。会诊医师、主要医疗提供者以及外科医师应该在拟行手术的必要性、预计风险和预后方面达成一致共识。最终共享医疗决策将使患者和医师就手术的流程和实际结果达成知情同意[23]。

术后管理

降低谵妄风险（见第 53 章）

- 如果有可能，鼓励家人陪护一晚。

- 避免抗胆碱能药物和抗组胺药。
- 避免使用苯二氮䓬类药物，除非绝对必要或者是患者家庭治疗方案的一部分。
- 麻醉药品和安眠药应谨慎使用。
- 尽量减少整体的联合用药——看到有酒精成分标示的药物，应避免使用[24]。
- 在睡眠时，尽可能安排夜间护理，确保足够安静。
- 经常进行定向力提醒。

优化疼痛管理（见第 55 章）

术后疼痛增加了老年患者不良预后风险，可导致心肌缺血、心动过速、高血压、低氧血症、谵妄等。出于担心阿片类药物相关风险包括谵妄和便秘，疼痛往往得不到充分治疗。结合疼痛治疗服务，会诊医师应该给出镇痛方面的具体建议：

- 避免使用哌替啶。
- 考虑辅助治疗如对乙酰氨基酚、加巴喷丁、利多卡因或辣椒素贴片、局部麻醉或阻滞麻醉。
- 在大多数情况下避免非甾体消炎药。

对于老年人可能有益的其他措施

- 积极的肺部吸引和引流预防措施，以防止肺部并发症。
- 使用常规大便软化剂，可以的话鼓励多喝水，积极预防和治疗便秘。
- 频繁检查肺淤血的征象，特别是在手术后第 2 或第 3 天，此时第三间隙液体出现转移。
- 尽量减少引入新的药物，以降低联合用药的风险。
- 注意肾功能。
- 患者的整个住院期间，都有家人陪护。

临床要点

- 65 岁以上的患者在接受择期手术时应筛查是否衰弱。
- 现有多种经过验证的衰弱测量工具可以预测高危老年患者的预后。
- 基于 Fried 标准的 FRAIL 量表是一个非常简单有用的工具，可以用来预测手术人群的衰弱。
- 术前评估时仔细评估酒精和药物的使用情况，并回顾精神病史，有助于评估谵妄和其他术后并发症的风险。

参考文献

1. Partridge JS, Harari D, et al. Frailty in the older surgical patient: a review. Age Ageing. 2012;41(2):142–147.
2. Dasgupta M, Rolfson DB, et al. Frailty is associated with postoperative complications in older adults with medical problems. Arch Gerontol Geriatr. 2009;48(1):78–83.
3. Morley JE, Vellas B, et al. Frailty consensus: a call to action. J Am Med Dir Assoc. 2013;14:392–7.
4. Chow WB, Rosenthal RA, et al. Optimal preoperative assessment of the geriatric surgical patient: a best practices guidelines from the American College of Surgeons National Surgical Quality Improvement Program and the American Geriatrics Society. J Am Coll Surg. 2012;215(4):453–466.
5. Collard RM, Boter H, et al. Prevalence of frailty in community-dwelling older persons: a systematic review. J Am Geriatr Soc. 2012;60(8):1487–92.
6. United States Census Bureau: quick facts United States. https://www.census.gov/quickfacts/fact/table/US.
7. Census Bureau QuickFacts. (2019). U.S. Census Bureau QuickFacts: United States. [online]. Available at: https://www.census.gov/quickfacts/fact/table/US. Accessed 11 July 2019.
8. McIsaac DI, Bryson GL, et al. Association of frailty and 1-year postoperative mortality following major elective noncardiac surgery: a population-based cohort study. JAMA Surg. 2016;151(6):538–45.
9. Makary MA, Segev DL, et al. Frailty as a predictor of surgical outcomes in older patients. J Am Coll Surg. 2010;210(6):901–8.
10. Klidjian AM, Foster KJ, et al. Relation of anthropometric and dynamometric variables to serious postoperative complications. Br Med J. 1980;281:899–901.
11. Mathias S, Nayak US, et al. Balance in elderly patients: the "get-up and go" test. Arch Phys Med Rehabil. 1986;67(6):387–9.
12. Robinson TN, Wu DS, et al. Slower walking speed forecasts increased postoperative morbidity and one-year mortality across surgical specialties. Ann Surg. 2013;258(4):582–90.
13. Aliverti M, Apolinario D, et al. Targeted geriatric assessment for fast-paced healthcare settings: development, validity, and reliability. J Am Geriatr Soc. 2018;66(4):748–54.
14. Chong E, Ho E, et al. Frailty in hospitalized older adults: comparing different frailty measures in predicting short- and long-term patient outcomes. J Am Med Dir Assoc. 2018;19(5):450–457.e3.
15. van Kan GA, Rolland Y, et al. The I.A.N.A task force on frailty assessment of older people in clinical practice. J Nutr Health Aging. 2008;12(1):29–37.
16. Kojima G. Frailty defined by FRAIL scale as a predictor of mortality: a systematic review and meta-analysis. J Am Med Dir Assoc. 2018;19(6):480–3. https://doi.org/10.1016/j.jamda.2018.04.006.
17. Blazer DG, Wu LT. The epidemiology of at-risk and binge drinking among middle-aged and elderly community adults: national survey on drug use and health. Am J Psychiatry. 2009;166(10):1162–9.
18. Dewan SK, Zheng SB, Xia SJ. Preoperative geriatric assessment: comprehensive, multidisciplinary and proactive. Eur J Intern Med. 2012;23(6):487–94.

19. Harari D, Hopper A, et al. Proactive care of older people undergoing surgery ("POPS"): designing, embedding, evaluating and funding a comprehensive geriatric assessment service for older elective surgical patients. Age Ageing. 2007;36(2):190–6.
20. Cheema FN, Abraham NS, et al. Novel approaches to perioperative assessment and intervention may improve long-term outcomes after colorectal cancer resection in older adults. Ann Surg. 2011;253(5):867–74.
21. Mayo NE, Feldman L, et al. Impact of preoperative change in physical function on postoperative recovery: argument supporting prehabilitation for colorectal surgery. Surgery. 2011;150(3):505–14.
22. Valkenet K, Van de Port IG, et al. The effects of preoperative exercise therapy on postoperative outcome: a systematic review. Clin Rehabil. 2011;25(2):99–111.
23. Alvarez-Nebreda ML, Bentov N, et al. Recommendations for preoperative management of frailty from the Society for Perioperative Assessment and Quality Improvement (SPAQI). Periop Care Oper Room Manag. 2018;10:1–9.
24. Fick D, Semla T, et al. American Geriatrics Society updated Beers criteria for potentially inappropriate medication use in older adults. J Am Geriatr Soc. 2012;60(4):616–31.

第 45 章
跨性别人士的照护

Alexander Pratt，Molly Blackley Jackson
刘志华　译　李纯青　校

背景

跨性别者（transgender）在卫生保健领域面临许多挑战，包括难以获得保健服务和受到卫生保健人员的歧视[1]。对跨性别患者进行围术期的个化护理者可以通过了解跨性别者在卫生保健环境中遇到的挑战、使用适当的术语，并针对激素治疗患者的围术期管理提供适当的建议，从而改善患者的护理。表 45.1 给出了一些建议，为临床护理提供最佳的方案。

"性别认同"这个术语指的是，一个人作为女性、男性、两者皆非或者其他性别的内在自我意识[2]。"性别认同"可能反映也可能不反映出生时的生理性别。"跨性别者"一词用来描述性别认同与生理性别不一致的个体。

- 跨性别女性是指出生时生理性别为男性，但性别认同为女性。
- 跨性别男性是指出生时生理性别为女性，但性别认同为男性。
- 有些人的性别认同不是传统意义上的男性或女性的二元对立。而是包含了两个性别，或者随着时间的推移而改变性别，这些人是"性别流动者"或者"同性恋"。
- "跨性别"这一术语将在本章贯穿使用。包括所有非二元性别，或者性别认同不统一的人士。

表 45.1　卫生保健提供者的注意事项：对跨性别人士的照顾

了解你的医疗记录中是否有姓名，性别，代词（他 / 她）。请再三检查以避免冒犯。
当第一次称呼患者时，礼貌地问患者喜欢别人怎么称呼他们（例如：你用什么名字和代词）。并确保你的同事们也知晓。
在你还不知道患者的姓名和代词情况下，用中性术语。例如：“3 号病房为您准备好了”，而不是“女士，我们为您准备好了 3 号病房”。
记录病史时，不要假设患者伴侣的性别。记得跨性别人士可以有任何性取向（异性恋，同性恋，双性恋等）。
要认识到很多跨性别人士医疗体系缺乏信任；通过谦逊的态度和对患者及其健康的负责来建立信任；如果用错了术语或者犯了其他错误，都请道歉。

跨性别人士激素治疗基础知识

跨性别女性的性激素治疗（如果已使用）包括抗雄激素药物和外源性雄激素药物。抗雄激素作用于睾酮及其他男性特征，如面部毛发的生长。典型的抗雄激素包括螺内酯、非那雄胺和醋酸环丙孕酮。这些抑制睾酮的分泌及其作用于睾酮受体。如果一个跨性别女士选择做性腺切除术，抗雄激素可能被停用。雌激素治疗既能抑制内源性雄激素分泌，又能引起乳房生长和肌肉 / 脂肪再分配等身体变化。典型的治疗方案包括经皮雌激素、口服制剂（17-β 雌二醇或结合的雌激素）或肠外雌激素（戊酸雌二醇或环丙酸雌二醇）。口服炔雌醇不应再使用，因为它引发心血管相关死亡和静脉血栓栓塞（VTE）的风险太高了。

跨性别男性的性激素治疗包括外源性睾酮，它抑制雌激素，导致男性的身体变化。睾酮有很多种使用方式，包括积存注射、皮肤凝胶、口腔片、或者胃肠外治疗。跨性别人士可以选择卵巢切除或者子宫切除，这并不影响他们的睾丸激素治疗，而且卵巢切除后有利于持续增长的睾丸激素预防骨质疏松和保持男性化。

所有跨性别人士都会受到激素治疗的不良反应，需要定期检测激素水平和不良反应的大小。这一章，我们将集中探讨严重影响围术期处理的副作用。

术前评估

- 几项研究已经显示出，以雌性激素和睾酮为基础的激素治疗，与和心血管疾病或相关情况相关的生化标记物的改变有关，但缺乏高质量的证据表明激素治疗和心血管疾病之间的直接联系。
- 跨性别患者激素治疗术前心脏评估应该接受常规治疗，包括详尽的病史或心血管疾病的症状。单就激素治疗来说，不需要额外的术前检查（如实验室评估、心电图或其他影像学检查）。

围术期管理

接受雌激素治疗的跨性别女性

雌激素治疗与静脉血栓形成密切相关[9]，其理论作用机制是对激活蛋白 C 的获得性耐药，从而导致血清凝血因子正常功能的破坏[9-10]。这种效应与其他促血栓形成的因素如吸烟、不动和遗传性高凝状态的存在是具有协同作用的。在口服避孕药（OCPs）和绝经后激素替代治疗（HRT）的妇女身上进行的严格的、大样本的随机临床试验证明，外源性雌激素的使用与 VTE 风险之间存在明显的联系[10-12]。

- 专家建议在任何大手术前 2 ～ 4 周停止雌激素治疗，包括变性手术（SRS）。在完全恢复（通常是手术后至少 3 周）之前，不应该恢复雌激素治疗[8-9]。

- 手术时仍在接受激素治疗的跨性别女士，应该在住院期间或少运动期接受常规静脉血栓栓塞预防（通常用低分子量肝素或普通肝素预防剂量），护理者应该警惕静脉血栓栓塞在这些个体出现的风险更大。

接受睾酮治疗的跨性别男性

- 接受外源性睾酮治疗的患者可能具有潜在的风险影响手术准备（红血球增多症，冠状动脉疾病风险增加），但是没有数据表明接受睾酮治疗的患者需要任何额外的围术期评估。
- 围术期跨性别男性不需要停止睾酮治疗。

临床要点

- 跨性别人士遭受歧视，在接受医疗护理方面也有很多不便，许多医疗护理者在照顾跨性别人士方面缺乏知识和经验。围术期的护理者可以通过了解跨性别患者在医疗环境中遇到的困难，以尊重的态度和跨性别患者接触，并学习和使用患者喜欢的名字和代词，以此来改善护理。
- 接受激素治疗的跨性别人士，如果具有已知的或中高危的心血管疾病风险，就应该与有类似风险的非跨性别人士一样，接受围术期风险评估和检查。
- 专家建议雌激素治疗应该在任何大手术前 2 ～ 4 周停止，直到术后完全恢复才能继续用药。
- 接受睾酮治疗的跨性别人士在围术期不需要停用该药物。

致谢

Jennifer Wright, MD, Associate Professor, Department of Medicine, University of Washington School of Medicine

Tyra Fainstad, MD, Clinical Instructor, Department of Medicine, University of Washington School of Medicine

Kamala Jain, MD, Clinical Associate Professor, Department of Medicine, University of Washington School of Medicine

参考文献

1. Jaffee KD, Shires DA, Stroumsa D. Discrimination and delayed health care among transgender women and men: implications for improving medical education and health care delivery. Med Care. 2016;54(11):1010–6.
2. The National LGBT Health Education Center. www.lgbthealtheducation.org.
3. Wierckx K, et al. Long-term evaluation of cross-sex hormone treatment in transsexual persons. J Sex Med. 2012;9:2641–51.
4. Canonico M, et al. Hormone replacement therapy and risk of venous thromboembolism in postmenopausal women: systematic review an meta-analysis. BMJ. 2008;336:1227.
5. Gooren L, et al. Long-term treatment of transsexuals with cross-sex hormones: extensive personal experience. J Clin Endocrinol Metabol. 2008;93(1):19–25.
6. Elamin M, et al. Effect of sex steroid use on cardiovascular risk in transsexual individuals: a systematic review and meta-analyses. Clin Endocrinol. 2010;72:1–10.
7. Maraka S, et al. Sex steroids and cardiovascular outcomes in transgender individuals: a systematic review and meta-analysis. J Clin Endocrinol Metab. 2017;102(11):3914–23.
8. Asscheman H, et al. A long-term follow-up study of mortality in transsexuals receiving treatment with cross-sex hormones. Eur J Endocrinol. 2011;164(4):635–42.
9. Asscheman H, et al. Venous thromboembolism as a complication of cross-sex hormone treatment of male-to-female transsexual subjects: a review. Andrologia. 2014;46:791–79.
10. Lidegaard O, et al. Risk of venous thromboembolism from use of oral contraceptives containing different progestogens and estrogen doses: Danish cohort study, 2001-9. BMJ. 2011;343:d6423.
11. Canonico, et al. Hormone replacement therapy and risk of venous thromboembolism in postmenopausal women: systematic review and meta-analysis. BMJ. 2008;336:1227.
12. Seim LA, Irizarry-Alvarado JM. Perioperative management of female hormone medications. Curr Clin Pharmacol. 2017;26:188–93.

第 46 章
实体器官移植

Christopher J. Wong
汪海峰　译　李纯青　校

背景

实体器官移植接受者对围术期会诊医师而言是一种独特的挑战。实体器官移植接受者生存越来越长久，数量越来越多，且经常需要进行与移植无关的其他手术[1]。对这种患者群体围术期并发症而言，除了要关注移植器官功能不良的发生，还要警惕因免疫抑制而导致潜在的感染并发症。支持这些风险的研究证据不一。比如，接受腹部实体器官移植（肝、肾、胰腺）的患者行心脏手术，小样本的病案 meta 及个案对照研究的研究结果不一致，然而一项纳入了 3535 个患者的大型研究则表明此类患者出现院内死亡及急性肾衰竭的风险增加，但感染风险并未增加[2]。一个小型的关于实体器官移植接受者行憩室手术的系列研究证明，如果是择期手术，移植患者与非移植患者的风险相当，如果是急诊手术，移植患者则具有更高的风险[3]。

术前评估

虽然缺乏前瞻性研究数据，但患者的手术风险可能取决于手术复杂性、免疫抑制程度和移植器官功能。会诊医师应当详细询问基础的移植病史（表 46.1）。这些是全科医师不常遇到的围术期器官特异性问题。比如，心脏移植患者：

表 46.1　基础移植病史

信息	举例
移植器官，适应证，移植手术日期	丙型肝炎肝硬化行肝移植术后 3 年
移植器官的状态:	
现在的功能	转氨酶，肝合成功能（胆红素，凝血酶原时间 /INR，白蛋白），肌酐，最近肝活检结果
移植器官出现疾病复发	1 年前丙型肝炎复发经抗病毒治疗后痊愈
排异反应发作史和免疫抑制加重	2 年前发作一次排异反应，类固醇（激素）冲击治疗
其他受免疫抑制治疗或移植器官功能不良影响的器官的功能	钙调磷酸酶抑制剂（他克莫司）引起的慢性肾病

- 由于缺乏迷走神经刺激，静息心率通常较高。然而，排异反应、炎症、感染和其他应激可能促使心率进一步增快。
- 同种异体移植物血管病变，心脏移植接受者的一种冠状动脉疾病，是一种常见的并发症。由于移植心脏没有神经支配，同种异体移植物血管病变并不通常表现为心绞痛；心脏移植专家通常通过常规的心导管技术或负荷试验来监测同种异体移植物血管病变的发生。在进行中高度风险的手术操作前，最好向心脏移植团队咨询，并且要意识到术后心肌缺血可能不表现为典型的胸痛。

肺移植特异性评估包括:

- 通过病史、查体和呼吸量测定法评估患者术前肺功能。
- 择期手术前要评估患者呼吸困难或咳嗽的症状，呼吸量测定值的降低，因为这些情况可能提示存在慢性感染或慢性排异反应综合征–闭塞性细支气管炎。

肾移植特异性评估包括:

- 移植肾通常位于下盆腔，查体可触及。如果肾移植前患者的治疗包括肾替代治疗，那么患者可能仍保留动静脉瘘。

- 一般通过监测血肌酐和尿蛋白来监测肾功能。BK 病毒，与移植物功能不良相关，可能也是肾移植专家的监测项目。

如果对患者术前准备是否充分存在疑虑，最好与移植器官供者进行协商。其他术前评估的重要内容包括：

- 免疫抑制方案：制订患者围术期管理方案，尤其是术后需要禁食或需要饲管的患者。向具有移植患者管理经验的药剂师咨询。
- 类固醇使用：确定维持剂量；询问先前排异反应发作时类固醇的治疗剂量；询问之前肾上腺功能不全并发感染或手术情况。
- 对于高风险手术或特殊问题，适当利用移植专业团队服务对患者进行完整的术前评估，制订是否需移植专家术后随访患者的计划。

围术期管理

移植器官功能

- 评估移植器官功能不良的临床指征，包括体格检查和实验室检查（例如，肾移植术后查肌酐）
- 如果对移植器官功能不良或免疫抑制治疗剂量及监测存在疑虑，与移植专家进行沟通。

药物治疗管理

- 适时考虑补充（应激）剂量激素治疗（参见第 14 章）。
- 持续服用所有的免疫抑制药物，包括手术当日早晨。
- 如果患者接受针对机会性感染的预防性药物治疗，继续使用。

- 如果术后患者禁食，将口服抗排异药物转化成相应剂量静脉制剂。表 46.2 列举了常用的指南；在大多数病例，推荐向移植药剂师咨询。
- 环孢素和他克莫司与许多药物存在相互作用。表 46.3 呈现了其部分内容。再使用新药之前要先回顾它可能的药物相互作用。
- 考虑对住院患者进行免疫抑制监测，确保在免疫抑制

表 46.2　常见的抗排异药物：口服–静脉剂量转换

环孢素	1/3 每日口服总剂量作为静脉注射剂量，注射时间超过 24 h（如：常用口服剂量为 75 mg/ 次，2 次 / 天，总剂量为 150 mg，1/3 口服总剂量＝ 50 mg，可以按 2.1 mg/h 的速度静脉输注） 每日监测环孢素的水平 需要注意，当环孢素由静脉输注改回口服治疗时，常用的口服剂型 Neoral® 和 Gengraf® 与 Sandimmune® 并不等效，并且不可相互替代使用。最好是保持患者常用的口服剂型并咨询移植药剂师
霉酚酸酯	注意不同的口服剂型： 吗替麦考酚酯（CellCept®，MMF）500 mg ＝麦考酚钠肠溶片（Myfortic®）360 mg 通常认为吗替麦考酚酯的口服与静脉剂量相当
他克莫司（FK506）	由于剂量滴定困难，通常不予静脉使用——必须咨询移植药剂师和器官专业服务团队。他们可能会推荐用环孢素来代替

表 46.3　与环孢素和他克莫司相互作用的常见药物

增加 TAC 和 CsA 水平	降低 TAC 和 CsA 水平
红霉素	利福平
氮唑类抗真菌药物	苯妥英
地尔硫䓬	苯巴比妥
维拉帕米	卡马西平
甲氧氯普胺	
西柚汁	

TAC，他克莫司；CsA，环孢素

剂浓度在治疗水平。尽管住院患者并不需要监测每日最低有效浓度，但是患者在围术期存在一些可能影响药物水平的情况，包括禁食状态、肾功能的改变和药物的相互作用。如果免疫抑制剂浓度波动是一个顾虑，咨询移植专家。

- 需要注意使用免疫抑制剂可能会影响伤口愈合。西罗莫司（Rapamune®）可能会增加伤口并发症的风险；尽管手术团队理应意识到这个问题，但是免疫抑制治疗方案的任何改变都需要在与移植专业服务团队讨论后作出。
- 正在服用钙调磷酸酶抑制剂（比如环孢素和他克莫司）的患者应避免使用非甾体抗炎药（NSAIDS），因为二者联用会增加肾毒性。

感染

- 免疫抑制的患者可能并不表现出感染的典型特点，比如发热和白细胞增多。
- 术后移植器官功能良好超过 6 个月的移植患者倾向与非移植患者发生类似的感染。然而，移植器官功能不良或先前发作排异反应在任何时候都是发生机会性感染的危险因素[4]。
- 由于免疫抑制，感染可能进展迅速。
- 向移植团队和感染疾病团队咨询以评估和治疗严重的或机会性感染是合理的。可能需要对抗生素或免疫抑制治疗方案进行调整。

输血

- 血液制品的使用需经谨慎考虑。除了基线的输血风险之外，可能会发生不常见感染源的传染，尽管少见，但可能是低报了其在实体器官移植接受者中的发生[5]。移植物抗宿主病是可发生在宿主接受血液制品时的一种罕见的并发症。

■ 如果需要输血，推荐使用少白细胞血液制品以降低巨细胞病毒和其他感染的传染[5]。

临床要点

- 使用新药物前要查看其与免疫抑制剂的相互作用。
- 将移植器官功能评估作为术前评估的部分内容。
- 由于免疫抑制，感染的征兆可能不明显。

鸣谢

Reena Julka, MD

参考文献

1. Kostopanagiotu G, Smyrniotis V, Arkadopolous N. Anesthetic and perioperative management of adult transplant recipients in nontransplant surgery. Anesth Analg. 1999;89:613–22.
2. Vargo PR, Schiltz NK, Johnston DR, Smedira NG, Moazami N, Blackstone EH, Soltesz EG. Outcomes of cardiac surgery in patients with previous solid organ transplantation (kidney, liver, and pancreas). Am J Cardiol. 2015;116(12):1932–8. https://doi.org/10.1016/j.amjcard.2015.09.036. Epub 2015 Oct 9.
3. Reshef A, Stocchi L, Kiran RP, et al. Case-matched comparison of perioperative outcomes after surgical treatment of sigmoid diverticulitis in solid organ transplant recipients versus immunocompetent patients. Color Dis. 2012;14:1546–52.
4. Pagalilauan GL, Limaye AP. Infections in transplant patients. Med Clin North Am. 2013;97(4):581–600.
5. Mezochow AK, Henry R, Blumberg EA, Kotton CN. Transfusion transmitted infections in solid organ transplantation. Am J Transplant. 2015;15(2):547–54. https://doi.org/10.1111/ajt.13006.

第 47 章
慢性疼痛

Katherin Peperzak，Preetma Kooner
汪海峰　译　李纯青　校

背景

慢性疼痛患者具有术后出现难以控制的疼痛的风险，并且随之可能引起心肺并发症，疼痛缓解减慢，住院时间延长，日间手术术后非预期住院以及慢性术后疼痛[1-2]。面对接受长期阿片药物治疗的患者尤其是一种挑战，因为他们倾向于表述更高的疼痛评分（静息或运动），当进行同样的手术操作时，与未使用阿片药物的患者相比，他们可能需要 3 倍的阿片药物或硬膜外药物剂量[2]。术前详细的计划和讨论，以及围术期采用多模式镇痛来处理急性疼痛可以满足患者的合理期望，将疼痛降低至不影响功能康复的程度，从而降低慢性疼痛患者围术期的相关风险。

术前评估

慢性疼痛患者的术前评估有助于创造一个成功的围术期，尤其是对于长期阿片药物治疗的患者。在收集关于疼痛病史的重要信息之外，处方医师还能围绕可能的疼痛控制策略及成功的急性疼痛管理措施，来帮助患者管理疼痛控制的预期。条件允许的话，建议镇痛不足的高危患者向疼痛专家咨询，比如阿片药物耐受或有药物滥用史的患者[3]。

关键问题

完整的术前病史采集可以减少术后有效镇痛的延迟，同时能处理患者与疼痛管理相关的恐惧和焦虑。

- 患者目前正在服用的镇痛药物是什么？
- 患者服用阿片药物的精确剂量及何时服用？
- 患者阿片药物剂量与处方是否匹配？（比如在正式的处方监控计划查询或与药房核实）
- 既往手术后成功或不成功的镇痛策略？
- 患者对疼痛控制的预期？
- 手术是否预计能减轻疼痛？可能性是多少？
- 对于接受阿片治疗的患者，手术医师是否会给予一段时间的镇痛药物或者开具慢性阿片药物处方的医师是否会随访该患者？

术前咨询

术前存在疼痛控制不佳的患者有可能在术后出现难以控制的疼痛。对于一些择期病例，延迟手术直至术前疼痛得到更好的控制可能是值得的。如果患者同时合并影响镇痛治疗的未经治疗的情绪障碍或药物滥用，也可能被批准延迟手术（参见第 48 章）。假设患者将进行手术，以下建议可能有用：

- 强调术后疼痛管理的目的是降低疼痛至可忍受的程度以促进恢复（比如能配合物理治疗，睡眠充足等）。
- 提醒患者处方医师必须留意药物的副作用，同时对于一些病例，用药安全性可能会限制治疗药物的选择（例如担心阿片药物剂量增大而引起的呼吸抑制）。
- 不要承诺患者达到特定的疼痛评分或无痛。
- 向患者宣教预期的多模式镇痛策略：阿片和非阿片药物，非药物治疗，适时行区域或硬膜外麻醉，如果不清楚具体计划，可与手术及麻醉医师团队联系。
- 给患者提供非药物治疗的信息，比如意象导引治疗和放松理疗法，因为在术前几天采取这些治疗策略可以减轻患者的术后疼痛[3-4]。

- 告知长期接受阿片药物治疗的患者，在出院时将获取如何调整阿片药物剂量至目标剂量的指示。

术前药物管理

尽管通常推荐长期接受阿片药物治疗的患者术前减少阿片药物的用药剂量，但并没有足够的证据支持。患者应当持续服用他们惯用的阿片药物至手术当日早晨以满足基础的阿片需求，尤其是服用大剂量长效阿片药物的患者。患者应按照指示服用他们惯用的非阿片类镇痛药物至手术前，并应牢记医师所提供的关于非甾体抗炎药使用的任何指示，因为这类药物可能需要停用数日的时间（参见第 5 章）。

如果患者带有鞘内泵或脊髓刺激器，应该建议他们带上所有与之相关的遥控器或充电器。另外，核实患者鞘内泵最后一次注满药物的时间以确保在住院期间有足够的药物。

如果患者服用的药物不常见或者医院没有该药的存货：

- 患者可能希望自带家中的存药，按照各自医院的政策由护士分发服用。
- 例如包括某些阿片药物，比如他喷他多（Nucynta©）和羟吗啡酮（Opana©）或者复合的口服或经鼻氯胺酮制剂。
- 如果预计住院时间长，与医院药房联系并讨论是否能提前订购该药物。
- 或者作为选择，可以与患者商讨住院期间用具备相似效能和作用机制的其他药物替代。

围术期管理

慢性疼痛患者成功的围术期管理的核心是多模式管理，

包括系统性药物治疗、有创治疗和非药物性的认知和物理疗法，见表 47.1。

系统性药物治疗

阿片药物是多模式镇痛的重要组成部分。阿片药物治疗的总则参考第 56 章。阿片药物耐受患者的特殊注意事项包括：

- 在逐步加量之前应先尝试标准的起始剂量；与典型的患者相比，阿片药物耐受患者最终可能需要更高剂量。
- 只要没有镇静或呼吸抑制的顾虑，应当按常用剂量重

表 47.1 多模式治疗的内容

系统性药物治疗
阿片药物
非甾体抗炎药
加巴喷丁 / 普瑞巴林
氯胺酮注射液
利多卡因注射液
有创治疗
切口局麻
关节腔内局麻
特定部位区域阻滞
硬膜外镇痛，局麻药加或不加阿片
鞘内阿片给药
非药物性认知疗法
意象导引治疗
放松疗法
催眠疗法
注意力分散疗法
音乐疗法
非药物性物理疗法
经皮神经电刺激
冰敷 / 热敷
针灸
按摩
持续被动运动

新使用长效阿片药物并作为患者基础阿片需要量。

- 在长效阿片药物之外，可以使用短效阿片药物或患者自控镇痛（PCA）来处理急性疼痛。
- 对于不能口服任何药物的长期接受阿片药物治疗的患者，可以考虑基础剂量的阿片药物注射（推荐与疼痛专家商量）。谨记这不适用于未接受阿片治疗的患者。
- 向出院后恢复期可能开具阿片药物处方的手术团队、疼痛团队和基础护理服务团队阐明患者的情况；通常阿片药物持续提供者更喜欢快速随访慢性疼痛患者以及重新开始开具阿片药物处方。
- 制订一个关于患者应当服用哪类阿片药物的具体计划：家庭自备的还是术后额外开具的。

如果可行的话，可以考虑规律服用对乙酰氨基酚以及规律或按需服用非甾体抗炎药。在多数情况下，术后使用非甾体抗炎药不超过 2 周是合理的[6-7]。此外，使用加巴喷丁类药物比如加巴喷丁或普瑞巴林可能是有益的。具体情况参见第 56 章。

静脉氯胺酮和利多卡因注射也是阿片药物耐受患者多模式镇痛的有益组成部分（尽管他们也可用于未接受阿片药物治疗的患者）。氯胺酮是一种 NMDA 受体拮抗剂。氯胺酮具有镇痛作用，可以减少阿片药物使用，以及在动物模型被证实能预防中枢敏化的发生。氯胺酮治疗的患者具有更好的血氧饱和度和苏醒状态。副作用包括噩梦和幻觉；尽管以术后常用剂量使用时这些并发症并不常见，有精神病史的患者应避免使用氯胺酮。高剂量的氯胺酮还可以导致心动过速和高血压。对于阿片药物耐受患者，氯胺酮从术中开始输注，术后可持续使用。在多数情况下，氯胺酮或利多卡因可以从术中开始使用，术后延续使用数天，这种治疗模式需要疼痛服务团队的参与。在内脏手术，利多卡因对降低术后肠梗阻时间以及控制术后疼痛格外有效[8]。利多卡因不适用于已知有传导阻滞或接受连续区域或硬膜外麻醉的患者。利多卡因偶尔会引起头晕、惊厥和心动过缓。

有创治疗

多种有创操作治疗被作为多模式镇痛治疗的组成，包括局麻药物浸润麻醉，神经轴或区域阻滞或表面麻醉。具体内容参见第 56 章。

慢性疼痛患者是镇痛管理最具有挑战性的患者群体之一，因此相比于一般患者，他们需要使用更多种多模式镇痛的治疗方法。需注意的是局麻药物或阿片药物应经单一途径给药。

举例说明：

- 如果通过外周神经阻滞导管注射局麻药物，避免全身利多卡因输注。
- 如果通过硬膜外导管注射局麻药物和阿片药物，应避免额外经口服或肠道外给予阿片药物。

向医院药剂师或麻醉医师咨询关于局麻药物外用与外周神经 / 神经轴置管或利多卡因输注的联合使用事项。

非药物治疗

整个围术期都应当鼓励非药物性认知和物理疗法。包括意象导引，放松以及催眠疗法等治疗策略可能需要术前教育和训练以达到最佳效果[3]，但在没有准备的情况下也可以实施。音乐或注意力分散疗法，比如彩色书籍或填字游戏，很容易在术后施行。

在非药物性物理治疗手段中，经皮神经电刺激（TENS）的有效性具有最好的证据支持。当应用于手术切口周围时，经皮神经电刺激的使用可以显著减轻患者术后疼痛[9]。带有起搏器或植入性除颤器的患者应避免使用经皮神经电刺激。所有的物理治疗方式的使用，包括 TENS，冰敷 / 热敷，针灸和按摩，应注意避开破损、皮疹、出血或感染的皮肤区域。

临床要点

- 在术前访视时，向患者提供关于非药物性治疗，包括意象导引或放松疗法的信息。
- 如果患者正在服用不常用的镇痛药物，叮嘱他们或者家属将家里存药带来或要求医院药房提前订购。
- 对于长期服用长效阿片药物的患者，一旦没有镇静或呼吸抑制的顾虑，就应当在术后按常用剂量重新规律使用长效阿片药物。
- 按照惯例，在阿片药物之外，可以将对乙酰氨基酚、非甾体抗炎药以及加巴喷丁 / 普瑞巴林作为慢性疼痛患者多模式急性疼痛治疗方案的一部分。

鸣谢

Dr. Christina Bockman, PharmD, Pharmacist, Department of Anesthesiology and Pain Medicine, University of Washington

参考文献

1. Carroll IR, Angst MS, Clark JD. Management of perioperative pain in patients chronically consuming opioids. Reg Anesth Pain Med. 2004;29(6):576–91.
2. Chapman CR, Davis J, Donaldson GW, Naylor J, Winchester D. Postoperative pain trajectories in chronic pain patients undergoing surgery: the effects of chronic opioid pharmacotherapy on acute pain. J Pain. 2011;12(12):1240–1246.
3. Chou R, et al. Management of postoperative pain: a clinical practice guideline from the American Pain Society, the American Society of Regional Anesthesia and Pain Medicine, and the American Society of Anesthesiologists' committee on regional anesthesia, executive committee, and administrative council. J Pain. 2016;17(2):131–157.
4. Tusek D, Church JM, Fazio VW. Guided imagery as a coping strategy for perioperative patients. AORN J. 1997;66(4):644–9.
5. George JA, et al. The effect of intravenous opioid patient-controlled analgesia with and without background infusion on respiratory depression: a meta-analysis. J Opioid Manag. 2010;6(1):47–54.
6. Chen MR, Dragoo JL. The effect of nonsteroidal anti-inflammatory drugs on tissue healing. Knee Surg Sports Traumatol Arthrosc. 2013;21(3):540–9.
7. Marquez-Lara A, Hutchinson ID, Nuñez F, Smith TL, Miller AN. Nonsteroidal anti-inflammatory drugs and bone-healing: a systematic review of research quality. JBJS Rev. 2016;4(3).
8. Marret E, Rolin M, Beaussier M, Bonnet F. Meta-analysis of intravenous lidocaine and postoperative recovery after abdominal surgery. Br J Surg. 2008;95(11):1331–8.
9. Bjordal JM, Johnson MI, Ljunggreen AE. Transcutaneous electrical nerve stimulation (TENS) can reduce postoperative analgesic consumption. A meta-analysis with assessment of optimal treatment parameters for postoperative pain. Eur J Pain (London, England). 2003;7(2):181–8.

第 48 章
物质使用障碍

David S. Levitt，Jared W. Klein
汪海峰　译　李纯青　校

背景

物质使用障碍（substance use disorders，SUDs）的定义为由于强迫性物质使用而引起的功能障碍。物质使用障碍的核心特点包括渴望，失控和物质使用相关的社交影响。物质使用障碍在社会中普遍存在，它是引起死亡的最主要的可预防性因素，在美国大约有 1/4 的总体死亡由它导致[1]。尽管有如此高的流行率，物质使用障碍在围术期常常未被识别[2]。

物质使用障碍在围术期会导致多种风险。术前吸烟状态与较高的术后并发症风险相关，包括伤口感染和肺部并发症[3-4]。过度饮酒会增加手术过程中的风险——包括心肺并发症，感染，伤口愈合不良，出血和神经系统并发症[5]。尤其是在当前美国阿片药物广泛使用的背景下，意识到抽烟、饮酒或使用其他药物的患者术后使用阿片药物时间会延长是非常重要的[6-7]。

由于药物滥用相关的污名，与普通患者相比，物质使用障碍患者得到非最佳医疗服务的风险增高[8]。出于这个原因，以及物质使用障碍相关的许多合并症，护理这类患者群体会导致临床及伦理的困境[9]。进行手术对于物质使用障碍患者存在风险，但施行手术干预可能为引发患者行为改变提供了契机[10]。

术前评估

总体原则

所以患者都要进行当前及既往酒精、烟草和其他药物使用情况的评估。由于多数药物滥用患者先前具有不愉快的就医经历，临床医师与这类患者交流时注意使用医学上精准的、以患者为中心的、非评判性的言语是非常重要的（表 48.1）[11]。这需要成立一个治疗联盟，以对抗这些患者由于物质使用障碍而所常常经历的耻辱感[12-13]。

其他物质的单项筛选方法包括询问患者“过去一年你有多少次使用违禁药物或出于非医疗目的而使用处方药？”在基础医疗情境中，这个测验很容易用来检测药物使用障碍，且有很高的准确性，但是它在围术期情境中的应用还没得到验证[14]。一旦发现可能的物质使用障碍患者，临床医师需要额外收集关于物质使用的病史，使用途径及频次，以及物质使用对社交和健康的影响。对任何有药物输注史的患者，应询问：

- 感染性并发症病史
- 目前感染相关的症状
- 任何先前植入的手术工具或人工心脏瓣膜
- 目前或先前的治疗方案

表 48.1　评估物质使用障碍患者时优选和非优选的术语

优选	非优选
物质使用障碍	药物滥用
物质使用障碍者	成瘾，吸毒者，静脉注射吸毒者
尿检阴性 / 阳性	尿液药物检测干净 / 不干净
恢复，缓解	干净，清醒
尝试治疗	治疗失败
恢复使用	复发，犯错

■ 既往 HIV（人类免疫缺陷病毒）和 HCV（丙肝病毒）的筛查结果

对于目前未接受治疗的患者，围术期给患者提供了享受合理治疗资源的机会。对阿片药物和酒精使用障碍的患者而言，需要进行药物治疗[15]。如果发现了物质使用障碍的患者，临床医师应当熟悉相关的戒断综合征的表现以及针对该情况的治疗策略（表 48.2）。

表 48.2　常见物质的戒断综合征及戒断症状的治疗手段

物质	戒断综合征	戒断症状的治疗
烟草	症状包括烦躁不安，易激惹，躁动，失眠以及食欲增加。症状通常在 3 天内达到高峰，并在数周后消退	如果医师许可，联合尼古丁替代治疗（贴片＋口香糖/糖锭）是最有效的 伐尼克兰和丁胺苯丙酮可能也有效
酒精	急性酒精戒断通常在患者最后一次饮酒后 6～24 h 发生。体征和症状包括：躁动，激动，焦虑，恶心，呕吐，震颤，血压升高，体温增高，妄想，谵妄，惊厥	参照修订版酒精戒断状态评定量表的指示进行监测和苯二氮草类药物治疗 考虑使用苯巴比妥
阿片药物	出现时机取决于使用的阿片药物的作用持续时间 心动过速，血压增高，体温增高，失眠，瞳孔增大，发汗，反射亢进，呼吸频率增快，腹部绞痛，恶心，呕吐，腹泻，肌痛和焦虑	阿片药物治疗（住院患者经典治疗为低剂量美沙酮）。若有其他疑问，考虑咨询药剂师
苯二氮草类	出现时机取决于使用的苯二氮草类药物的作用持续时间。睡眠障碍，易激惹，焦虑，惊恐发作，震颤，恶心，呕吐，心悸，头痛，可能的谵妄和惊厥	根据患者使用的药物情况，由小剂量开始滴定，考虑使用长效的苯二氮草类药物代替（比如：地西泮） 在某些情况下也可以考虑使用苯巴比妥

（续表）

物质	戒断综合征	戒断症状的治疗
兴奋剂（可卡因，甲基苯丙胺）	通常在最后一次使用后数小时内出现，取决于兴奋剂的作用强度和持续时间 抑郁，失眠，乏力，焦虑，妄想，食欲增加	尽管儿茶酚胺缺乏会影响血流动力学，但戒断通常不具备医学上的危险 治疗取决于患者的症状，比如，抗组胺药物可用来治疗失眠和焦虑
大麻	通常在最后一次使用后数小时内出现，取决于大麻的作用强度和持续时间 易激惹，攻击性，情绪低落，躁动，体重降低，头痛，出汗，发热，寒战	戒断通常不具备医学上的危险，治疗取决于患者的症状。大麻戒断症状的药物治疗的证据有限

烟草

许多外科医师推迟择期手术直至患者戒烟数周。在术前戒烟期使用尼古丁替代治疗（NRT）存在争议，而关于 NRT 对伤口愈合或心血管结局具有有利或不利影响的人类研究证据很少[16-17]。尽管有一项研究表明术前短期的戒烟可能增加围术期肺部并发症风险，但随后的研究并未证实这种顾虑[18-20]。临床医师应该询问所有吸烟患者的戒烟时间，并且与外科医师商议，如果没有其他禁忌证的话可予患者伐尼克兰或联合 NRT 治疗（贴片＋口香糖或糖锭）[21]。任何一种选择都是合理的，它们具有相似的有效率，因此最终使用哪种药物是由患者的喜好决定的。

酒精

酒精使用障碍简易筛查量表（AUDIT-C）是经过验证的用于筛查非健康酒精摄入患者的工具，而较高的评分与术后并发症的增加相关[22-23]。对于大量酒精摄入患者（每天饮酒 5 次及以上），研究表明术前长达 4 周的禁酒能降低术后并发症的风险[24]。所有非健康酒精摄入患者应被告知围术期的风险，同时应建议他们在术前减少或禁止饮酒。虽然有些患者可能担心术前出现强烈的戒断反应，但是术后戒断反应带来的风险是更令人担心的。如果存在中度或重度酒精使用障碍（AUD）的患者，可以进行药物治疗。AUD 的一线治疗药物是纳曲酮，它是一种阿片受体拮抗剂，可能使围术期的疼痛管理复杂化。使用纳曲酮来应付围术期酒精摄入的减少可能会是一种可行的方案，但至少在术前 24 h 停用。可作为替代的药物选择包括阿坎酸和双硫仑，然而这些药物的证据相对较弱，所以应当被视为二线药物或急诊手术时使用。当患者处于醉酒状态时应避免使用双硫仑，因为它会导致突然发生的戒断反应。此外，酒精使用障碍的患者，尤其是那些出现过戒断综合征的患者，应当被告知用酒精戒断状态评定量表进行密切监测和苯二氮䓬类药物进行症状诱发治疗的必要性（见下文）。一般来说，不应当用乙醇来治疗酒精的戒断症状。

阿片药物

患者应当被询问他们术前处方或非处方阿片药物的使用情况。区分患者究竟是由于慢性阿片药物治疗导致的生理依赖还是阿片药物使用障碍（OUDs）可能是困难的。提示患者是阿片药物使用障碍的关键因素包括失控，强迫使用以及阿片药物使用的影响。各州都有处方药物监测数据库，查阅数据库信息可以帮助识别患者是按处方服药或是未经报告的使用。

接受成瘾治疗（美沙酮，丁丙诺啡-纳洛酮或纳曲酮缓释片）的患者是围术期管理的独特挑战（表 48.3）。总的来说，只要可行，最好都应避免中断成瘾治疗，然而，最终的疼痛管理方案更多决定于预估的术后疼痛的严重程度和患者的治疗决心。临床医师应认真考虑向有经验的信息提供者咨询，比如麻醉 / 疼痛药物，成瘾药物或精神病学药物。

表 48.3　围术期药物成瘾治疗的选择

美沙酮	丁丙诺啡-纳洛酮	缓释纳曲酮
只要有可能，继续使用门诊的治疗剂量 查询门诊治疗计划，核实患者门诊治疗剂量 术后镇痛可按需使用短效阿片药物 由于阿片耐受，药物治疗可能需要更大剂量和更长疗程 如果短效阿片药物剂量难以滴定，可考虑增加美沙酮的剂量（与门诊治疗计划保持一致）	只要有可能，继续使用门诊的治疗剂量 对于小型手术，可增加给药剂量和频率（比如一天 2 次或 3 次给药）来控制疼痛 对于大型手术，继续使用丁丙诺啡和高亲和力的短效药物（芬太尼，氢吗啡酮）来管理术后疼痛 作为选择，也可以考虑在术前 24 h 停药并使用短效阿片药物 由于阿片耐受，药物治疗可能需要更大剂量和更长疗程	只要有可能（择期手术），术前至少停药 30 天 对于紧急/急诊手术，使用高亲和力的短效药物（芬太尼，氢吗啡酮） 可能必须要使用大剂量药物治疗并进行密切监测 强烈建议邀请疼痛专家联合制订治疗方案

围术期管理

烟草

患者术后即刻就突然停用烟草可能会表现出一系列的戒断症状，包括易激惹、失眠和情绪低落。如果外科医师允许，尼古丁替代治疗可能会减轻这些症状。经皮和经黏膜联合给药是缓解症状和延长禁烟期最有效的手段。

酒精

酒精的戒断症状是具有潜在致命性的并发症，应当被快速识别并进行治疗。典型的戒断症状和体征，比如震颤、心动过速和激动，通常出现在最后一次饮酒或显著减少酒精摄入量后的 24 h 内（表 48.2）。酒精戒断的基础治疗是苯二氮䓬类药物治疗方案，它利用修订版酒精戒断症状评定量表配合苯二氮䓬类药物进行症状诱发治疗[25]。常用的药物有地西泮、劳拉西泮或氯氮䓬，当然也可以考虑使用其他药物。（比如在肝衰竭导致活性代谢产物缺乏的情况下倾向于使用奥沙西泮）。最近有证据显示苯巴比妥可用于严重戒断反应的辅助治疗，甚至可作为主要药物使用[26]。

阿片药物

对于不在门诊治疗的阿片药物使用障碍的患者，应给予他们美沙酮或长效阿片药物以预防阿片药物戒断反应的发生。美沙酮 20 ～ 40 mg/d 是用于治疗急性阿片药物戒断症状的常用剂量。在必要的时候，短效阿片药物也可用于治疗术后疼痛，但要谨慎使用以防过度镇静或其他不良反应的发生。如果患者没有计划继续在门诊接受治疗，那么在出院时应当停用长效阿片药物（美沙酮）；然而，这样势必会使术后疼痛控制变得复杂。理想情况是患者继续接受治疗并直接转为用美沙酮或丁丙诺啡维持治疗。

术后是阿片药物使用障碍发生或恶化的高危时期。无论是进行大手术或小手术，不仅是抑郁病史，任何物质使用障碍的病史似乎都会增加患者阿片药物使用时间延长的风险[5]。多模式镇痛治疗（见第 47 章和第 56 章）和合理的阿片处方是降低阿片药物滥用和处方过量的重要方法。只要有可能，临床医师应从小剂量开始应用，密切随访并重新评估患者疼痛控制情况。

其他娱乐性或违禁药物

苯二氮䓬类药物

苯二氮䓬类药物长期使用能降低大脑 γ-氨基丁酸能活性，致使患者存在发生致命性戒断综合征的风险，可能的表现包括惊厥、谵妄和血流动力学不稳定。与酒精戒断反应的处理类似，应当给予患者长效苯二氮䓬类药物治疗并进行密切的监测。如果患者存在苯二氮䓬类使用禁忌证或常用苯二氮䓬类剂量疗效不佳，苯巴比妥可能是可选择的治疗。如果患者长期大剂量使用苯二氮䓬类药物，可能需要数周的时间来滴定治疗戒断症状的药物剂量。

兴奋剂

急性和长期的兴奋剂使用，比如可卡因和甲基苯丙胺，对维持血流动力的稳定提出了严峻的挑战。应该告知麻醉团队患者兴奋剂使用史或可疑使用兴奋剂。尽管急性兴奋剂中毒会增加麻醉药物需要量，但是长期兴奋剂使用能显著减少麻醉药物需要量。这大概是由儿茶酚胺耗竭导致的，且会表现为难治性低血压[27]。

大麻

关于长期服用大麻对健康的影响的研究证据不一致，几乎没有研究探索围术期大麻使用带来何种影响。长期服用大麻与一种已被认知的戒断综合征相关。考虑到大麻会沉积在脂肪组织，有时候这种戒断症状的出现和持续时间难以预测。大麻戒断症状的处理以对症支持治疗为主，目前没有任何药物被批准用于大麻使用障碍或大麻的戒断症状。尚没有证据支持屈大麻酚用于治疗大麻戒断症状的患者。

临床要点

- 临床医师接诊物质使用障碍的患者时要应用医学上精准的、非评判性的语言和态度。
- 只要有可能，物质使用障碍患者的治疗应贯穿整个围术期。
- 将物质使用障碍的筛查纳入术前评估的内容，应用有效的工具，比如 AUDIT-C，来筛查酒精使用障碍。

- 用阿片药物治疗阿片戒断症状（美沙酮、短效纯阿片激动剂或丁丙诺啡）以及利用机会敦促患者进行成瘾治疗。

致谢

Dr. Ashok Reddy authored a prior version of this chapter. Dr. Avital O'Glasser and Dr. Honora Englander generously shared their comprehensive list of references with the authors.

参考文献

1. Bauer UE, Briss PA, Goodman RA, Bowman BA. Prevention of chronic disease in the 21st century: elimination of the leading preventable causes of premature death and disability in the USA. Lancet. 2014;384(9937):45–52.
2. Spies C, Tonnesen H, Andreasson S, Helander A, Conigrave K. Perioperative morbidity and mortality in chronic alcoholic patients. Alcohol Clin Exp Res. 2001. Suppl;25(5):164S–70S.
3. Grønkjær M, Eliasen M, Skov-Ettrup LS, et al. Preoperative smoking status and postoperative complications: a systematic review and meta-analysis. Ann Surg. 2014;259(1):52–71.
4. Sørensen LT. Wound healing and infection in surgery: the pathophysiological impact of smoking, smoking cessation, and nicotine replacement therapy: a systematic review. Ann Surg. 2012 Jun;255(6):1069–79.
5. Tonnesen H, Kehlet H. Preoperative alcoholism and postoperative mortality. Br J Surg. 1999;86(7):869–874.
6. Hedegaard H, Warner M, Miniño AM. Drug overdose deaths in the United States, 1999–2016. NCHS Data Brief, no 294. Hyattsville, MD: National Center for Health Statistics. 2017/CDC. Wide-ranging online data for epidemiologic research (WONDER). Atlanta, GA: CDC, National Center for Health Statistics; 2016. Available at http://wonder.cdc.gov. Accessed 4/5/2018.
7. Brummett CM, Waljee FJ, Goesling J, et al. New persistent opioid use after minor and major surgical procedures in US adults. JAMA Surg. 2017;152(6):e170504.
8. Van Boekel LC, Brouwers EPM, van Weeghel J, et al. Stigma among health professionals towards patients with substance use disorders and its consequences for healthcare delivery: systematic review. Drug Alc Depend. 2013;131(1–2):23–35.
9. Geppert CM, Bogenschutz MP. Ethics in substance use disorder treatment. Psychiatr Clin North Am. 2009;32(2):283–97.
10. Velez CM, Nicolaidis C, Korthuis PT, et al. It's been an experience, a life learning experience': a qualitative study of hospitalized patients with substance use disorders. J Gen Intern Med. 2017 Mar;32(3):296–303.
11. Botticelli MP, Koh HK. Changing the language of addiction. JAMA. 2016;316(13):1361–2.
12. Kelly JF, Westerhoff CM. Does it matter how we refer to individuals with substance-related conditions? A randomized study of two commonly used terms. Int J Drug Policy. 2010 May;21(3):202–7.
13. Van Boekel LC, Brouwers EP, van Weeghel J, et al. Stigma among health professionals towards patients with substance use disorders and its consequences for healthcare delivery: systematic review. Drug Alcohol Depend 2013;131(1–2):23–35.
14. Smith PC, Schmidt SM, Allensworth-Davies D, et al. A single-question screening test for drug use in primary care. Arch Intern Med. 2010;170(13):1155–60.
15. Wakeman SE, Metlay JP, Chang Y, et al. Inpatient addiction consultation for hospitalized patients increases post-discharge abstinence and reduces addiction severity. J Gen Intern Med. 2017;32(8):909–16.
16. Nolan MB, Warner DO. Safety and efficacy of nicotine replacement therapy in the perioperative period: a narrative review. Mayo Clin Proc. 2015;90(11):1553–1561.
17. Reuther WJ, Brennan PA. Is nicotine still the bad guy? Summary of the effects of smoking on patients with head and neck cancer in the postoperative period and the uses of nicotine replacement therapy in these patients. Br J Oral Maxillofac Surg. 2014;52(2):102–5.
18. Warner MA, Offord KP, Warner ME, et al. Role of preoperative cessation of smoking and other factors in postoperative pulmonary complications: a blinded prospective study of coronary artery bypass patients. Mayo Clin Proc. 1989;64(6):609–16.
19. Myers K, Hajek P, Hinds C, et al. Stopping smoking shortly before surgery and postoperative complications: a systematic review and meta-analysis. Arch Intern Med. 2011;171(11):983–9.
20. Wong J, Lam DP, Abrishami A, et al. Short-term preoperative smoking cessation and postoperative complications: a systematic review and meta-analysis. Can J Anaesth.

2012;59(3):268–79.
21. Wong J, Abrishami A, Yang Y, et al. A perioperative smoking cessation intervention with varenicline: a double-blind, randomized, placebo-controlled trial. Anesthesiology. 2012;117(4):755–64.
22. Bradley KA, Rubinsky AD, Sun H, et al. Alcohol screening and risk of postoperative complications in male VA patients undergoing major non-cardiac surgery. J Gen Intern Med. 2011;26(2):162–9.
23. Rubinsky AD, Sun H, Blough DK, et al. AUDIT-C alcohol screening results and postoperative inpatient health care use. J Am Coll Surg. 2012;214(3):296–305.
24. Tonnesen H, Rosenberg J, Nielsen HJ, et al. Effect of preoperative abstinence on poor postoperative outcome in alcohol misusers: randomised controlled trial. BMJ. 1999;318(7194):1311–6.
25. Saitz R, Mayo-Smith MF, Roberts MS, et al. Individualized treatment for alcohol withdrawal. A randomized double-blind controlled trial. JAMA. 1994;272(7):519–23.
26. Hendey GW, Dery RA, Barnes RL, et al. A prospective, randomized, trial of phenobarbital versus benzodiazepines for acute alcohol withdrawal. Am J Emerg Med. 2011;29(4):382–5.
27. Marschall KE, Hines RL. Chapter 29: Psychiatric disease, substance abuse and drug overdose. In: Hines R, Marschall K, editors. Stoelting's anesthesia and co-existing disease. 7th ed. Philadelphia: Elsevier; 2018. p. 611–33.

第 49 章
术后评估与护理

Kim O'Connor，Molly Blackley Jackson
邢茂炜　译　丁婷　校

背景

会诊医师常被邀请参与患者术后即刻的治疗。只有关注患者的合并症、手术及麻醉过程，洞悉患者术后病情及体格检查才能更优化护理，减少并发症。

麻醉后恢复室的评估

多数麻醉术后患者都要去麻醉后恢复室（PACU）接受初步观察监护[1]。麻醉科、内外科以及恢复室团队的合作可以提供连贯监护，有效避免并发症。在对 PACU 中有合并症的患者进行评估时，会诊医师需考虑到以下要素。

病历回顾、资料汇总及协作

- 围术期资料：回顾患者病历，了解合并症及其他术前正式评估的内容。注意各种术前用药比如抗生素、激素及降压药等。
- 手术资料：回顾手术记录，准确了解手术过程，获知有无手术计划的非预期调整及并发症情况。
- 麻醉记录：回顾麻醉过程、预计出血量（EBL），估计入量及入液种类、术中血流动力学变化、困难气道的类型与管理及手术室内给药情况。这些数据一般可以在麻醉记录或手术记录中找到。

- 尽管资料回顾很有用，与外科及麻醉团队直接交流为最佳，尤其在手术 / 麻醉情况未明时。PACU 的护士、麻醉医师、外科医师及其他护理团队成员都可以为术后护理提供有效建议。

床旁评估

病史

患者麻醉苏醒后可以充分沟通时，即刻评估以下几项：

- 胸痛和（或）气促
- 有无恶心和（或）呕吐
- 疼痛程度及疼痛管理
- 焦虑程度
- 回顾术日患者自服药物情况
- 简短回顾术前新发症状

检查

恢复室内有目的的体格检查有助于发现术后早期并发症并确定术后即刻病情的基线水平。

- 呼吸频率、氧饱和度及气道通畅度。
- 体温：术后患者常伴低体温，增加并发症风险。PACU 护士通常会予以处理并放置保温毯及其他保温装置。术后高热也与术后并发症有关联。如果发现低体温或高热，直接反馈给麻醉医师，寻求处理方案。
- 心率、血压及容量状态：血压在麻醉恢复过程中非常易变。患者可有一过性的高血压（例如疼痛所致）或低血压（例如容量损失、硬膜外导管所致）。在着手严控血压前，明确镇痛情况。寒战或震颤可导致自动袖带测量值错误地升高。如有怀疑，可手动双上肢测压。
- 反应能力和定向能力。
- 神经肌肉功能评估：专门的神经学查体，尤其对于手术时间长、术中血流动力学不稳定、神经肌肉及神经血管性疾病、手术操作易致术中卒中者。

- 疼痛程度。
- 记录气管导管、引流、缝合线、动静脉置管及伤口敷料情况。
- 针对合并症的其他特定检查。

医师应注意常见（发生率低但可能严重的）术后并发症，详见第 4 章。

麻醉后恢复室-出院准备

患者转出 PACU 的时机由 PACU 团队决定，常常需要使用评分体系评估患者稳定性。转出 PACU 前需要回顾的一般项目包括：

- 检查 PACU 停留期间的医嘱，确保医嘱建立于对患者的合并症的把握上。
- 认真回顾医嘱，并与术前医嘱相比对。若情况允许可给予恢复院外日常用药的相关指导，若需要对日常用药方案做出调整，应予以解释并建议随访。例如影响血压的药物应当小心恢复用药以防低血压。在重启日常用药时请参考第 5 章的指导。
- 如果患者即将出院返家（或其他社区机构），要与患者的主要看护人做好交接，交流病情变化及随访事项。
- 如果患者的病情在出 PACU 后发生变化（如需要转入 ICU 或心电遥测），要把这些情况直接告知麻醉科及外科团队。

术后日常评估

许多医师在住院期间长期随访术后患者，提供建议或基本处理。常规的术后事项会在此手册中更详尽阐述。以下一般原则适用于所有术后患者的日常护理：

- 回顾病史、体格检查、用药医嘱及实验室检查。
- 检查引流、导管和敷料情况。
- 外科团队的“当日计划”是什么？通常最好直接同外科团队探讨，尤其是外科的指示过于简洁或使用模糊用语时。
- 明确当前及目标饮食医嘱（如果禁食禁饮，可否给予口服药物？）。
- 了解镇痛药物、镇静药物及止吐药物等的不良反应。
- 了解患者当前及预期肠道功能，了解肠道恢复方法。
- 了解患者睡眠质量。
- 回顾标准“核查表”，预防并发症：
  - 静脉血栓预防方案。
  - 必要的肺复张治疗（如果已有相关医嘱，是否保质保量地完成）。
  - 预防谵妄（详见第 53 章）。
  - 各种管路和缝线（是否可去除）。
  - 了解术后活动情况，有无体位受限。
  - 建议经常变换体位，抬高床头，尽早恢复活动。
  - 如果可行，与外科及护理团队沟通恢复期间通过集约护理措施、减少夜间打扰以改善患者休息质量。
- 关注你被要求评估的问题（或需关注的主要合并症）之外的部分。

新增术后会诊

对于新接到的术后会诊请求，除以上信息需收集，还要确保以下要点：

- 获取会诊申请者及其他相关医师的姓名、业务及联系方式。
- 明确会诊中不清晰的临床问题。

- 与会诊申请者约定好会诊时间。
- 回顾手术过程了解有无并发症、估测出血量、手术时长及麻醉方式。
- 术后病情更新：有无术后并发症？患者恢复是否如期？你应当对常见术后并发症有整体认知，如术后住院时间、术后恢复时间并注意个体差异和场所差异。如有疑问，咨询外科医师。
- 你可能需要咨询其他信息：患者可能存在术后谵妄或仍处于麻醉恢复期。若要获取更多病史，需咨询患者家属、外科医师及护理人员。
- 术前用药清单未必准确，或需再次检查患者基础用药情况。

临床要点

- 认真回顾麻醉/手术室记录，了解液体出入量、失血量、用药情况、血流动力学情况，也可以直接同外科及麻醉科团队交流，这对于提供临床指导非常有益。
- 药物医嘱需认真核对，并与术前用药作比较，用药错误是导致围术期并发症的一种常见原因。
- 出院前，新增任何药物前（或调整目前用药）都应同之前的医护团队沟通。

参考文献

1. Apfelbaum JL, Silverstein JH, Chung FF, et al. Practice guidelines for postanesthetic care: an updated report by the American Society of Anesthesiologists Task Force on Postanesthetic Care. Anesthesiology. 2013;118:291.

第 50 章
术后心动过速

Maralyssa Bann
邢茂炜　译　丁婷　校

背景

心动过速一般定义为心室率> 100 次 / 分的状态。心动过速时患者可无症状，但可能有低血压、精神状态改变及其他脏器低灌注的表现。心动过速的节律可为窦性、房性或室性心律不齐。在本文中，我们特定地将房性及室性心律失常引起的心动过速称为快速性心律失常。

心动过速在术后常见。窦性心动过速是最多发的一种（尽管实际发生率难以估计），其次为房性心动过速，室性心动过速相对少见。术后心动过速的发生率报导各异，受诊断率、患者人群、手术类型、术后监护方式及时长等影响变异较大。有报道称非心脏大手术术后新发心动过速的发生率约有7%[1]。

心动过速可能是机体对疼痛、焦虑、低血容量的生理反应，也可被视为一些术后并发症的征兆，如感染、贫血、心肌坏死 / 梗死及肺栓塞[1-4]。重要的是，心动过速的存在常预示患者患病或死亡，尽管直接死因可能为并存疾病而非心动过速[2, 5]。例如，围术期房性心动过速与住院周期延长[4]、死亡率升高[5]、远期的缺血性卒中增多[6]有关。

因此，内科医师有必要将术后心动过速视为发病率及死亡率增高的潜在标志，并且能够做出准确评估和病因鉴别。

术前评估

由于术后心动过速可由多种病因引起，其发生风险很难预测。目前有针对心脏术后患者房颤发生风险评估的工具，但其预测效果恐怕连患者年龄本身都不如[7]。因此，试图预测心动过速发生或许是无用功，但医师有必要考虑到患者本身及手术可能存在的引起术后心动过速的特定危险因素。

患者特定风险

合并症尤其是既往心脏疾病可能增加术后心动过速的发生，所以术前评估需有涉及。术后房性心动过速的发生与高龄、心衰、严重的心瓣膜病及心律失常病史有相关性[2, 4, 8]。

手术特定风险

以下手术类型与术后较高的心动过速发生率相关[2, 4, 6]：

- 心脏手术，包括冠脉旁路移植术。
- 胸科手术，包括纵隔肿物切除术、肺叶切除术、肺切除术及食管切除术。
- 腹部手术。
- 血管手术，包括腹主动脉瘤手术。

根据美国心脏病学会（ACC）和美国心脏协会（AHA）2014 年的专家共识，对于有明确心律失常病史预行非心脏非低风险手术的患者，术前有必要做一个静息状态基线水平 12 导联心电图（Ⅱa 级，B）[9]。

围术期管理

房颤的预防

一篇 Cochrane 综述发现一些预防性干预可以显著降低心

脏术后房颤发生率的证据，例如 β 受体阻滞剂、索他洛尔、镁剂、胺碘酮、心房起搏及早期心包切除术，但是这些因素对于全因死亡率并无显著影响[10]。但在临床用药时还应小心，因为随后有一篇 Cochrane 的回顾性分析发现使用 β 受体阻滞剂与全因死亡率及卒中增加有关[11]。

- 对于预行心脏手术的患者，应与心胸外科医师探讨预防性用药。
- 关于使用 β 受体阻滞剂及抗心律失常药物的建议，参见第 5 章。关于房颤的更多内容，参见第 9 章。

术后心动过速的评估

评估的第一步是稳定患者病情：

- 获取患者完整生命体征信息以评估其有无低血压、缺氧、呼吸急促、发热。
- 若患者有严重的呼吸窘迫和抑制，正确建立稳定性气道对于患者的治疗是合适的。
- 如果难以触及患者脉搏，应当立即启动高级心脏生命支持（ACLS）方案。

如果患者达不到启动 ALCS 的标准，继续按以下内容评估：

- 有针对性的体格检查：低灌注表现（外周脉搏强度、皮肤检查、精神状态、神经系统检查）、心肺检查（心脏杂音、额外心音、颈静脉压力、外周水肿，肺水肿）及手术创口的情况。
- 行 12 导联心电图：检查 P 波形态、QRS 波时程和节律的规整性，表 50.1 据此概况了心律失常的一般分类。

窦性心动过速

术后心动过速可能是对机体生理应激的适当反应。表 50.2 用有助记忆的 TACHYCARDIC 的简拼列举出常见的导致

表 50.1　快速性心律失常的心电图表现

窄 QRS 波，节律规整
窦性心动过速 房室结折返性心动过速（AVNRT） 房室折返性心动过速（AVRT） 异位性房性心动过速 房扑
窄 QRS 波，节律不规整
房颤 房扑 多源性房性心动过速
宽 QRS 波，节律规整
室性心动过速 室上性心动过速伴传导异常 带起搏器的室上性心动过速
宽 QRS 波，节律不规整
多形性室速 预激伴房颤 房颤伴传导异常

术后心动过速的病因。医师应当对这些常见病因做出快速评估。除了心电图，其他检查如下：

- 血清实验室检查：血常规、包含镁离子水平的生化检查。
- 用药回顾及再核对。

根据临床表现考虑其他检查化验：

- 血清乳酸以评估低灌注。
- 血清肌钙蛋白以评估心肌缺血。
- 脓毒症的检查包括血培养、胸片检查、尿常规及经验性抗生素治疗。
- 经胸超声心动图用于评估器质性心脏病、房室壁运动异常及容积状态。
- 计算机断层血管造影（CTA）评估肺栓塞。

表 50.2 引起术后心动过速的常见生理应激因素：TACHYCARDIC

Thrombosis 栓塞（深静脉血栓 / 肺栓塞）
Anemia 贫血（手术相关出血：术中、术后引流、切口出血，应激相关性消化道出血，抗凝引起的腹膜后或大腿出血）
Catecholamines 儿茶酚胺（术后应激，炎症）
Hypokalemia/hypomagnesemia/hypoglycemia 低钾血症 / 低镁血症 / 低血糖
h**Y**povolemia/dehydration 低血容量 / 脱水
CHF/volume overload 心衰 / 容量过负荷
Anxiety 焦虑
Retention 憋尿
Drug or alcohol withdraw 药物或酒精戒断
Infection 感染（手术部位，脓毒症）
Constipation 便秘

如果未发现潜在的生理应激来源，快速性心律失常的存在可能表示存在有未知的电生理异常，需要更多的特别干预。其他的检查和处理可按图 50.1 完成。

房性心动过速

房性心动过速包括快室率房颤（RVR）、房扑、异位性房性心动过速、多灶性房性心动过速和折返性心动过速如房室折返性心动过速（AVRT）和房室结折返性心动过速（AVNRT）。

2015 年美国心脏病学会和美国心脏协会联合美国心律协会（ACC/AHA/HRS）的指南[12]总结了房性心动过速的处理：

- 如果患者出现低灌注表现比如低血压、肺水肿、精神状态不佳或活动性心肌缺血，应紧急复律。对于此类患者的治疗，建议请心脏专科会诊。
- 对于房扑与房颤患者，若要转复心律，强烈建议治疗性抗凝以降低血栓性卒中风险，尤其对于心律失常时

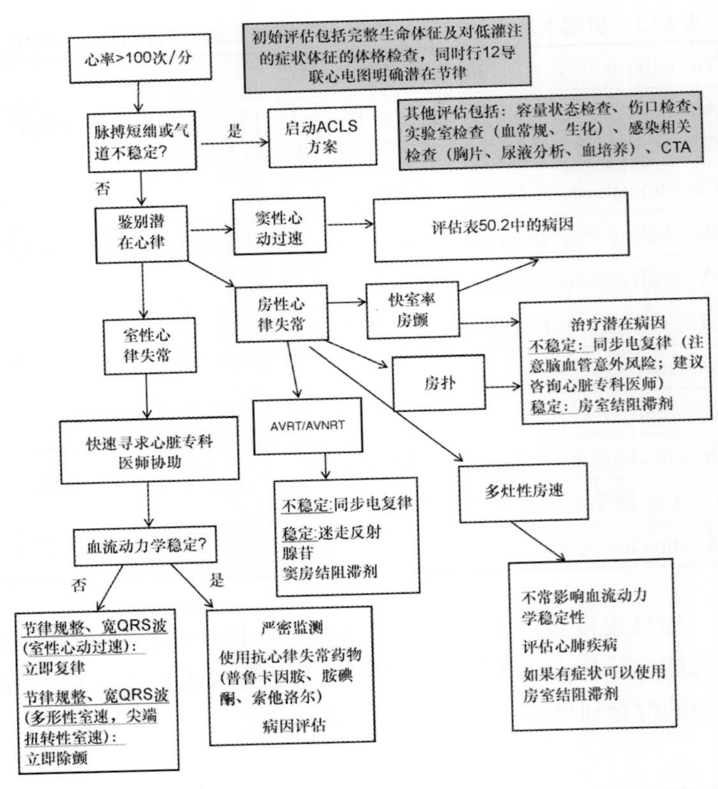

图 50.1　术后心动过速的处理

长超过 48 h 的患者。必须认真考虑术后抗凝的风险及获益。

- 如果未见低灌注证据，常可以通过 β 受体阻滞剂及钙通道阻滞剂阻滞房室结传导，控制心率（具体剂量请见第 9 章）。

特殊考虑：

- 对于 AVRT/AVNRT，建议尝试刺激迷走神经（Ⅰ级，B-R）
- 对于 AVRT/AVNRT，尽快使用腺苷治疗（Ⅰ级，B-R），能快速终结 95% 的 AVNRT。

- 对于多灶性房性心动过速应完善心肺检查。多数情况下不会引起血流动力学崩溃。
- 对于预激伴房颤患者，不建议使用标准的房室结阻滞药物，这可以导致循环虚脱及室颤。建议心脏专科会诊。

室性心律失常

室性心动过速包括单形性及多形性，且与器质性心脏病有关。室颤时无有效血流灌注，须尽快通过 ACLS 方案处理。对于状态稳定的持续室性心动过速的患者，应使用心电遥测装置予以严密监护，并频繁重复评估，因为随时可能出现病情的迅速恶化。由于存在这些风险，应申请心内科会诊帮助处理患者。

2017 年 ACC/AHA/HRS 的指南[13]总结了室性心动过速的处理：

- 室性心动过速的患者血流动力学不稳定时应当立即转复心律（Ⅰ级，A）。
- 对于血流动力学平稳的室性心动过速患者，可尝试静脉使用普鲁卡因胺终结心动过速（Ⅱa 级，A）。
- 对于血流动力学平稳的室性心动过速患者，静脉使用胺碘酮或索他洛尔可能会终结心动过速（Ⅱb 级，B-R）

临床要点

- 术后心动过速是潜在患病及死亡的重要标志，一定要认真评估。
- 常见的术后心动过速诱因评估可以用 TACHYCARDIC 协助记忆。
- 对于不稳定的心动过速，建议快速转复至窦律。

参考文献

1. Walsh SR, et al. Postoperative arrhythmias in general surgical patients. Ann R Coll Surg Engl. 2007;89:91–5.
2. Goldman L. Supraventricular tachyarrhythmias in hosptialized adults after surgery: clinical correlates in patients over 40 years of age after major noncardiac surgery. Chest. 1978;73(4):450–454.
3. Sigmund AE, et al. Postoperative tachycardia: clinically meaningful or benign consequence of orthopedic surgery? Mayo Clin Proc. 2017;92(1):98–105.
4. Polanczyk CA, et al. Supraventricular arrhythmia in patients having noncardiac surgery: clinical correlates and effect on length of stay. Ann Intern Med. 1998;129:279–85.
5. Brathwaite D, Weissman C. The new onset of atrial arrhythmias following major noncardiothoracic surgery is associated with increased mortality. Chest. 1998;114(2):462–468.
6. Gialdini G, et al. Perioperative atrial fibrillation and the long-term risk of ischemic stroke. JAMA. 2014;312(6):616–622.
7. Pollack B, et al. Predicting new-onset post-coronary artery bypass graft atrial fibrillation with existing risk scores. Ann Thorac Surg. 2018;105:115–21.
8. Hashimoto K, Ilstrup DM, Schaff HV. Influence of clinical and hemodynamic variables on risk of supraventricular tachycardia after coronary artery bypass. J Thorac Cardiovasc Surg. 1991;101(1):56–65.
9. Fleisher LA, et al. 2014 ACC/AHA guideline on perioperative cardiovascular evaluation and management of patients undergoing noncardiac surgery. J Am Coll Cardiol. 2014;64(22):e77–e137.
10. Arsenault KA, et al. Interventions for preventing post-operative atrial fibrillation in patients undergoing heart surgery. Cochrane Database Syst Rev. 2013;31(1):CD003611.
11. Blessberger H, et al. Perioperative beta-blockers for preventing surgery-related mortality and morbidity. Cochrane Database Syst Rev. 2014;18(9):CD004476.
12. Page RL, et al. 2015 ACC/AHA/HRS guidelines for the management of adult patients with supraventricular tachycardia. J Am Coll Cardiol. 2016;67(13):e27–e115.
13. Al-Khatib SA, et al. 2017 AHA/ACC/HRS guideline for management of patients with ventricular arrhythmias and the prevention of sudden cardiac death: executive summary. J Am Coll Cardiol. 2017;S0735–1097(17):41305–2.

第 51 章
术后低氧血症

Yilin Zhang
邢茂炜 译 丁婷 校

背景

低氧血症是一种常见却又易被忽视的术后并发症，与死亡率明显相关。低氧血症时，动脉血氧分压（PaO_2）会降至 80 mmHg 以下，对应的外周氧饱和度（SaO_2）测得值会小于 95%。对于大多数患者，临床症状明显的低氧血症发生于 SaO_2 < 95% 时（PaO_2 < 60 mmHg）。术后低氧血症的发生率在 18% ～ 37% 之间[1-3]。常规的生命体征检查会低估术后低氧血症的发生率、持续时间及严重性，疏漏高达 90% 的低氧事件[1]。低氧血症与伤口愈合不良、谵妄、心功能不全等不良事件的发生有关[1-4]。

术后低氧血症的病因

术后低氧血症与许多术后肺部并发症（PPCs）[1, 5]有关，常常由麻醉及手术导致的生理学改变引起。术后肺部并发症是术后的各种呼吸系统损伤的统称。尽管正式的术后肺部并发症定义各有不同，它们都包含了肺不张、肺栓塞（PE）、肺炎及肺水肿等疾病[6-7]。导致混合静脉氧含量的疾病状态（例如低心输出量、贫血、高热或脓毒症等）都会放大各种已经存在的术后肺部并发症的低氧效应[15]。第 32 章概述了减轻围术期术后肺部并发症风险的方法，而这一章节着眼于患者术后低氧血症的处理。

术后即刻的低氧血症可由围术期呼吸系统的生理改变及机械通气引起[6]。呼吸系统生理学改变的持续时间及严重程度取决于麻醉方式及手术类型[2]。全麻对肺功能的损害可持续至术后 2 周，通过影响纤毛功能降低排痰能力[7]。麻醉及大手术还会使机体对高碳酸血症及低氧血症的通气反应变迟钝并持续数周[2, 7]。这些围术期改变会引起术后肺不张及低通气，是术后早期低氧血症最常见的病因[3]。术前即合并呼吸系统疾病的患者的风险最高，而上述生理改变甚至可引起肺部正常患者出现低氧血症。

其他导致术后低氧血症的病因包括支气管痉挛、胸腔积液、肺水肿、急性呼吸窘迫综合征（ARDS）、输血相关并发症、肺栓塞、肺炎、误吸、上气道梗阻及慢性肺病加重等（表 51.1）。以下重点需牢记：

- 术前并存气道高反应性疾病或吸烟史的患者发生支气管痉挛的风险最高。
- 过度输液（导致潜在的舒张性心功能不全发作）或围术期心功能不全可引起心源性肺水肿[3, 9]。
- 负压性肺水肿是一种相对少见的非心源性肺水肿，发生于术后即刻因对抗上气道梗阻而用力吸气时（例如喉痉挛）[3]。
- 输血相关循环过负荷（TACO）或输血相关性急性肺损伤（TRALI）特征性地发生于输血 6 h 以内[3]。
- 肺栓塞是术后死亡事件的一个重要病因，据报道致死性肺栓塞发生率可高达 10%[10]。
- 大多术后肺炎由多重病原微生物引起[12]。常见致病菌包括革兰氏阴性杆菌、假单胞菌、金黄色葡萄球菌及肺炎链球菌[11]。
- 既往无睡眠呼吸暂停的患者出现上气道梗阻，可能由于气道水肿、咽肌低张力及外源性压力引起[3]。气道水肿可发生于俯卧位、Trendelenburg 体位及过度心外

表 51.1　术后肺部并发症

	发生率 / 发生时间	病因	评估 / 处理
肺不张	高达 90%[19] 最常见于 POD1 ～ 2，可持续数周[2]	压迫 肺不张 痰栓阻塞支气管	胸部影像学检查（CXR、CT） 膨肺、清理气道
支气管痉挛	1.8%[20] 常见于术后即刻及术后早期（POD0 ～ 1）	气道刺激（误吸、气管插管） 气道高反应性加重 引起组胺释放的药物（例如吗啡）	短效 β_2 受体激动剂 ± 抗胆碱能药物吸入剂 消旋肾上腺素，抢救必要时静推肾上腺素
肺水肿	2.4% ～ 7.6%[9, 11] 心源性：术后 36 h 以内[9]	心源性： 过度输液 HF、TACO 非心源性： NPPE、TRALI、ARDS	胸部影像学检查 BNP，TTE， 心源性：利尿、无创通气 非心源性：支持治疗，ARDS 患者行 LPV
肺栓塞	0.7% ～ 24%[10] VTE 患者最高发生率在 POD5 ～ 10[10]	骨科手术风险最高[10] 脂肪及骨水泥栓塞可发生于术中	CTPA，VQ 扫描 抗凝 支持治疗（FES 及骨水泥栓塞）
肺炎	1.3%～17.5%[11-12, 21] 常发生于术后前 5 天[12]	常为多病原混合感染。常见病原有：GNRs、假单胞菌、金黄色葡萄球菌及肺炎链球菌[13]	胸部影像学检查 病原培养 POD2 以后的感染患者的抗生素应覆盖院感病原菌
误吸	导致肺炎：0.4%[20] 术后即刻较术后早期更常见	波动的精神状态 镇静剂，阿片类药物 胃肠道、食管或神经延髓异常	Pneumonitis：支持治疗，不建议常规激素及抗生素治疗 Pneumonia：抗生素治疗
低通气	术后即刻较术后早期更常见	麻醉药物残余，阿片类及抗焦虑药 不合理镇痛	考虑使用肌松及苯二氮䓬类拮抗药物 多模式镇痛 双水平通气

（续表）

	发生率 / 发生时间	病因	评估 / 处理
上气道梗阻	术后即刻至术后早期	伴有未经诊断 OSA 的患者风险最高 药物残余，阿片类 气道水肿[8]	肌松、阿片类及苯二氮䓬拮抗药物 口咽 / 鼻咽通气道，托下颌 CPAP

POD，术后天数；RAD，气道高反应性疾病；HF，心衰；TACO，输血相关循环过负荷；NPPE，负压性肺水肿；TRALI，输血相关肺损伤；ARDS，急性呼吸窘迫综合征；BNP，脑利尿钠肽；TTE，经胸超声心动图；VTE，静脉血栓；CTPA，CT 肺动脉造影；VQ，通气灌注扫描；LPV，肺保护性通气；GNRs，革兰氏阴性杆菌；FES，脂肪栓塞综合征；OSA，阻塞性睡眠呼吸暂停；CPAP，持续正压通气

按压的患者[3]。咽肌低张力可由麻醉药、肌松药或阿片类药物的延迟作用引起。头颈部手术引起的邻近组织水肿及血肿可导致气道极度受压[3]。

- 睡眠呼吸暂停（OSA）、阿片类药物的使用及肌松残余是误吸的高危因素[6]。
- 低通气可由肌松残余、呼吸抑制及生理受限（如术后使用腹带限制或腹膨隆）引起[3]。

围术期管理

术后低氧血症的预防

预防措施包括术前合并症的完善准备，术中减少麻醉、手术引起的肺损伤及术后策略。术前呼吸系统准备在第 32 章已经深入探讨过。关键点包括戒烟、治疗术前肺部感染及慢性肺病加重[6]。术前物理治疗（PT）可以显著降低术后肺部并发症，包括上腹部大手术术后的肺炎[13]。可能的话，神经轴索或区域麻醉替代全麻，是一种有效减少术后肺部并发症的策略[6]。

几项术后策略可以降低术后低氧性肺部并发症：

- 膨肺技术。诱发性肺量计法、深呼吸锻炼、咳嗽、胸部物理治疗及持续气道正压（CPAP）：通过预防和逆转肺不张降低术后肺部并发症风险。各种技术的有效性没有显著性区别[2-3，6]。
- 对于不能进行其他膨肺锻炼的患者或者确诊及疑诊 OSA 的患者，考虑使用 CPAP[6]。术后即刻使用 CPAP 可以降低腹部及心脏手术患者再插管风险，但不适用于肺切除术患者[14-15]。
- 确诊或疑诊有 OSA 的患者行门诊手术后要持续监测脉氧饱和度至少 6 h[6]。
- 鲜有证据表明术后早期活动预防肺不张及肺栓塞的独立有效性[6]。当作为方案之一与其他膨肺技术合用时，早期活动可以减少术后肺部并发症发生[16]。
- 静脉血栓栓塞（VTE）的预防应在术后尽早开展以降低肺栓塞风险。
- 有腹部膨隆症状的患者可以选择性的使用鼻胃管（NGTs）。避免腹部手术术后常规使用胃管可成为减少术后肺部并发症的新趋势[17]。
- 相较于系统性使用阿片类药物，术后使用神经轴索及区域镇痛可以减少术后肺部并发症风险，尤其是胸部及上腹部手术术后[6]。

术后低氧血症的评估

在初始评估中遵循几步：

- 判断氧合、通气的合理性及通气效果以明确患者是否需要紧急气道干预。
- 评估潜在病因的同时纠正低氧血症。无重复呼吸面罩（NRB）可以作为患者氧需未知时的抢救给氧方式。NRB 可提供近乎纯氧通气，若患者仍出现持续低氧血症，暗示严重的肺部分流（例如大面积肺水肿、肺叶或肺塌陷、严重误吸事件、心内右向左分流）。

- 初始的检查包括可获取的生命体征及可评估的气道顺应性、神经功能状态、辅助呼吸肌的使用、容量状态。
- 因 OSA 或咽肌低张力（例如麻醉药及阿片类药物残余）而出现疑似上气道梗阻的患者可获益于托上颌及 CPAP[3]。
- 心肺查体的重要发现有助于低氧血症的病因学鉴别：呼吸音消失可提示气胸，呼吸音减弱可提示胸腔积液或显著支气管狭窄导致的气流不畅，喘息可见于支气管高反应疾病或肺水肿（心源性喘息）。

患者的合并症、外科手术方式及过程、麻醉方式及术中术后事件可影响术后低氧血症的鉴别（表 51.2）。术后低氧血症发生的时间可为诊断提供线索但不能替代临床判断。上气道梗阻、肺不张、低通气、误吸及肺水肿发生于术后即刻至术后早期。术后肺炎及肺栓塞更多发于术后（POD）第 2 ～ 3 天。

初始诊断性评估可包含以下：

- 胸部 X 片（CXR）：识别各种肺泡充盈异常（例如肺

表 51.2　术后低氧血症患者初始评估关键点

患者合并症	特定手术类型的常见问题	术中因素
慢性肺病 气道高反应性疾病 心脏病 心力衰竭 肾功能不全 肝病 神经肌肉性疾病 睡眠呼吸暂停：误吸及肺栓塞的独立危险因素[11] 肥胖 长期使用阿片药及阿片类成瘾	神经外科手术：误吸，肺栓塞 头颈部手术：邻近组织水肿及血肿压迫，低钙血症引起的肌力弱，喉返神经损伤 胸科手术：肺不张 腹部手术：肺不张 骨科手术：肺栓塞，脂肪栓塞综合征	输液及血制品的容量 麻醉方式（全麻或区域麻醉） 肌松及拮抗药物 气管插管 大手术事件： 急性冠脉综合征，误吸事件 阿片类、镇静药的剂量及频率 其他近期用药

水肿、误吸、肺炎、肺不张）。

- 动脉血气分析（ABG）或静脉血气分析（VBG）：可明确低氧血症是否由低通气引起。ABG 可以确诊低氧血症，划分严重程度，方便肺泡-动脉（A-a）梯度的计算。正常的 A-a 梯度表明低氧血症完全由通气不足解释。
- 心电图：发现各种可引发心衰的心律失常及心肌缺血。
- BNP 或肌钙蛋白：用于怀疑心衰或心梗的患者的辅助诊断。

如果出现无法解释的窦性心动过速或胸片无法解释的低氧血症，如果临床可疑肺栓塞，可行更高级的检查如 CTPA 或通气灌注扫描。鉴于术后肺栓塞的高发生率，对于无法解释的伴有心动过速及低氧血症的患者，我们应当放宽肺栓塞相关检查的指征。

处理原则

术后低氧血症的处理应当同时关注潜在病因处理（表 51.1）和改善氧合、通气。单独强调任一因素可能导致夸大或是加剧现存的导致低氧血症的原因：纠正贫血，通过液体复苏或缩血管药 / 正性肌力支持，改善心输出量，停用所用非必要的会削弱低氧性血管收缩的药物（例如降压药氨氯地平）。呼吸衰竭出现高碳酸血症的患者需通过气囊面罩、双水平通气或机械通气给予通气支持。改善氧合的方法包括传统的氧疗，高流量鼻导管（HFNC）和 CPAP。

- 传统的氧疗包括鼻导管、储氧导管、简单面罩、文丘里面罩和无重复呼吸面罩。这其中除了文丘里面罩，其他形式的氧疗供氧浓度可变，取决于患者呼吸做功。
- 文丘里面罩可在高流量水平上提供固定的吸入氧浓度，对阻塞性肺病的患者非常有用，对他们而言，稳定的氧供很重要，但也要避免过度给氧引起呼吸驱动抑制[15]。

- HFNC可以高达60 L/min的高流量提供湿化的空气。2017年一项meta分析显示，相较于传统的吸氧方式，对于有急性呼吸衰竭的术后或非手术患者，HFNC可以降低插管及再插管概率[18]。HFNC并不优于无创呼吸机（NIV），但其耐受性常更优因而可以考虑在拔管后替代NIV[18]。
- 头颈部术后患者可能不建议鼻导管或面罩吸氧，因为这些装置可能会对切口处造成压迫。面罩吸入器或非密封系统可以用作替代。
- 术后即刻有时需再插管。如果无法快速有效改善氧合，一般最好不要拖延。

临床要点

- 肺不张、上气道梗阻、低通气、误吸及肺水肿在术后即刻和早期是较常见的低氧血症病因，常常与麻醉药物残余及术中干预有关。肺炎及肺栓塞更常见于术后2～3天。
- 尽早开始膨肺技术及预防静脉血栓对预防术后肺部并发症非常重要。
- 术后肺水肿常由容量过负荷及潜在心脏舒张功能不全加重引起，其他少见病因有非心源性如输血反应或负压性肺水肿。
- 对于头颈部术后患者的低氧血症，评估周围水肿及血肿压迫导致的上气道梗阻以及喉返神经损伤。

致谢

Chapter reviewed by Cyrus Hui, MD, Valley Anesthesia Associates, University of Washington Valley Medical Center.

参考文献

1. Zhuo S, et al. Postoperative hypoxemia is common and persistent: a prospective blinded observational study. Anesth Analg. 2015;121:709–15.
2. Weissman C. Pulmonary function during the perioperative period. Isr Med Assoc J. 2000;2:868–874.
3. Nicholau TK. The postanesthesia care unit. In: Miller R, editor. Miller's anesthesia. 8th ed.

Philadelphia, PA: Saunders; 2016. p. 2924–46.
4. Powell JF, et al. The effects of hypoxaemia and recommendations for postoperative oxygen therapy. Anaesthesia. 1996;51:769–72.
5. Fernandez-Bustamante A, et al. Postoperative pulmonary complications, early mortality and hospital stay following noncardiothoracic surgery: a multicenter study by the perioperative research network investigators. JAMA Surg. 2017;152(2):157–66.
6. Bohman JK, Kor DJ. Advances in perioperative pulmonary protection strategies. Adv Anesth. 2014;32:89–117.
7. Miskovic A, Lumb AB. Postoperative pulmonary complications. Br J Anesth. 2017;118(3):315–34.
8. Fowler MA, Spiess MA. Postanesthesia recovery. In: Barash PG, editor. Clinical anesthesia. 7th ed. Philadelphia, PA: Lippincott Williams & Wilkins; 2013. p. 1561–9.
9. Arieff AI. Fatal postoperative pulmonary edema: pathogenesis and literature review. Chest. 1999;115:1371–7.
10. Arcelus JI, et al. Venous thromboembolism following major orthopedic surgery: what is the risk after discharge? Orthopedics. 2006;29(6):506–16.
11. Toledo C, et al. Pulmonary complications after non-cardiac surgeries: temporal patterns and risk factors. Anesthesiol Intensive Ther. 2017;49(4):245–51.
12. Montravers P, et al. Diagnostic and therapeutic management of nosocomial pneumonia in surgical patients: results of the Eole Study. Crit Care Med. 2002;30:368–75.
13. Boden I, et al. Preoperative physiotherapy for the prevention of respiratory complications after upper abdominal surgery: pragmatic, double blinded, multicentre randomised controlled trial. BMJ. 2018;360:j5916.
14. Ireland CJ, et al. Continuous positive airway pressure (CPAP) during the postoperative period for prevention of postoperative morbidity and mortality following major abdominal surgery (Review). Cochrane Database of Syst Rev. 2014;(8):CD008930.
15. Tokarczyk AJ, et al. Oxygen delivery systems, inhalation, and respiratory therapy. In: Hagberg CA, editor. Hagberg and Benumof's airway management. Philadelphia: Elsevier. 2012. p. 287–308.e3.
16. Cassidy MR, et al. I COUGH reducing postoperative pulmonary complications with a multidisciplinary patient care program. JAMA Surg. 2013;148(8):740–5.
17. Verma R, Nelson RL. Prophylactic nasogastric decompression after abdominal surgery. Cochrane Database Syst Rev. 2007;(3):CD004929.
18. Ni Y, et al. Can high-flow nasal cannula reduce the rate of endotracheal intubation in adult patients with acute respiratory failure compared with conventional oxygen therapy and noninvasive positive pressure ventilation? A systematic review and meta-analysis. Chest. 2017;151(4):764–75.
19. Duggan D, Kavanagh BP. Atelectasis in the perioperative patient. Curr Opin Anaesthesiol. 2005;102:838–54.
20. Canet J, et al. Prediction of postoperative pulmonary complications in a population-based surgical cohort. Anesthesiology. 2010;113:1338–50.
21. Edelsberg J, et al. Venous thromboembolism following major orthopedic surgery: review of epidemiology and economics. Am J Health Syst Pharm. 2001;58(2):S4–S13.

第 52 章
术后发热

Kara J. Mitchell
张振　译　丁婷　校

背景

发热是术后的常见症状，外科患者发生率为 10% ～ 40%[1,5]，发生率的高低取决于定义发热的界值。虽然术后早期发热大多数是由细胞因子的释放引起并可自行缓解[2-3]，但还应考虑术后感染的可能。不发热并不能排除感染可能，尤其是高龄、使用激素或非甾体抗炎药、肾替代治疗及存在其他高危因素的患者[6]。在少数情况下，感染偶尔还可表现为低体温。

术前评估

术前病史及体格检查评估应包括评估隐匿性感染的线索和症状，隐匿性感染可表现为术后发热。应当询问患者相关全身症状（发热，盗汗等）、咳嗽、呼吸困难、胸痛、腹痛、腹泻、排尿困难、皮肤溃疡或皮疹。还应当寻找导致术后发热的常见或严重的非感染原因的任何病史，包括药物敏感性（特别是家族或个人恶性高热史）或甲状腺功能亢进（甲亢）、恶性肿瘤、血栓或结缔组织病病史。

围术期管理

术后发热的定义

虽然对发热定义未达成共识，医师多采用温度≥ 38.3℃ /101.0 ℉这一界值[6]。免疫功能不全的患者的界值为 38.0℃ /100.4 ℉。肺动脉热敏电阻、膀胱、食管或直肠探头虽为有创性检查，但能提供核心温度的最精确测量值。口腔体温计和红外线耳温计容易出错，但更实用和可靠。腋窝和颞动脉的估测和化学标点估测是不可靠的，不应该使用[6]。

术后感染和发热的预防

在大多数不复杂的手术后，手术室预防性抗生素应在关闭切口后停用（或至少在 24 h 内停用），即使存在引流[7-8]。对抗生素的高敏反应是导致非感染性发热的主要原因——这可导致不必要的评估和治疗，并延误出院。为了减少药物热风险，应停止使用抗生素和其他不必要的药物。

手术部位感染是感染性术后发热的常见原因。有几种策略可以降低伤口感染的风险。首先，手部卫生是预防感染的关键策略[9]。为优化手术部位组织供氧，应维持围术期正常体温和血容量，术中及术后 2 ～ 6 h 提高 FIO_2[7-8]。血糖控制对伤口愈合和降低感染风险具有重要意义；在术后即刻控制血糖（BG ＜ 180 ～ 200 mg/dl），包括糖尿病患者和非糖尿病患者。

可以采取一些措施来降低导管、静脉导管和气管插管相关感染的风险。每天评估（最理想的是有停止留置上述导管的指令或自动化决策支持）是否遵守指南，指南建议尽快拔出各种导管，或使用风险较低的替代方法：

- 术后 24 h 内尽早拔除尿管，除非有保留尿管的明确指征，比如急性尿潴留、危重患者（需要精确计算尿量）、骶部或会阴部开放性创伤导致尿失禁的患者、长期卧床以及临终关怀的患者[10-11]。

- 应避免在股静脉置入中心静脉导管。从降低感染风险方面考虑，锁骨下静脉置管优于颈内静脉置管，但应当考虑到不同穿刺部位的相关并发症风险。如果使用颈内静脉，应在超声引导下放置导管[12-13]。
- 有计划地减少呼吸机相关性肺炎，包括镇静时长、撤机计划和抬高头部＞30°。尽可能使用无创正压通气代替插管[14-15]。
- 如果可能，用肠内营养替代全肠外营养。

指导肺炎高危患者使用诱发性肺量测量计[15]。这包括任何接受全身麻醉、腹部或胸外科手术的患者，特别是老年人或（器官）功能低下者。其他可导致肺炎的危险因素包括蛋白营养不良、使用类固醇、最近饮酒、过去一年吸烟、慢性阻塞性肺疾病、有脑卒中后遗症和感觉功能减退。

术后发热患者的评估

发热的起始时间是确定其原因的关键因素（表 52.1）。导致发热的直接原因包括细胞因子的释放及药物作用。肺不张并不会导致发热，但其可引起缺氧，因此同样需要积极处理[6, 16]。早期发热的重要的致命性因素包括：

- 恶性高热
- 抗精神病药物恶性综合征
- 血清素综合征
- 坏死性筋膜炎
- 输血反应等

简短的床旁评估对确定发热的病因极其有效[5]。术后 48 h 内进行细菌培养意义不大，除非怀疑之前存在感染[5-6]。需引起注意的感染症状包括心动过速、呼吸过速、低血压、精神状态改变和排尿量减少。然而，这些表现都是非特异性的，通常出现在术后早期，多为第三间隙出血、疼痛或其他非传染性原因所致。术后三天后发热、持续多日及体温达到或超过 39℃提示存在感染可能[4]。

表 52.1　与术后发热发生时间相对应的病因

即刻（术后数小时内）	急性（术后 1 周内）	亚急性（术后 1 ～ 4 周）
创伤 / 细胞因子释放	手术部位感染（48 h 后）	手术部位感染（SSI）
环境（患者加温器等）	肺炎症性疾病或肺组织炎症	血栓性静脉炎 / 深静脉血栓 / 肺栓塞
输液反应	尿路感染（CAUTI）[a]	梭状芽孢杆菌
坏死性皮肤及软组织感染（梭状芽孢杆菌、GAS 等）	静脉导管感染（CLABSI）	药物反应 [b]
不良用药事件：恶性高热、抗精神病药物恶性综合征、血清素综合征或其他药物热、感染（流感、误吸），深静脉血栓 / 肺栓塞，或其他术前或术中获得性因素	非感染因素：MI、DVT/PE、CVA/SAH、血栓性静脉炎、血肿、胰腺炎、酒精戒断、痛风、肠缺血、血栓性血小板减少性紫癜、甲亢、肾上腺功能不全、输血或药物反应、医疗器械植入后的异物残留或炎症反应	院内或其他感染：肺炎、尿路感染、静脉导管相关感染、腹腔脓肿、鼻窦炎、中耳炎、骨髓炎、心内膜炎、胆囊炎（可以是非结石性）等 [c] 血管瘤以及胶原血管性疾病

GAS，乙型溶血性链球菌；CAUTI，导管相关性尿路感染；CLABSI，中心静脉导管相关性血行感染；MI，心肌梗死；DVT/PE，深静脉血栓 / 肺栓塞；CVA/SAH，脑血管事件 / 蛛网膜下出血。

[a] 在术后患者中，尿路感染引起发热或菌血症是不常见的，除非存在尿路阻塞或在手术过程中对尿路进行了操作 [6]。

[b] 涉及的药物包括 β- 内酰胺类抗生素和苯妥英钠，常伴随有皮疹和或嗜酸性粒细胞增多 [6]。

[c] 应注意手术相关性因素：例如，神经外科术后脑膜炎、鼻腔或阴道填塞术后中毒性休克、口腔手术后腮腺炎、器官移植术后的排斥反应、骨科手术后脂肪栓塞、植入污染的医疗材料等

术后 48 ～ 72 h 发热（若临床高度考虑感染，发热也可更早出现），应着重考虑手术部位感染、肺炎、尿路感染、血管内导管感染和许多非感染性原因因素 [6]。此时应考虑进行床旁评估，仔细检查手术部位、所有留置导管部位，并结合临床情况考虑进行以下检查 [6]：

■ 根据具体情况选择全血细胞分类计数 ± 其他血液检验。
■ 出现发热时行血细菌学培养（取外周静脉血标本两份，或中心静脉和外周静脉各一份）。
■ 行尿液分析，革兰氏染色及尿液培养。已置入尿管的患者，拔除尿管，留取清洁中段尿标本；如果无法拔除尿管，则从尿管端口位置取尿标本（勿取尿袋内尿液）。
■ 如果怀疑肺炎，行胸部平片 ± 痰涂片革兰氏染色及痰培养。
■ 根据需要，收集可能已被污染的无菌间隙（胸膜、腹膜、关节、脑脊液等）的液体，进行细胞计数、化学分析、革兰氏染色和细菌培养。表面的伤口培养很少有帮助。
■ 有针对性的影像学检查（例如，腹痛患者行 CT 或腹部超声检查，可疑肺栓塞患者行 CT 肺血管造影等）。
■ 若患者未曾使用泻药而出现水样泄（24 h 内≥ 3 次稀便），应收集患者粪便行难辨梭状芽孢杆菌检测。
■ 一些中心可提供血清降钙素原检测，以区分细菌感染和其他发热原因；这项技术在呼吸综合征中研究得最好，应根据制度方案和政策合理安排。

在低危患者中，标准化的发热处理方案（仅对局部体格检查结果阳性或术后＞ 48 h 出现＞ 101 ℉ 发热的患者进行检测或治疗）可以减少不必要的检查和抗生素的使用，而不会增加发病率[17]。

处置原则

术后发热管理的关键是鉴别和处置潜在的发热因素。应牢记以下几个原则[6]：

■ 避免抗生素的经验性使用，除非有用药指征，比如中性粒细胞缺乏性发热、血流动力学不稳定或怀疑存在高危疾病如脑膜炎。
■ 如果已经经验性使用抗生素，48 h 之后若患者病情稳定且细菌培养为阴性，应停止使用抗生素或减量。

- 对于感染伤口和积液，必须有效清创和（或）引流。
- 对于呼吸道分泌物增多或气道清除功能受损的患者，应采取积极的呼吸道清理措施。
- 对导致发热的非感染性因素应保持警惕，参照表 52.1。
- 对乙酰氨基酚可有效缓解发热症状（注意对肝病及禁食患者潜在的肝毒性）；阿司匹林及 NSAIDs 类药物需慎用（增加肾衰竭、上消化道溃疡或切口出血风险）[18]。

临床要点

- 床旁简短评估对确定发热病因帮助最大。
- 肺不张本身不会引起发热。然而，它确实会引起缺氧，增加患肺炎的风险，应该采取肺复张策略来治疗。
- 术后 48 h 或更长时间，伤口和院内感染的发生率就会增加。

致谢

Paul S. Pottinger, MD, DTM&H, Professor, Division of Allergy and Infectious Diseases, Department of Medicine, University of Washington

参考文献

1. Galicier C, Richet H. A prospective study of postoperative fever in a general surgery department. Infect Control. 1985;6(12):487–90.
2. Netea MG, Kullberg BJ, Van der Meer JW. Circulating cytokines as mediators of fever. Clin Infect Dis. 2000;31:S178–84.
3. Ward ET, et al. Cost and effectiveness of postoperative fever diagnostic evaluation in total joint arthroplasty patients. J Arthroplast. 2010;25:43–8.
4. Ashley B, Spiegel DA, Cahill P, et al. Post-operative fever in orthopaedic surgery: how effective is the 'fever workup?'. J Orthop Surg. 2017;25(3):1–9.
5. Lesperancne R, et al. Early postoperative fever and the "Routine" fever work-up: results of a prospective study. J Surg Res. 2011;171:245–50.
6. O'Grady NP, Barie PS, Bartlett JG, et al. Guidelines for evaluation of new fever in critically ill adult patients: 2008 update from the American College of Critical Care Medicine and the Infectious Diseases Society of America. Crit Care Med. 2008;36:1330–49.
7. Anderson D, Podgorny K, Berríos-Torres S, et al. Strategies to prevent surgical site infections in acute care hospitals: 2014 update. Infect Control Hosp Epidemiol. 2014;35(S2):S66–88.
8. Berríos-Torres SI, Umscheid CA, Bratzler DW, et al. Centers for disease control and prevention guideline for the prevention of surgical site infection, 2017. JAMA Surg. 2017;152(8):784–91.
9. Ellingson K, Haas J, Aiello A, et al. Strategies to prevent healthcare-associated infections through hand hygiene. Infect Control Hosp Epidemiol. 2014;35(S2):S155–78.
10. Gould CV, Umscheid CA, Agarwal RK, et al. Guideline for prevention of catheter-associated urinary tract infections 2009. Healthcare Infection Control Practices Advisory Committee, CDC. http://www.cdc.gov/hicpac/pdf/CAUTI/CAUTIguideline2009final.pdf.

11. Lo E, Nicolle L, Coffin S, et al. Strategies to prevent catheter-associated urinary tract infections in acute care hospitals: 2014 update. Infect Control Hosp Epidemiol. 2014;35(S2):S32–47.
12. O'Grady NP, Alexander M, Burns LA, et al. Guidelines for the prevention of intravascular catheter-related infections. CDC; 2011. http://www.cdc.gov/hicpac/pdf/guidelines/bsiguidelines-2011.pdf.
13. Marschall J, Mermel L, Fakih M, et al. Strategies to prevent central line-associated bloodstream infections in acute care hospitals: 2014 update. Infect Control Hosp Epidemiol. 2014;35(S2):S89–S107.
14. Klompas M, Branson R, Eichenwald E, et al. Strategies to prevent ventilator-associated pneumonia in acute care hospitals: 2014 update. Infect Control Hosp Epidemiol. 2014;35(S2):S133–54.
15. Tablan OC, Anderson LJ, Besser R, et al. Guidelines for preventing healthcare-associated pneumonia. CDC; 2003. https://www.cdc.gov/infectioncontrol/guidelines/pdf/guidelines/healthcare-associated-pneumonia.pdf
16. Mavros MN, Velmahos GC, Falagas ME. Atelectasis as a cause of postoperative fever: where is the clinical evidence? Chest. 2011;140:418–24.
17. Kendrick JE, Numnum TM, Estes JM, et al. Conservative management of postoperative fever in gynecologic patients undergoing major abdominal or vaginal operations. J Am Coll Surg. 2008;207(3):393–7.
18. Plaisance KI, Mackowiak PA. Antipyretic therapy: physiologic rationale, diagnostic implications, and clinical consequences. Arch Intern Med. 2000;160:449–56.

第 53 章
术后谵妄

Susan E. Merel，Tyler Y. M. Lee，Andrew A. White
张振　译　丁婷　校

背景

谵妄是一种常见且严重的精神状态改变，可由多种疾病或药物副作用引起。《精神疾病诊断与统计手册》第 5 版（DSM- Ⅴ）将谵妄定义为一种注意力、意识和认知的急性和波动性障碍，有证据表明存在潜在的机体原因[1]。谵妄的发病机制尚不清楚，很可能是多因素的。谵妄是老年人最常见的外科并发症，高达 70% 的术后患者会发生谵妄[2-3]。发病率因患者因素和不同手术类型而有很大差异，meta 分析得出的发病率估计值如表 53.1 所示[4]。但谵妄没有得到充分的认识和文献记录，研究表明只有 12% ～ 35% 的病例被识别出来[5]。虽然许多临床医师认为谵妄通常是暂时的，认知能力也很快会恢复正常，但谵妄症状往往持续存在；一项 meta 分析显示，33% 的患者在出院 1 个月后和 21% 的患者在出院 1 年后，谵

表 53.1　住院患者谵妄发生率

手术类型 / 住院原因	谵妄发生率
入住 ICU（外科和内科 65 岁以上患者）[3]	70% ～ 87%
择期血管手术[1-2]	34.5%（29% ～ 39%）
心脏手术[12]	32%（0 ～ 73%）
髋部骨折[13]	21.7%（4% ～ 53%）
择期髋关节或膝关节置换[3]	12.1%（9% ～ 28%）
择期大手术[1-2]	10%（9% ～ 17%）

妄仍在持续[6]。围术期谵妄可以导致医疗费用增加、住院天数延长、并发症增多、潜在的成为常态化的风险增加、长期性机体功能低下、痴呆和死亡[2]。

术前评估

特定患者谵妄风险

老年、体弱、合并症多、功能障碍、痴呆或轻度认知障碍的患者术后发生谵妄的风险最高。既往有谵妄病史的患者更容易再次发生谵妄。护理人员的支持可以降低术后谵妄发生率[7]。其他固有风险因素见表 53.2。

围术期管理团队应努力评估并记录患者术前精神状态，以便术后比较。在术前访视或术后第一次访视时，应当询问所有 65 岁以上的患者或其护理人员有关患者的认知障碍或痴呆病史。在术前访视期间，所有无认知障碍或痴呆病史的老年人应使用 Mini-Cog 工具进行筛查[8]。Mini-Cog 工具结合了画钟实验和三个名词回忆，在该工具测试中表现不佳的患者术后谵妄发生率和 6 个月死亡率会增加[9]。谵妄高危患者及其家属应被告知围术期谵妄发生的风险；患者及家属在做有关手术任何决定时应当考虑此因素，并采取下述详细的预防措施。

表 53.2　谵妄的患者自身危险因素

患者特征	合并症	其他因素
年龄＞ 65 岁 男性 谵妄病史	认知功能障碍，特别是老年痴呆 卒中病史 抑郁 HIV 肾或肝疾病 药物或酒精滥用、吸烟	视力和听力障碍 营养不良 机体功能障碍 术前服用精神药物

特定手术风险

手术的持续时间和其导致的生理压力会影响患者谵妄的发生概率。接受血管手术的患者发生谵妄风险特别高[7]。心肺转流术是谵妄的一个特异性危险因素并伴随长时间的认知功能障碍，但是这方面的相关研究结果差异较大[10]。与传统的腹腔镜手术相比，单切口结肠癌腹腔镜手术可以降低术后谵妄的发生率[11]。一项队列研究表明，总缺血时间和总的平均动脉压低于 60 mmHg 的时间会增加肺移植患者发生谵妄的风险。

围术期管理

预防

一项多学科小组实施的预防试验表明，利用行为和环境的方法可以降低谵妄发生率（绝对风险降低 5% ～ 18%）[13]。许多研究表明，这些多角度的干预措施除了可以降低谵妄的发生率外，还可以降低住院期间跌倒的风险[14]。老年科会诊也被证明是有帮助的[13]。减少术前、术中、术后的精神类药物（特别是苯二氮䓬类药物、抗组胺药物和镇静催眠药物）的使用及优化疼痛管理是非药物多角度干预和老年科咨询干预的关键组成部分。

meta 分析显示，预防性抗精神病药物并不能降低住院患者谵妄的发生率、持续时间或严重程度[15-16]。学者对预防性褪黑素、褪黑激素受体拮抗剂和抗胆碱酯酶抑制剂的使用也进行了研究，但结果显示这些药物并不具有预防谵妄发生的作用[16]。在术后重症监护病房（ICU）护理中，使用右美托咪定代替苯二氮䓬类镇静药物可以降低 ICU 内谵妄的发生率，但仅建议在镇静的最初 24 h 内使用，而且右美托咪定可能与心动过缓相关[17-18]。

已被证明可降低谵妄发生率和（或）严重程度的干预措

施可分为以下几类：尽可能使患者的生活环境正常化，避免潜在的致谵妄药物，维持生理稳态。

一些研究表明老年科会诊是有效的。使用局部麻醉进行镇痛可能也有帮助，术前应予讨论。表 53.3 列出了有效的详细预防措施。

诊断

当医师怀疑患者存在谵妄时，可以使用意识模糊评估法（CAM），它是一种容易掌握的有用的床旁诊断工具，它将谵妄定义为[19]：

- 急性起病及病程波动**和**注意力不集中，**两者中任何一个**
- 思维混乱**或**
- 意识水平改变

将 CAM 作为结构化的 3 分钟面诊（即著名的 3-D CAM）的一部分进行管理可能会提高敏感度；在一项前瞻性验证研究中，3-D CAM 提供了用于测试注意力不集中和思维混乱的

表 53.3 预防术后患者发生谵妄的干预措施

干预措施
必要时提供视觉和听觉帮助
早期下地活动
避免容量不足和电解质异常
停止使用高危药物或找到相应的替代药
反复定向
通过限制午睡，打开窗帘，避免夜间打搅来维持昼夜节律
充分镇痛并不过度镇静
重症监护室（ICU）减少镇静药物使用
区域阻滞镇痛
老年科会诊
在 ICU 使用耳塞睡觉

特定指南，并显示其敏感性为 95%、特异性为 94%[20]。3-D CAM 的使用说明见表 53.4[2, 20]。活动低下型谵妄的临床表现很隐匿，容易被漏诊或与疲劳或抑郁混淆；当怀疑活动低下型谵妄时，使用结构化诊断工具尤为重要。

确诊谵妄前需要排除其他神经和精神疾患。然后，重点关注患者的病史，回顾用药情况，体格检查（特别是神经系统和认知功能检查），基本的实验室检查（血常规、生化 7）。理想情况下，术后的护理人员应浏览患者术前的精神状态文件，并了解他们护理的患者是否有痴呆或认知障碍病史。必要时，尿常规、心电图、胸片、药物浓度或者毒性筛查可以确定疑似病因。需要记住的是病因可能是多因素的。头部 CT 在谵妄的诊断中通常没有帮助，除非患者有颅内出血的风险（例如有跌倒病史或者使用抗凝剂）或者有证据显示出现新发局灶性神经

表 53.4 谵妄 3-D CAM 面诊

评估	特征 1：急性起病及病程波动	特征 2：注意力不集中	特征 3：思维混乱特征	4：意识水平改变
患者对直接测试者问题的反应	患者是否感到困惑，出现幻觉，或没有方向感？[a]	患者是否可以说出某一数字的后三个数字，一周的天数或一年的月份？	患者是否可以说出年份、周几和地点？	
测试者需要观察的内容	患者的认知或意识水平是否波动？	患者在面谈时是否容易分心？	患者的思路是否不清晰、不合逻辑、杂乱无章、离题及是否缺乏表达能力？	患者是嗜睡还是亢奋？

说明：确保患者戴着自己眼镜和（或）助听器。每个问题可以陈述两次："我不知道"，没有反应或无法理解都被视为不正确。特征 1 到 3 可以通过采访者的观察或患者对问题的回答来评分。

[a] 也可以通过询问家庭成员或医疗服务提供者进行评估。

当特征 1 和 2，及特征 3 或 4 为阳性时，CAM 是即为阳性。

Adapted from Marcantonio [2] and Palihnich et al. [23]

系统损害。行腰椎穿刺进行脑脊液（CSF）检查通常不作为术后患者谵妄评估的一部分，除非患者接受过神经外科 / 脊柱手术。

诱因

许多药物和疾病都可以影响谵妄的发生。致谵妄性药物的使用是最常见的可逆诱发因素[2]。在体弱的老年患者中，谵妄通常是多因素导致的综合征，不能用明确的单一病因来解释。虽然下列因素不是非常全面，但是是最常见的原因：

- 药物：镇静催眠药、巴比妥类药物、抗抑郁药、抗胆碱能药、阿片类镇痛药、抗精神病药、抗惊厥药、抗组胺药、皮质类固醇、氟喹诺酮类药物［与左氧氟沙星相关比较少见，在减少肾小球滤过试验（GFR）中证实与环丙沙星相关比较常见］和抗帕金森药。
- 急症情况：水、电解质和代谢紊乱（钠、葡萄糖、钙、尿素）、维生素缺乏（硫胺素）、无法控制的疼痛、低氧血症、高碳酸血症、发热、低血压、贫血、感染［尿路感染（UTI）、肺炎、导管相关性血行感染］、心肌梗死、酒精和药物戒断、便秘和尿潴留。
- 医源性：睡眠周期中断、导管和其他“束缚”（静脉通路、心电图导联和约束带），缺乏助听设备、眼镜、耐心的解释、食物和水。

治疗

如果引起谵妄的因素得到解决，谵妄通常是可逆的，但完全消除谵妄可能需要数周到数月的时间，有些患者永远无法完全康复。识别和治疗谵妄的潜在原因对于增加患者康复的机会至关重要。同时，采取环境保护措施，提高患者的定向力，减少感觉剥夺，如工作人员和家属经常为患者进行定向，为患者提供眼镜和助听器，白天提供明亮的灯光，晚上提供黑暗和安静的环境。应对患者其实施或重新实施身体和专业治疗措施，如果这些措施在住院时中断了。保姆或家人的持续观察也是必要的。身体约束可能会对患者造成伤害，除非对患者的安全绝对必要，否则应避免。

抗精神药物不应常规用于谵妄的治疗；没有强有力的证据表明这些药物对谵妄持续时间、严重程度、住院时间或重症监护室的停留时间有影响[11，21]。抗精神病药物治疗的风险包括锥体外系反应、低血压、心律失常、吸入性肺炎、跌倒和心脏性猝死。抗精神病药物在处理严重的行为或情绪症状，特别是幻觉或妄想方面作用有限。第二代抗精神病药并不优于氟哌啶醇，除非有锥体外系症状或 QTc 延长[22]。接受静脉输入氟哌啶醇的患者和口服抗精神病药物的心脏病患者应进行心电图监测。对于 QT 间期＞ 500 的患者通常应避免使用抗精神药，但当患者饱受谵妄所带来的巨大折磨时，经与决策者讨论风险-获益后，（临床医师）可将抗精神药作为一种姑息治疗措施。喹硫平比氟哌啶醇镇静作用更强，当需要镇静时可以使用，但没有静脉制剂。避免一次使用一种以上的抗精神药物，且不要在抗精神病药物之外添加安眠药等镇静药物。抗精神病药物应以极低的剂量开始使用，必要时应缓慢滴定，并应尽早停用。在大多数情况下，抗精神病药物只能使用几天。

考虑到这些药物的副作用和风险，家属应该被告知使用这些药物的风险和益处。抗精神病药物应该只有在谵妄妨碍了患者的康复或患者因此而遭受痛苦的情况下使用，患者（及家属）还应被告知小而显著的短期使用风险和潜在增加死亡率的长期使用风险。如果抗精神病药物被认为对出院症状的控制至关重要，则家属应向诊治医师咨询有关停止使用抗精神病药物的明确计划。具体治疗建议见表 53.5。

如果有适当的护理支持，患者通常可以在谵妄完全缓解之前出院回家；有些患者在熟悉的家庭环境中恢复得更快。办理出院的医师应在出院总结中告知（家属）谵妄的诊断及其诱发因素和治疗方法；这些信息有助于在未来住院或手术期间制订预防和治疗计划。

表 53.5　谵妄的治疗

支持治疗 谵妄可导致伤害或不可逆转的机体功能衰退。预防这种后遗症包括以下步骤：	优化营养，避免脱水 经常运动，预防压疮和机体功能衰退， 必要时注意床头高低，防止误吸 合理的肠道营养 必要时防止跌倒 治疗疼痛、缺氧和高碳酸血症
行为控制 行为管理的首要原则是尽可能利用环境或社会措施，而不是药物或身体限制	频繁的定位，包括张贴日历和时钟 家庭和长期支持者参与，从而提供熟悉的环境 维持昼夜节律 持续观察或巡视 保护脆弱的接线、引流和伤口，避免有害操作造成的损伤
药物控制 如果行为干预无效或激惹，谵妄可能危及生命（例如在 ICU），则考虑以下措施	小剂量氟哌啶醇（0.5 ～ 1 mg 口服 / 肌注 / 静脉，qh 到 bid 必要时）或喹硫平（12.5 mg qh 到 bid 必要时） 注意，患有神经恶性综合征、长 QTc 或帕金森病的患者禁用 反复行为再评估，谵妄缓解几天以后即可停用抗精神病药物 苯二氮䓬类药物常使精神错乱和镇静恶化，通常在行为管理中避免使用这类药物

临床要点

- 术后谵妄很常见，可增加发病率和死亡率，可持续数月，有些患者从未完全缓解。
- 结构化的 3-D CAM 面诊对谵妄的诊断具有良好的敏感性和特异性。
- 谵妄的研究应注重潜在医学原因的研究，并在可能的情况下对该原因进行治疗。
- 支持性护理和行为控制措施可用来治疗谵妄。
- 抗精神病药物不应常规用于治疗谵妄，但在控制严重的行为或情绪症状方面确有一定的作用。

参考文献

1. American Psychiatric Association. Diagnostic and statistical manual of mental disorders. 5th ed. Arlington: American Psychiatric Association; 2013.
2. Marcantonio ER. Delirium in hospitalized older adults. New Engl J Med. 2017;377:1456–66.
3. Dyer CB, Ashton CM, Teasdale TA. Postoperative delirium. A review of 80 primary data-collection studies. Arch Intern Med. 1995;155(5):461–5.
4. Dasgupta M, Dumbrell A. Preoperative risk assessment for delirium after noncardiac surgery: a systematic review. J Am Geriatr Soc. 2006;54:1578–89.
5. Inouye SK, Westendorp RG, Sacynski JS. Delirium in elderly people. Lancet. 2014;383:911–22.
6. Cole MG, et al. Persistent delirium in older hospital patients: a systematic review of frequency and prognosis. Age Ageing. 2009;38:19–26.
7. Watt J, et al. Identifying older adults at risk of delirium following elective surgery: a systematic review and meta-analysis. J Gen Intern Med. 2018;33(4):500–9.
8. Axley MS, Schenning KJ. Preoperative cognitive and frailty screening in the geriatric surgical patient: a narrative review. Clin Ther. 2015;37:2666–75.
9. Chow WB, Rosenthal RA, Merkow RP, et al. Optimal preoperative assessment of the geriatric surgical patient: a best practices guideline from the American College of Surgeons National Surgical Quality Improvement Program and the American Geriatrics Society. J Am Coll Surg. 2012;215(4):453–66.
10. Selnes OA, Gottesman RF, Grega MA, et al. Cognitive and neurologic outcome after coronary-artery bypass surgery. N Engl J Med. 2012;366:250–7.
11. Nishizawa Y, et al. Clinical benefits of single-incision laparoscopic surgery for postoperative delirium in elderly colon cancer patients. Surg Endosc. 2018;32:1434–40.
12. Anderson BJ, et al. Incidence, risk factors, and clinical implications of post-operative delirium in lung transplant recipients. J Heart Lung Transplant. 2018;37(6):755–62.
13. The American Geriatrics Society Expert Panel on Postoperative Delirium in Older Adults. American Geriatrics Society abstracted clinical practice guideline for postoperative delirium in older adults. J Am Geriatr Soc. 2015;63:142–50.
14. Hshieh TT, Yue J. Oh E, et al. Effectiveness of multicomponent nonpharmacological delirium interventions: a meta-analysis. JAMA Intern Med. 2015;175:512–20.
15. Neufeld KJ, et al. Antipsychotic medication for prevention and treatment of delirium in hospitalized adults: a systematic review and meta-analysis. J Am Geriatr Soc. 2016;64:705–14.
16. Siddiqi N, Harrison JK, Clegg A, et al. Interventions for preventing delirium in hospitalized non-ICU patients. Cochrane Database Syst Rev. 2016;(3):CD005563.
17. Riker RR, et al. Dexmedetomidine vs midalzolam for sedation of critically ill patients. A randomized trial. JAMA. 2009;301(5):489–99.
18. Su X, et al. Dexmedetomidine for prevention of delirium in elderly patients after non-cardiac surgery: a randomized, placebo-controlled trial. Lancet. 2016;388:1893–902.
19. Inouye SK, van Dyck CH, Alessi CA, et al. Clarifying confusion: the confusion assessment method. Ann Intern Med. 1990;113:941–8.
20. Marcantonio ER, Ngo LH, O'Connor M, et al. 3D-CAM: derivation and validation of a 3-minute diagnostic interview for CAM-defined delirium: a cross-sectional diagnostic test study. Ann Intern Med. 2014;161:554–61.
21. Flaherty JH, Gonzales JP, Dong B. Antipsychotics in the treatment of delirium in older hospitalized adults: a systematic review. J Am Geriatr Soc. 2011;59:S269–76.
22. Campbell N, Boustani M, Ayub A, et al. Pharmacological management of delirium in hospitalized older adults—a systematic review. J Gen Intern Med. 2009;24(7):848–53.
23. Palihnich K, Inouye SK, Marcantonio ER. The 3D CAM training manual for research. Boston: Hospital Elder Life Program; 2014. www.hospitalelderlifeprogram.org.

第 54 章
术后肠梗阻

Sandra Demars
张振　译　丁婷　校

背景

术后患者在手术应激下出现胃肠道运动的“生理性”停止是正常的。而肠梗阻是一种病理运动障碍，持续时间超出了预期的范围。目前尚不清楚为什么一些患者术后生理上的胃肠道运动障碍发展为术后肠梗阻（postoperative ileus，POI）。这是一个多因素的过程，其机制包括自主神经系统功能障碍、抑制自主神经反射、炎症、胃肠道神经体液肽、体液和电解质失衡、全身性阿片类药物和手术技术[1-3]。

不幸的是，在文献中有关胃肠道功能（ROT）恢复的“正常”预期时间缺乏共识。因此，界定“正常”的运动障碍和术后病理性肠梗阻（POI）的阈值还不清楚。由于缺乏一个统一的定义，因此很难可靠地和一致地估计 POI 的真实发生率（引文中通常在 3% ～ 32% 之间）、确定危险因素、重复和比较预防性或治疗性干预措施的调查研究[4]。腹部大手术后 POI 发生率估计为 10% ～ 25%，骨科、泌尿外科和妇科手术后发生率较低[1]。

一个国际共识小组将 POI 定义为术后第 4 天或术后第 4 天以后出现**以下两种或两种以上的体征和症状**[4]：

- 恶心或呕吐
- 超过 24 h 无法耐受进食
- 超过 24 h 没有排气
- 腹胀

- 影像学证实

术后肠梗阻不仅增加了患者的不适、不满和行动不便，而且还与术后并发症、住院时间（LOS）和再入院率的增加有关[1，5-6]。POI 是延长胃肠道术后住院时间的最重要因素，平均增加住院时间 4 ～ 6 天，从而使每次住院的直接医疗成本增加约 9000 美元[2，7-8]。据估计，术后肠梗阻对美国医疗系统的经济影响每年接近 15 亿美元[7]。固体食物的耐受性和粪便的通过最好地反映了胃肠道功能，因此在未来的 POI 临床试验中，应将其作为主要的结果衡量标准[9]。

术前评估

预测哪些患者会发展成为术后肠梗阻非常困难，但是术前会诊可以预测某些高危人群，应该启动相应的预防措施。虽然研究中使用了 POI 的定义不尽相同，但 POI 最重要的危险因素一般包括[3，5，10-11]：

患者因素：

- 电解质紊乱
- 关于肥胖的研究结果并不一致，一些研究发现 POI 和肥胖之间有一定关系，而另一些则没有
- 术前低白蛋白

手术因素：

- 盆腔或腹部手术时间较长
- 下消化道手术
- 开放手术
- 术中长时间小肠操作
- 肠切除手术

术后因素

- 鼻饲营养管使用时间过长

- 肠内营养推迟
- 围术期感染
- 围术期贫血或输血
- 大量全身性使用阿片药物
- 围术期液体复苏不足或过量

由于 POI 在结直肠手术人群中的高发生率，所以目前关于这方面的研究很广泛。因此，结直肠手术的多个特定危险因素已经被确定，包括以下[1，8，10，12]。

患者因素：

- 男性
- ＞ 73 岁
- 吸烟
- 外周血管疾病
- 呼吸系统合并症 /COPD
- 腹水
- 克罗恩病或肠扭转
- 腹部手术史
- 癌症扩散

术前因素：

- 术前化疗
- 缺乏机械性肠道准备
- 术前未口服抗生素

手术因素

- 急诊手术
- 回结肠吻合
- 气腹口
- 切口过大

对于泌尿外科手术来说，手术区域的尿液、较高的 ClavienDindo 评分（纠正手术并发症的治疗分类评分系统）、高龄、肥胖等可能导致 POI [3, 13]。对于妇科手术来说，增加 POI 的危险因素包括膀胱切开术、粘连松解、肠切除 [14-15]。

围术期管理

有效的个体预防策略 [1, 3]

- 微创外科技术：腹腔镜手术可以缩短肠道功能恢复时间。
- 硬膜外麻醉：术后中胸段硬膜外给药 2 ～ 3 天，可以减少脊髓抑制性神经反射对肠道的影响，从而减轻手术应激反应，减少全身性阿片类药物需求，提前 1 ～ 2 天恢复肠道功能。这种方法已经在包括血管外科、妇科、泌尿外科的腹部手术中被研究应用。
- 爱维莫潘（作用于外周的阿片 μ 受体拮抗剂）：很多实验表明该药物可以缩短首次排便时间，恢复进食时间，同时缩短住院时间 [9]。但是，考虑到对心血管不良反应，目前仅限在 ENTEREG 准入支持和教育（EASE）计划注册的医院中短期使用（15 剂），并且仅适用于初次肠切除肠吻合的患者。第一次给药时间为术前 30 min 至 5 h，术后每天两次。
- 术后咀嚼口香糖：meta 分析提示可以缩短首次排气排便时间，减少住院时间。
- 避免或减少使用全身性阿片类药物：阿片类药物可以增加术后肠梗阻的风险，对乙酰氨基酚、非甾体抗炎药、曲马多和其他非阿片类止痛药可以减少阿片类药物的需求。非甾体抗炎药因为有潜在的胃肠道和肾毒性，使用时需谨慎。非甾体抗炎药增加了术后吻合口瘘的风险，且仅在结直肠手术后 48 h 内使用是安全的。提前用药预防中枢敏感化，如在手术前使用加巴喷丁和地塞米松，可以有效缓解术后疼痛 [16-17]。
- 术后尽早肠内营养：许多研究，包括两个独立的

Cochrane 综述，都认为腹部和妇科手术后早期肠内营养是安全的。最近一项关于结直肠吻合术患者的研究发现，术后第 1 天开始进食的患者与完全恢复胃肠道功能后进食的患者相比，其胃肠道功能恢复时间明显缩短[18]。

- 限制入液：专门研究限制性液体管理和 POI 关系的文献有限；然而，一项研究表明 POI 持续时间缩短，而其他研究也证实了不限液的危害。
- 纠正电解质紊乱：许多研究表明，低钾血症、低钙血症和低钠血症会增加 POI 的发生率；但是，并不清楚是哪一种条件促成了另一种条件（即，POI 中发生的液体隔离可能会使电解质持续变化，而不是相反）[6]。
- Daikenchuto（DKT）：最近的一项 meta 分析显示，使用这种日本传统草药可降低围术期 POI 发生率[19]。
- 术后喝咖啡：一项研究显示，开放结肠切除术后喝咖啡可以使胃肠蠕动提前恢复[20]。
- 通便药物的使用：相关数据不多，但至少有利无害。一项子宫切除术后的实验发现定期使用镁剂通便可以明显缩短首次肠蠕动时间[21]。
- 静脉输注利多卡因：研究表明，利多卡因能改善疼痛控制，缩短肠蠕动恢复时间；然而，也有人担心利多卡因的副作用记录不充分，目前对静脉输注利多卡因缺乏共识。
- 静脉输注硫酸镁：一项随机对照试验（RCT）显示了硫酸镁可以缩短肠蠕动恢复时间[22]。

有效的捆绑预防方法：多模式手术快速通道 / 加速术后康复（ERAS）方案

许多外科中心对结直肠手术使用快速通道 / 加速康复计划，这是捆绑干预，以优化手术患者体验和减少术后并发症。快速通道 / 加速康复计划原则被广泛接受[23]。应用于结直肠手术的 ERAS 方案已明确显示出缩短住院时间、降低成本和改善患者体验等优点，而最近的一项研究发现，（术后管理）与 ERAS 方案符合度＞ 85%，患者就可免受 POI 的影响[24]。大多数 ERAS 方案由下列干预措施组成[3]：

- 术前情况：关于手术操作的患者信息和 ERAS 方案的信息，手术当日早上甜的口服液，无需肠道准备，避免常规使用抗焦虑药物，术前禁食时间减少到液体 2 h 和固体 6 h。
- 术中情况：选择腹腔镜手术，避免膀胱、胃和腹腔引流，根据适当的监测选择最佳补液方案，避免长效阿片类药物，积极应对低体温、恶心和呕吐。
- 术后措施：早下地，术后立即拔除鼻饲营养管，早期肠内营养，多模式镇痛方案，术后第 1 天拔除膀胱导尿管，术后限制静脉输液，预防血栓，使用咀嚼口香糖和进食碳水化合物补充剂刺激消化道。

术后肠梗阻疑似患者的评估

病史和体格检查

术后肠梗阻的患者经常诉有弥漫性腹痛 / 腹胀、恶心和呕吐，不能排气和排便，或不能耐受正常进食。需注意有无提示肠缺血或穿孔（发热、心动过速或者腹膜刺激征）的体征，需要评估是否需要急诊手术。当主治医师评价患者时，需要考虑其他诊断，其中包括长期糖尿病患者的胃瘫、既往行腹部手术患者的小肠梗阻、可能疝出的肿块、腹部肿块、巨大肿瘤占位、造口或克罗恩病。如果患者出现剧烈的腹部绞痛或粪便样呕吐也需考虑小肠梗阻。在鉴别诊断中，其他可能的病因包括便秘、粪便阻塞、急性结肠假性梗阻、中毒性巨结肠、肠扭转、吻合口瘘和大肠梗阻。另外还需注意的是继发性肠梗阻的病因，如药物或其他治疗引起，见下文讨论。

以下药物可能导致梗阻：

- 阿片类药物
- 抗胆碱能药物
- 抗组胺药
- 类固醇激素
- 三环类抗抑郁药
- 钙通道阻滞药
- H_2 受体拮抗剂

常规体检发现包括：

- 肠鸣音减少或消失
- 腹部膨隆
- 轻度弥漫性压痛
- 叩诊鼓音

实验室和影像学检查

通过实验室检查找到可能造成继发性肠梗阻的可逆因素，如下所示。必须完全彻底纠正最主要最根本的问题，从而解除继发性肠梗阻。

- 白细胞增多：考虑败血症、腹盆腔脓肿、胆囊炎、阑尾炎或继发于小肠梗阻的肠缺血。
- 血红蛋白 / 血细胞比容：下降应考虑腹内或腹膜后出血，升高应考虑脱水。
- 生化检查：电解质紊乱可以引发肠梗阻，包括低钾血症、低镁血症、低钠血症、低钙血症和尿毒症，代谢性酸中毒则需考虑感染或继发于小肠梗阻的肠缺血。
- 肝功能指标升高：应考虑胆结石或胰腺炎。
- 淀粉酶或脂肪酶升高：应考虑胰腺炎。

影像学检查首先考虑仰卧位和腹部立位平片（“梗阻系列”）以区分梗阻和其他病因。常见的征象包括：

- 肠管环形扩张（$>$ 3 cm）：见于肠梗阻或小肠梗阻。

- 结肠内气体消失：见于肠梗阻或小肠梗阻。
- 气液平面提示小肠梗阻，但肠梗阻时可能见不到。
- 腹腔内气体：考虑为肠穿孔或近期腹腔镜手术有过气腹。仰卧位平片可见 Rigler 征（双壁征），即以肠壁两侧透亮（气体）为特点。立位平片可见膈下游离气。
- 黏膜增厚（指印征）提示肠道炎症，可能是肠道缺血。
- 大肠扩张（＞ 6 cm 或盲肠部＞ 9 cm）提示大肠梗阻或急性结肠假性梗阻。
- 横结肠 / 结肠脾曲扩张＞ 6 cm，伴有正常肠壁轮廓改变（轮廓消失或指印征），肠内气体，以及可能存在腹腔积气：考虑中毒性巨结肠。
- 结肠扩张扭转环（咖啡豆征）：见于肠扭转。

但是，常常不能单纯通过腹平片确诊。如临床怀疑有更严重的问题，可以考虑口服对比剂后行腹部 / 盆腔 CT。腹部 CT 常能确诊肠梗阻的继发原因，例如脓肿。如果 CT 仍不能确诊，可以考虑使用水溶性造影剂行上消化道造影。

术后肠梗阻的处理

- 禁食禁饮，除了啜饮清水。
- 必要时静脉输液。
- 必要时补充电解质。
- 适当的方法解决便秘。
- 多走动。
- 使用平衡等渗晶体液（如乳酸林格液或血浆溶解液 148）补充胃肠道丢失液，而不是使用 0.9% 生理盐水[6]。
- 尽量减少阿片类药物的使用，可以按计划给予对乙酰氨基酚、曲马多和合理使用非甾体消炎药（避免胃肠道和肾毒性）。
- 如有可能，使用爱维莫潘。
- 对恶化或持续的梗阻，进行一系列临床评估和影像学检查。

- 不常规放置鼻饲营养管，如果患者有显著的呕吐、腹胀或疼痛，也可以考虑放置，并使用间歇性低压负吸（和外科医师一起确认安全的前提下）。
- 如果患者术后7天仍没有适当的经口摄入，开始肠外营养[6]。
- 一旦肠道功能恢复，拔除鼻饲营养管（如果有），并开始进食，可以从清亮的液体开始。

临床要点

- 肠梗阻最重要的危险因素是开放手术入路、腹部手术、较长的手术时间、术中小肠操作过多、围术期失血、鼻饲营养管留置时间、全身性阿片类药物以及导致肠壁水肿的因素（低白蛋白血症、电解质紊乱和大量液体输注）。
- 加速术后康复（ERAS）是最成功的预防方法，因为这些方法采用了许多策略，每一种策略都显示了可以缩短胃肠蠕动恢复时间（腹腔镜、硬膜外麻醉、早期肠内营养、早下地活动、手术后立即拔除鼻饲营养管、限制液体入量等）。
- 对出现腹痛，腹胀，恶心，呕吐及排气排便减少的术后患者进行评估时，排除可导致术后肠梗阻的可逆因素及梗阻性因素（如感染，电解质紊乱，药物因素）至关重要。

致谢

Lauge Sokol-Hessner, MD. Hospital Medicine Program, Division of General Medicine and Primary Care, Department of Medicine, Beth Israel Deaconess Medical Center.

参考文献

1. Bragg D, El-Sharkawy AM, Psaltis E, Maxwell-Armstrong CA, Lobo DN. Postoperative ileus: recent developments in pathophysiology and management. Clin Nutr. 2015;34:367–76.
2. Mattei P, Rombeau JL. Review of the pathophysiology and management of postoperative ileus. World J Surg. 2006;30:1382–91. https://doi.org/10.1007/s00268-005-0613-9. PMID: 16850151.
3. Venara A, Neunlist M, Slim K, Barbieux J, Colas PA, Hamy A, Meurette G. Postoperative ileus: pathophysiology, incidence, and prevention. J Visc Surg. 2016;153:439–46.
4. Vather R, Trivedi S, Bissett I. Defining postoperative ileus: results of a systematic review and global survey. J Gastrointest Surg. 2013;17(5):962–72.

5. Murphy MM, Tevis SE, Kennedy GD. Independent risk factors for prolonged postoperative ileus development. J Surg Res. 2016;201:279–85.
6. Vather R, Bissett I. Management of prolonged postoperative ileus: evidence-based recommendations. ANZ J Surg. 2013;83:319–24.
7. Iver S, Saunders WB, Stemkowski S. Economic burden of postoperative ileus associated with colectomy in the United States. J Manag Care Pharm. 2009;15(6):485–94.
8. Artinyan A, Nunoo-Mensah JW, Balasubramaniam S, Gauderman J, Essani R, Gonzalez-Ruiz C, Kaiser AM, Beart RW Jr. Prolonged postoperative ileus-definition, risk factors, and predictors after surgery. World J Surg. 2008;32(7):1495–500.
9. van Bree SHW, Bemelman WA, Hollmann MW, et al. Identification of clinical outcome measures for recovery of gastrointestinal motility in postoperative ileus. Ann Surg. 2014;259:708–14.
10. Vather R, Josephson R, Jaung R, Robertson J, Bissett I. Development of a risk stratification system for the occurrence of prolonged postoperative ileus after colorectal surgery: a prospective risk factor analysis. Surgery. 2015;157:764–73.
11. Ay AA, Kutun S, Ulucanlar H, Tarcan O, Demir A, Cetin A. Risk factors for postoperative ileus. J Korean Surg Soc. 2011;81:242–9.
12. Chapuis PH, Bokey L, Keshava A, Rickard MJ, Stewart P, Young CJ, et al. Risk factors for prolonged ileus after resection of colorectal cancer: an observational study of 2400 consecutive patients. Ann Surg. 2013;257:909e15.
13. Mattei A, Birkhaeuser FD, Baermann D, Warncke SH, Studer UE. To stent or not to stent perioperatively the ureteroileal anastomosis of ileal orthotopic bladder substitutes and ileal conduits? Results of a prospective randomized trial. J Urol. 2008;179(2):582–6.
14. Antosh DD, Grimes CL, Smith AL, et al. A case-control study of risk factors for ileus and bowel obstruction following benign gynecologic surgery. Int J Gynaecol Obstet. 2013;122:108.
15. Bakkum-Gamez JN, Langstraat CL, Martin JR, et al. Incidence of and risk factors for postoperative ileus in women undergoing primary staging and debulking for epithelial ovarian carcinoma. Gynecol Oncol. 2012;125:614.
16. Pandey CK, Priye S, Singh S, Singh U, Singh RB, Singh PK. Preemptive use of gabapentin significantly decreases postoperative pain and rescue analgesic requirements in laparoscopic cholecystectomy. Can J Anaesth. 2004;51(4):358.
17. Bisgaard T, Klarshov B, Kehlet H, Rosenberg J. Preoperative dexamethasone improves surgical outcomes after laparoscopic cholecystectomy: a randomized double-blind placebo-controlled trial. Ann Surg. 2003;238(5):651.
18. Nematihonar B, Salimi S, Noorian V, Samsami M. Early versus delayed (traditional) postoperative oral feeding in patients undergoing colorectal anastomosis. Adv Biomed Res. 2018;16(7):30. https://doi.org/10.4103/abr.abr_290_16. eCollection 2018.
19. Ishizuka M, Shibuya N, Nagata H, Takagi K, Iwasaki Y, Hachiya H, Aoki T, Kubota K. Perioperative administration of traditional Japanese herbal medicine *Daikenchuto* relieves postoperative ileus in patients undergoing surgery for gastrointestinal surgery for gastrointestinal cancer: a systemic review and meta-analysis. Anticancer Res. 2017;37:5967–74.
20. Muller SA, Rahbari NN, Schneider F, Warschkow R, Simon T, von Frankenberg M, Bork U, Weitz J, Schmied BM, Buchler MW. Randomized clinical trail on the effect of coffee on postoperative ileus following elective colectomy. Br J Surg. 2012;99(11):1530–8.
21. Fanning J, Yu-Brekke S. Prospective trial of aggressive postoperative bowel stimulation following radical hysterectomy. Gynecol Oncol. 1999;73(3):412–4.
22. Shariat MS, Motalebi M, Najafi A, Imani F, Etezadi F, Pourfakhr P, Khajavi MR. Magnesium can decrease postoperative physiological ileus and postoperative pain in major non laparoscopic gastrointestinal surgeries: a randomized controlled trial. Anesth Pain Med. 2013;4(1):e12750.
23. Wind J, Polle SW, Fung Kon Jin PH, Dejong CH, von Meyenfeldt MF, Ubbink DT, Gouma DJ, Bemelman WA. Systemic review of enhanced recovery programs in colonic surgery. Br J Surg. 2006;93:800–9.
24. Barbieux J, Hamy A, Talbot MF, Casa C, Mucci S, Lermite E, Venara A. Does enhanced recovery reduce postoperative ileus after colorectal surgery? J Visc Surg. 2017;154:79–85.

第 55 章
术后电解质异常

Michael F. Krug
王国军　译　丁婷　校

背景

住院患者常常合并有电解质异常。研究表明，住院患者低钠血症发生率高达 38%[1]，另有一项研究发现低钾血症和高钾血症也很常见，发生率分别为 13% 和 7%[2]。术后患者因围术期输液、输血，手术相关应激反应，第三间隙体液丢失以及围术期用药，更易出现电解质紊乱。电解质异常，尤其是未经处理的电解质异常，可引起严重神经系统、心血管、胃肠道及运动系统并发症。本章将对一些常见术后代谢及电解质异常进行概述。

术前评估

大多数患者术前无需化验电解质（见第 3 章），但是在特殊情况下术前基础电解质水平（包括血钙、血镁、血磷）需要评估确认：

- 慢性肾脏病（CKD）的患者（参见第 38 章）
- 服用利尿剂、血管紧张素转化酶（ACE）抑制剂、血管紧张素Ⅱ受体拮抗剂（ARB）、醛固酮拮抗剂或经常使用非甾体抗炎药（NSAID）的患者
- 既往电解质水平紊乱的患者
- 近期明显恶病质、呕吐、腹泻的患者

围术期管理

低钠血症

常见病因

- 手术应激反应所致抗利尿激素（ADH，如血管紧张素）释放。在神经外科手术后最为常见和棘手。
- 应用低张液体。使用葡萄糖注射液，0.45% 氯化钠注射液，或者大量输注轻微低张平衡盐溶液如乳酸林格液，可导致或加重低钠血症（见表 55.1）。
- 术中冲洗用低张溶液进入血管。

管理

术后急性低钠血症通常与 ADH 释放和（或）静脉应用低张液体（IVF）有关。低钠血症患者应停用低张液体（见表 55.1）。若怀疑存在慢性低钠血症或相关疾病，则应详细询问病史，评估容量状态，检验血浆渗透压、尿液渗透压和尿钠水平。

随着手术应激所致 ADH 释放效应消退，大多数轻度（Na ≥ 130）术后低钠血症，可通过饮食疗法或输注等张液体得以纠正。

合并明显低钠血症（Na < 130）或脑外伤、手术后低钠

表 55.1　常用晶体液组成成分[3]

	Na^+（mmol/L）	K^+（mmol/L）	缓冲剂（mmol/L）
血浆	135 ～ 145	3.5 ～ 5.3	23 ～ 30（HCO_3^-）
0.9% 氯化钠注射液	154	0	0
0.45% 氯化钠注射液	77	0	0
乳酸林格液	130	4	28（乳酸盐）
复方电解质注射液	140	5	50（醋酸盐）

血症的患者，需要谨慎管理。管理的要点取决于低钠血症的缓急、病因、有无症状和患者容量状态。一般而言，如果患者出现急性神经系统症状或血钠低于 120 mmol/L 时，需要考虑采取积极治疗如输注高张盐水。无论低钠血症病程长短，血钠纠正速度均不应超过 24 小时 6 ～ 8 mEq/L，以免出现脑桥脱髓鞘[4]。频繁测定实验室指标及适时调整输液对于避免过快纠正血钠至关重要。

低钾血症

常见病因

- 因鼻胃管吸引或腹泻所致胃肠道液体丢失
- 手术应激引起醛固酮释放
- 第三间隙液体再分布和继发性自发利尿
- 使用排钾利尿剂、导泻剂、糖皮质激素
- 低镁血症

管理

钾可经静脉或肠道补充，或同时应用两种补充途径。严重低钾血症一般需静脉补钾（作为口服补钾的补充治疗），需经常测定血钾水平以确保治疗有效。每 10 mEq 钾大约可升高 0.1 mEq/L 血钾。需积极纠正低镁血症以协助纠正低钾血症。

高钾血症

常见病因

- 急性肾衰竭
- 药源性如甲氧苄啶、琥珀胆碱、ACEI、ARB、醛固酮拮抗剂和钙通道阻滞剂
- 大量输注红细胞

管理

轻度无症状高钾血症可通过纠正病因得以缓解。严重高

钾血症排钾治疗策略包括使用袢利尿剂、胃肠道钾离子结合剂如聚磺苯乙烯，或透析。对于存在严重高钾血症症状（肌肉无力、心律失常、心电图改变）的患者或血钾水平达到或高于 6.5 mEq/L 的患者，在排钾的同时还需快速对症治疗。快速对症措施包括使用钙剂稳定心肌细胞膜，应用高糖胰岛素，使用碳酸氢钠纠正酸中毒。

代谢性酸中毒

常见病因

- 因术中组织低灌注、脓毒症、失血和心肺复苏所引起的乳酸酸中毒
- 糖尿病酮症酸中毒
- 肾衰竭（急性或慢性）
- 横纹肌溶解

管理

当血浆中碳酸氢盐水平降低时，即可考虑存在代谢性酸中毒。条件允许时，需计算阴离子间隙及 Δ，从而明确酸中毒类型。在严重代谢性酸中毒或可能存在混合酸碱紊乱时需测定动脉血气。病因不明时，化验室检查如血浆乳酸、尿酮体、血酮体测定可帮助明确诊断。

代谢性酸中毒治疗主要是纠正原发病。在严重酸中毒（如 pH $<$ 7.1），尤其是合并急性肾损伤的患者，可考虑输注碳酸氢盐[5]。乳酸酸中毒治疗主要是鉴别和处理原发病，测定乳酸水平明确诊断。可参见横纹肌溶解治疗措施。

再进食综合征

典型电解质紊乱

- 低磷血症
- 低钙血症

■ 低钾血症

营养不良患者术后恢复营养摄取时，存在出现再进食综合征的风险，表现为一系列电解质水平紊乱，与细胞内外电解质转移相关。低磷血症是再进食综合征中最为常见和麻烦的一种表现，可引起严重心血管、神经系统和肌肉系统并发症。营养不良患者需在进食之前测定电解质水平（包括 Mg 和 P），积极补充并监测电解质。

横纹肌溶解

常见电解质异常

■ 低血容量
■ 低钙血症
■ 高钾血症
■ 高磷血症
■ 代谢性酸中毒

横纹肌溶解多见于创伤后，也可由于手术原因引起，如长时间肌肉压迫，使用止血带或骨筋膜间隔室综合征。血浆肌酸激酶高于五倍正常值上限即可诊断。治疗原则在于纠正原发病，积极补液利尿，补充电解质和密切监护。

每日（至少）电解质监测常见适应证[6]

■ 液体复苏
■ 依赖维持液或全肠外营养
■ 严重器官功能不全
■ 体液丢失增加（鼻胃管、高位造口等）或不显性丢失（烧伤、开放外科伤口）
■ 肠麻痹或肠梗阻
■ 外伤或手术所致神经功能损伤
■ 持续膀胱冲洗
■ 大量输血

■ 肾衰竭—急性或慢性进展性

临床要点

- 由于手术应激引起 ADH 释放，或应用低张静脉液体，术后低钠血症较为常见。
- 严重低钠血症应谨慎改善症状，纠正血钠水平，同时要防止脑桥脱髓鞘发生。
- 严重或难治性低钾血症的患者应检查血镁水平。

参考文献

1. Wald R, Jaber BL, Price LL, Upadhyay A, Madias NE. Impact of hospital-associated hyponatremia on selected outcomes. Arch Intern Med. 2010;170(3):294–302.
2. Nilsson E, Gasparini A, Arnlov J, Xu H, Henricksson KM, Coresh J, et al. Incidence and determinants of hyperkalemia and hypokalemia in a large healthcare system. Int J Cardiol. 2017;245:277–84.
3. Moritz ML, Ayus JC. Maintenance intravenous fluids in acutely ill patients. NEJM. 2015;373:1350–60.
4. Aldrogue H, Madias NE. Diagnosis and treatment of hyponatremia. Am J Kidney Dis. 2014;64(5):681–4.
5. Paugam JS, Futier E, Lefrant JY, Lasocki S, Lescot T, Pottecher J, et al. Sodium bicarbonate therapy for patients with severe metabolic acidemia in the intensive care unit (BICAR-ICU): a multicenter, open-label, randomized controlled, phase 3 trial. Lancet. 2018;392(10141):31.
6. Siparsky N, Sanfey H, Sterns RH, Collins KA. Overview of postoperative electrolyte abnormalities. UpToDate [Internet]. 2018; [cited 2018 May]. Available from: https://www.uptodate.com/contents/overview-of-postoperative-electrolyte-abnormalities.

第 56 章 急性疼痛管理

Preetma Kooner，Katherin Peperzak
王国军　译　丁婷　校

背景

疼痛是一种不愉快的感觉和情感体验，通常与实质性或潜在性组织损伤相关。急性疼痛往往存在直接原因（损伤或疾病），具有生理学意义[1]。急性非手术性疼痛通常持续时间不超过 1 个月。当手术疼痛时间超出特定手术常规愈合时间，即被定义为慢性疼痛（见第 47 章）。慢性疼痛不再具有预警作用，通常难以治愈[2]。

围术期急性疼痛治疗在术前即可开展，术中由麻醉医师管理。现行术后镇痛模式为多模式镇痛。多模式镇痛的目的是采取多种措施，以干预目前已知的（和亟待论证的）数条疼痛级联通路中的多种受体，从而达到镇痛目的。

术后镇痛可通过减少疼痛改善患者生活质量，改善术后活动情况，预防术后并发症，如肺炎、深静脉血栓（DVT）和肠梗阻。目前越来越多学者认为术后慢性疼痛可能与未处理的急性术后疼痛相关[3]。

术前评估

风险评估

术前风险评估对于识别需要多种术后镇痛管理的高危患者有极大帮助。如果对于危险因素进行早期识别，可在麻醉期间及术后早期制订干预措施，开展适宜的多模式镇痛。同时，患者可以对术后疼痛管理的预期措施进行咨询参与。

难治性术后疼痛高危因素[4]包括：

- 手术类型：腹部（开放性）、骨科、胸科
- 年龄：负相关（年轻患者疼痛风险高）
- 心理状态（焦虑是最常见术后疼痛预测因素）
- 恐惧：放大疼痛所致的危险程度，担心潜在性疼痛
- 术前存在疼痛：不一定是手术区域疼痛
- 阿片类药物耐药：术前应用长时间阿片类药物的患者术后需要更大药量以达到治疗效果。

术前评估应涵盖既往史和体格检查。相关问题参见第 47 章。

围术期管理

现有多种药物、操作和非药物手段管理术后疼痛。本章主要关注药物（阿片类药物和辅助用药）和住院期间的操作在急性术后疼痛中的应用。其他内容参见第 47 章，特别是慢性疼痛部分。

阿片类药物

自从古美索不达米亚时期开始种植提炼鸦片后，阿片类药物一直是治疗急性疼痛的核心成分。在过去 20 年里，阿片类药物致死率和成瘾率逐年上涨。因此，对于围术期管理者而言，认识到阿片类药物优点和风险至关重要。阿片类药物治疗中要点包括以下几项：

- 阿片类药物与呼吸抑制、镇静、恶心呕吐、便秘和潜在成瘾滥用有关。
- 与精神类药物（尤其是苯二氮䓬类药物）合用时，过度镇静和呼吸抑制风险升高[5]。

- 使用阿片类药物进行患者自控式镇痛（PCA）可作为不能耐受口服给药或口服给药效果不佳的患者的替换选择。
- 应避免在初次应用阿片类药物的人群应用背景量输注[6]。
- 能够口服药物的患者优先选用口服给药。
- 急性疼痛时不应给予长效阿片类药物。

阿片类药物多静脉、鞘内、口服给药。PCA 最早出现在 20 世纪 80 年代，是一种在伴或不伴背景量持续输注的情况下，由患者自行推注药物的一种镇痛方式。患者自控式镇痛被认为是最安全最有效的静脉输注阿片类药物的方法。PCA 命名方法多种多样，但是标准书写方法为 *x/y/z*：*x* ＝一次按键给药量，*y* ＝给药间隔时间，*z* ＝ 1 h 限制给药量。背景量输注并不再作为推荐，因为其风险高，而未见实质性获益。

PCA 不仅可以快速缓解疼痛，而且副作用较少，但是目前仍有一些原因限制了 PCA 的应用。一些学者认为：有的患者可能错误地以为自己已经按压过镇痛泵按钮，有的患者可能担心按压按钮导致“过量”，有的患者可能因为身体原因不能按压按钮。目前存在 PCA 应用不当的风险，包括他人帮助按压按钮，或者患者在睡觉前设置闹钟以提醒自己醒来按压按钮。

一旦患者恢复进食，需考虑将静脉用药过渡至口服短效阿片类药物，以达到更平稳的镇痛效果。术后不宜使用长效阿片类药物，因其在急性期难以安全滴定。我们推荐进行保守的静脉用药剂量向口服用药剂量转换，因为存在交叉耐药，并且术后疼痛逐步改善。当患者出院时，需由疼痛专家评估协助下调药量。

辅助用药

多模式镇痛理论基础是疼痛产生是多种神经递质和受体相互作用的结果。使用非阿片类药物作为术后镇痛管理的目标之一是降低阿片类药物用量，平衡疼痛管理（减少副作用）。

非阿片类药物作为一种多模式镇痛辅助用药，在术后镇痛中发挥越来越重要的作用。根据种类不同，可在术前、术中和（或）术后使用。

非阿片类辅助药

- N- 甲基 -M- 天冬氨酸（NMDA）受体拮抗剂
- 非甾体抗炎药（NSAID）
- 对乙酰氨基酚
- 钙通道阻滞剂
- 局麻药物
- 三环类抗抑郁药[1]
- 血清素和去甲肾上腺素再摄取抑制剂（SNRI）[1]

应用最为广泛的 NMDA 受体拮抗剂之一是氯胺酮，尤其适用于阿片类药物耐受的患者（见第 47 章）。

对乙酰氨基酚是一种中枢作用药物，具有多种剂型，已被证实规律用药可辅助阿片类药物镇痛。需注意以下几点：

- 对乙酰氨基酚一般用量为 500 ～ 1000 mg q6 h。
- 在既往丙肝、肝功能不全或肝硬化以及老年患者中，对乙酰氨基酚应减量。
- 静脉和口服对乙酰氨基酚对于疼痛缓解并无明显不同。

NSAID 作用于前列腺素通路，降低外周组织炎症反应。

- 目前有多项关于在骨折修复、脊柱融合和结肠手术治疗中应用 NSAID 的观察性研究[7]，证实其优越性，但是应用该药前需同外科医师商议。
- 由于存在消化道出血、溃疡、心血管事件、肾功能不全的风险，需警惕长时间应用 NSAID，尽管 COX-2 抑制剂可降低消化道出血风险。
- 在以下人群中应用 NSAID 时需加用质子泵抑制剂（PPI）：同时应用阿司匹林，高龄，同时应用糖皮质激素或抗凝药物，既往消化道出血。

钙通道抑制剂如加巴喷丁原被用于治疗癫痫。这些药物

[1] 更常用于针对慢性疼痛的门诊治疗。

与 γ 氨基丁酸（GABA）结构类似，但是没有活性。钙通道阻滞剂可抑制钙通道，稳定神经细胞膜，帮助降低神经源性疼痛。

一篇 Cochrane 综述认为如果在术前使用加巴喷丁进行超前镇痛，或在急性术后疼痛发生时使用，效果确切[8]。术前高剂量（1200 mg/ 次）加巴喷丁比低剂量有效。术后持续给药比单次给药有效，因加巴喷丁吸收效能不定，且需数个半衰期才能达到治疗效果。一项合理的方案是术前给予单次剂量加巴喷丁（剂量为 600 ～ 1200 mg），术后持续应用加巴喷丁，给药剂量 300 mg q8 h，患者耐受的情况下可加量至 600 mg 或 900 mg q8 h。加巴喷丁劣势在于缺乏适用于禁食禁饮患者的静脉剂型，需要经肾代谢，常见副作用包括嗜睡和镇静。

操作治疗

操作治疗包括在可能出现术后疼痛的局部区域进行单次注射局麻药及辅助用药，或是留置导管给药。麻醉或疼痛医师可根据手术类型和部位，在特定区域或硬膜外留置导管。硬膜外镇痛是椎管内镇痛的一种，但是不同于蛛网膜下镇痛，硬膜外镇痛将药物注射入硬膜外腔而非脑脊液中。

外科医师可进行手术切口部位局部浸润麻醉或关节腔内注射局麻药物。镇痛持续时间有限，取决于局麻药物的作用时间。例如，局部注射 2% 利多卡因持续镇痛 1 ～ 2 h，0.5% 罗哌卡因持续镇痛 5 ～ 12 h。传统局麻药物如 4% 脂质体利多卡因胶浆或局麻药物的共熔混合物可直接应用于疼痛部位，并且不需要特殊护理。

硬膜外镇痛

硬膜外麻醉可在指定区域阻断感觉和运动神经。硬膜外麻醉可用于镇痛，但是胸段麻醉会导致交感干被阻滞。交感阻滞有其优势，如减少儿茶酚胺产生，也有其劣势，如在低血容量时引起血压大幅下降。胸段硬膜外镇痛已被证实可通过改善咳嗽咳痰功能降低肺炎发生率、降低围术期心肌梗死（MI）

发生率，以及通过扩张内脏血管缩短术后肠梗阻时间[9-10]。

硬膜外用药的容量和浓度影响阻滞的广度和程度。如果镇痛效果不佳，测试目标区域上部的触温觉及痛觉可帮助调整硬膜外输注。

除了局麻药物，可在硬膜外加入一些小剂量阿片类药物如芬太尼或氢吗啡酮。PCEA（患者自控硬膜外镇痛）允许患者在持续泵注局麻药和阿片类药的同时，自行在硬膜外腔推注相关药物。加入阿片类药物的目的在于提供满意镇痛效果，减少阿片类药物全身副作用[11]。

硬膜外镇痛的局限性在于硬膜外导管放置水平。胸段硬膜外镇痛在血容量不足时可引起严重低血压。因此，确保术后患者血容量正常至关重要。硬膜外镇痛经常因低血压而被暂停，然而后续血压升高有可能是疼痛加重的继发性表现。与其直接停用，不如首先调整硬膜外药物浓度和剂量。

椎管内操作禁忌证包括患者拒绝，局部操作部位感染，凝血异常或颅内压升高。由于脊髓血肿后果严重，目前多项指南规定了抗凝药物在操作前、中、后的停用和恢复时间。长期应用抗凝药物（阿司匹林除外）的患者需在操作前停用抗凝药物，病在导管留置期间尽可能不用。在导管留置期间，标准化 DVT 预防最为安全；然而，用药前最好依据当地椎管内操作指南确认。

外周神经阻滞

可根据解剖定位和神经刺激进行外周神经阻滞，但目前多在超声引导下进行。局麻药物佐用辅助药物如可乐定、右美托咪定、肾上腺素可进行“单次注射”或通过导管留置方式进行持续输注。这些阻滞并不属于椎管内操作，但也存在局麻药中毒、感染和出血的风险。

神经阻滞的效果取决于其是否作为手术麻醉的一部分（完全运动神经阻滞）还是主要用作镇痛（保留运动的感觉神经阻滞）。神经阻滞对于四肢手术大有裨益。通常患者可携带镇痛泵和镇痛管路出院回家。

非药物治疗

在围术期中，应鼓励进行认知和康复性的非药物治疗。有效手段包括引导性成像，放松，转移注意力，使用 TENS、冰块、热力、针刺等其他物理治疗（参见第 47 章）。

临床要点

- 避免同时使用阿片类药物和苯二氮䓬类药物，以免增加呼吸抑制风险。
- 术后亚急性期需减少阿片类药物使用，制订逐步减量方案。
- 对于术前已使用阿片类药物的患者应考虑联合镇痛。
- 术后急性期不宜加用长效阿片类药物。

致谢

Dr. Gregory Terman MD, PhD

参考文献

1. Pogatzki-Zahn E, et al. Postoperative pain—from mechanisms to treatment. Pain Rep. 2017;2(2):588.
2. Grichnik KP, Ferrante FM. The difference between acute and chronic pain. Mt Sinai J Med. 1991;58(3):217–20.
3. Fletcher D, et al. Chronic postsurgical pain in Europe: an observational study. Eur J Anaesthesiol. 2015;32:725–34.
4. Ip HY, et al. Predictors of postoperative pain and analgesic consumption: a qualitative systematic review. Anesthesiology. 2009;111:657–77.
5. Sun E, Darnall B. Association between concurrent use of prescription opioids and benzodiazepines and overdose: retrospective analysis. BMJ. 2017;356:j760.
6. George JA, et al. The effect of intravenous opioid patient-controlled analgesia with and without background infusion on respiratory depression: a meta-analysis. J Opioid Manag. 2010;6(1):47–54.
7. Rushfeldt CF, Sveinbjørnsson B, Søreide K, Vonen B. Risk of anastomotic leakage with use of NSAIDs after gastrointestinal surgery. Int J Color Dis. 2011;26(12):1501–9.
8. Schmidt P, et al. Perioperative gabapentinoids: choice of agent, dose, timing, and effects on chronic postsurgical pain. Anesthesiology. 2013;119:1215–21.
9. Freise H. Risks and benefits of thoracic epidural anaesthesia. Br J Anaesth. 2011;107(6):859–68.
10. Popping DM, et al. Protective effects of epidural analgesia on pulmonary complications after abdominal and thoracic surgery: a meta-analysis. Arch Surg. 2008;143(10):990–9.
11. McLeod GA, et al. Thoracic epidural anaesthesia and analgesia. Contin Educ Anaesth Crit Care Pain. 2004;4(1):16–9.

第 57 章
外科手术概述

Molly Blackley Jackson，Kara J. Mitchell，Edie P. Shen，Eric Mar，Elizabeth Kaplan
王国军　译　丁婷　校

背景

以下章节描述了典型的、没有术后并发症的各种常见择期外科手术。细节主要从内科而非外科的角度阐述。我们的目的是让内科医师对典型的外科手术后情况有大致了解，并着重关注可能影响内科诊断和治疗的外科情况。

口腔科手术

对于合并多种疾病、并拟在全身麻醉下行口腔科手术的患者需要进行术前评估，仔细询问既往史并进行详尽的体格检查，以确保内科疾病目前不处于活动期或失代偿期。长期口服华法林抗凝的患者，若国际标准化比值（INR）< 3.0，即不会增加出血风险，但是需同外科医师进行确认。

头颈外科手术

气管切开术（新）

手术时长	15 ～ 30 min，通常全麻（GA），也可以局麻完成
预计出血量	少量
注意	可能很简单或复杂，主要决定于患者的解剖和既往手术史（如果有的话）。 早期常见的并发症是梗阻和（或）气管切开导管移位。 如果怀疑急性气道梗阻，应该取出气管切开导管的内套管。 另外通过气管切开导管吸痰，可以缓解黏液造成的堵塞。

手术当天	术后第 1 天
ICU 或其他有气道监护的特殊病房	一切顺利可转入普通病房。但通常因其他合并症需继续在 ICU 或特殊病房停留。

头颈部肿瘤切除 / 显微血管游离皮瓣 / 喉切除术

手术时长	8^{+}h，全麻
预计出血量	变化大
注意	可以是一个广泛的长时间手术，虽然由于手术部位的关系，液体转移并不多。 如果新做了气管切开术或者显微血管游离皮瓣术，大多数患者术后需要 ICU。 皮瓣多来自前臂、小腿（腓骨）或大腿，也可在胸部、腹部、后背取皮瓣。因此可能在这些地方看到引流。 游离皮瓣的患者术后第一天开始要口服阿司匹林，保证皮瓣的血流。但是外科团队可能推迟术后抗凝的时间。 对于口腔或咽部重建的患者，营养摄入通常需要依靠鼻胃管，避免对口咽部的损伤。如果因为手术原因造成患者可能有长时间吞咽困难，则可能需要放置胃造瘘管。 喉切除术的患者通常术后一周不能经口进食，需要通过鼻胃管、胃造瘘管或术中放置的气管食管导管。 因为解剖结构的改变，和患者交流可能发生困难。 考虑到患者群的共同危险因素，患者常有酒精戒断和 COPD 总住院天数接近 7 天。

头颈部淋巴结清扫

手术时长	2 ～ 4 h，全麻
预计出血量	少量
注意	可以为广泛的长时间的手术，虽然手术部位的关系，液体转移并不多。 如果手术时间短或者没有气管切开，可以直接回普通病房。 通常住院天数为 2 ～ 3 天。 考虑到患者群的共同危险因素，患者常有酒精戒断和 COPD

普通外科

胃旁路手术，腹腔镜手术

手术时长	2 ～ 3.5 h，全麻
预计出血量	20 ～ 50 ml
注意	目前开放性胃旁路手术较为少见，但是腹腔镜胃旁路手术可能因肝过大、腹壁过厚、粘连或其他需进行直视的合并症，需要中转开腹。 糖尿病患者中，术后胰岛素和口服降糖药物用量较基线水平下调明显。 出院时胰岛素用量难以预测，早期随访、居家监测是最佳方案。 一般而言，出院时不再应用口服降糖药物，但是临床实践中差异性较大

手术当天	术后第 1 天	术后第 2 天
术后入普通外科病房，常规进行睡眠监测 鼓励下地活动	开始清亮液体饮食，如果耐受可以进一步进食，直到全流食 / 食物泥。开始口服药（无需研碎）。鼓励下地活动。拔除尿管。开始物理治疗 / 作业治疗，接受营养师培训教育。若恶心、疼痛症状可控，并且能够耐受进食，可于夜间出院回家	出院回家

胃袖状切除

手术时长	1～2 h，全麻
预计出血量	5～20 ml
注意	如果出现心动过速或难以解释的疼痛，需考虑吻合口瘘

手术当天	术后第 1 天
术后入普通外科病房，常规进行睡眠监测 鼓励下地活动	开始清亮液体饮食，如果耐受可以进一步进食，直到全流食/食物泥。开始口服药（无需研碎）。鼓励下地活动。拔除尿管。开始物理治疗/作业治疗。接受营养师培训教育。若恶心、疼痛症状可控，并且能够耐受流食或半流食，可于夜间出院回家

腹腔镜下胃束带术（或束带移除）

手术时长	1 h，全麻
预计出血量	少量
注意	目前开展较少。术后入日间病房，手术当天开始清亮液体饮食，如果耐受可以进一步进食，直到全流食/食物泥。术后当天或第 1 天出院回家

食管切除术

手术时长	4～6 h，全麻+硬膜外，因入路不同而不同（开放性、腔镜，或小切口微创）
预计出血量	变化大
注意	可能会出现严重的并发症，包括急性呼吸窘迫综合征（ARDS）、心包炎、气胸、肺炎和吻合口瘘。 胸片上显示纵隔增宽可能是术后改变，术后存在少量气胸，需手术团队核实影像学变化。 经膈肌入路有腹部切口和左颈部切口。因为接近心脏和大血管，可能导致术中低血压和心律失常。 术后房颤很常见。长期禁食可能使处理更加困难

	由于手术部位的原因，多数患者都存在一定程度上的术后胸痛。 食管切除术后开始阶段避免使用 BIPAP 或 CPAP。 避免调整或拔除鼻胃管。 口服药需要研磨，因此出院带药可能需要改变药物剂型（如将长效药物改为短效药物）

手术当天	术后第 1 至 5 天	术后第 5 至 7 天
有些患者术后需要入 ICU，取决于患者自身因素及医疗机构条件。可能会放置胸腔引流管	活动，情况好可以转入普通病房。严格禁食，直到术后第 5 天以后通过上消化道造影决定。如果术中留置营养管，可早期进行肠内营养	上消化道造影。给予食管切除术后饮食。情况允许下出院

胰十二指肠切除术（WHIPPLE 术）

手术时长	8 ～ 12 h，全麻＋硬膜外
预计出血量	预计出血量 500 ～ 1000 ml
注意	术后住院时间常常延长，早期入 ICU，伴有肠道功能恢复延迟。 通常放置 J 管用作肠内营养。 引流增加可能来自胸导管（乳糜漏）、胰腺漏或胆汁漏。 部分患者术后可能发展成为胰岛素依赖型糖尿病，这取决于胰腺切除程度。 如果患者恢复很快，可能说明可能存在手术不能切除的疾病导致没有完成进一步手术。常常需要术者沟通术中所见。 并发症包括导管相关感染、肺炎、ARDS、门静脉血栓、肺栓塞、胃十二指肠残端出血、拉钩造成的外侧皮神经损伤

妇科和妇科肿瘤手术

腹腔镜经腹全子宫切除术＋双侧输卵管卵巢切除术（TAH-BSO）：机器人辅助或传统手术

手术时长	1～3 h，全麻
预计出血量	预计出血量＜ 100 ml
注意	机器人辅助子宫切除术的比例不断增加。 如果是腹腔镜或机器人手术，患者可能因为膈下积气导致放射性肩痛，但是同开腹全子宫双附件切除术（TAH-BSO）的患者相比，他们可以下地活动，肠道功能的恢复也更快。 部分患者手术当天即出院。 某些肥胖的患者，因为头低脚高 Trendelenburg 体位，需要在 ICU 观察一晚

手术当天	术后第 1 天
术后如果没有恶心 / 呕吐，可以提前进食	进食，口服止疼药，拔除尿管，出院

阴式子宫切除加盆腔器官脱垂修补术（如前后壁修补术、阴道穹窿悬吊术、尿失禁悬吊术）

手术时长	2～3 h，全麻或区域麻醉
预计出血量	预计出血量＜ 200 ml
注意	复杂的阴道修补术后第一天，大约只有 1/3 的患者可以充分排尿，其余的 2/3 需要带尿管回家

手术当天	术后第 1 天
如果耐受饮食可以提前进食。	进食，改为口服镇痛药。排尿实验并检查排尿后残余尿量

开腹全子宫双附件切除术

手术时长	2 ～ 4 h，恶性疾病手术时长更长
预计出血量	预计出血量 100 ～ 1000 ml，恶性疾病出血量更多
注意	开放性 TAH-BSO 手术已经很少用于治疗良性疾病如纤维瘤，大部分手术为腹腔镜和机器人辅助。 某些情况下，肿瘤的良恶性术前很难确定。 和一般涉及胃肠道的外科手术相比，这类手术肠道功能恢复较早，但是晚于微创手术。 如果是恶性疾病，根据肿瘤的大小，这类手术可能很长，还会有肠道切除、淋巴结清扫和（或）网膜切除，这些情况下手术时间会延长，预计出血量会增加。相应的，肠道功能恢复的时间会推迟。 由于子宫切除术类型的差异，有时导尿管留置时间可能延长。 如果肿瘤是恶性的，静脉血栓栓塞的风险增加，因此出院后应继续预防深静脉血栓的措施

手术当天	术后第 1 至 2 天	术后第 2 至 3 天
如果做了肠吻合，则禁食禁饮直到排气后，其他情况则可以进食	进食如上所述，拔除导尿管，改成口服镇痛药	出院回家

卵巢肿瘤细胞减灭术（盆腔脏器切除术，很少做）

手术时长	7 ～ 10^{+} h，全麻＋硬膜外
预计出血量	预计出血量 1000 ml 以上
注意	术后一般入 ICU 观察。常住院 7 ～ 14 天。 由于大量的失血和体液转移，需要额外液体复苏治疗；常见电解质紊乱。 进展期卵巢癌患者可能会存在显著的腹水。 脏器切除后常需要回肠造口 / 结肠造口和泌尿系统造口。 可能存在长时间的肠梗阻，此时需要肠外营养。 并发症包括脓毒血症 /ARDS、尿性囊肿 / 输尿管撕裂、静脉血栓栓塞、盆腔脓肿以及房颤

神经外科

开颅手术

手术时长	3～12^{+}h，全麻
预计出血量	变化大
注意	时间长短不一，取决于手术需要的范围和程度。 术后入ICU，可能需要颅内压监测直到拔管为止。 术后前几天可能会出现血压不稳和低钠血症。神外科手术团队会经常使用甘露醇降颅压，使用盐溶液治疗脑性盐耗综合征，并行CT扫描。 注意ICU并发症，如静脉血栓栓塞、导管相关性感染和肺炎。 术后可能有严重的面部肿胀。若出现脑脊液（CSF）瘘需要尽快修补，因为有可能出现脑膜炎。 ICP监测工具包括可进行ICP测定、CSF引流外脑室引流管以及仅能测量压力的螺栓型ICP压力导线。带管期间无需预防性使用抗生素，尽管存在脑室炎和脑膜炎风险，但风险很小

脑室腹腔（VP）分流术

手术时长	1～2 h，全麻
预计出血量	预计出血量5～10 ml
注意	因为在术后24 h内需要频繁神经系统检查，所以术后常入ICU。 住院1～3天，期间控制疼痛，恢复肠道功能。 术后可能出现肠梗阻，按照术后肠梗阻处理。 腹膜暴露或导管置入过程中出现肠道或膀胱损伤的情况很少发生。每天进行腹部检查是一项有效发现手段。 在分流之后出现任何急性神经系统检查恶化，都需要高度怀疑分流失败（可能是植入物损坏或管或活瓣/导管阻塞）。 警惕肠梗阻、手术部位感染和低颅压头痛

腰大池引流

手术时长	＜1 h，可在介入导管室、床旁或手术室操作
预计出血量	少量
注意	引流管置入部位可能出现感染或革兰氏阴性细菌脑膜炎。 在转运患者之前需夹闭引流管，避免过度引流。 过度引流可导致体位性头痛，严重时可出现颅内硬膜下血肿或脑疝。初始治疗：立即使患者仰卧位，夹闭引流管

动脉瘤（弹簧圈）和急性卒中的血管内治疗

手术时长	时间因复杂程度长短不一，全麻
预计出血量	少量
注意	了解手术计划——血管内治疗常常是开放夹闭手术之前的处理手段。 常住院 24 h 后出院（住院期间每小时行神经检查）。 注意高血压、新出现的神经系统症状、腹股沟血肿或低血压，低血压可能提示由于股动脉穿刺而形成的腹膜后巨大血肿。 桡动脉入路常常作为股动脉入路的替代方式，在桡动脉穿刺时，需检查受累肢端及手部是否存在毛细血管充盈和正常组织灌注。 神外科医师可能通过使用经颅多普勒在蛛网膜下出血的患者中检测到血管痉挛。初始治疗为内科治疗：扩容，诱导高血压。 难治性或严重血管痉挛需要使用球囊扩张或在造影时进行动脉内扩血管。 对于诊断性脑血管造影、脊髓造影或神经外科介入手术，阿司匹林和氯吡格雷无需术前停药，因为这些药物需在术中应用或在后续治疗中应用。 通常介入治疗医师会自行决定抗血小板药物用药时间和剂量。 急性卒中溶栓患者常常需允许性高血压。神经系统功能恶化常常预示着再灌注部位出现颅内出血（ICH）；静脉给予 tPA 可导致 ICH 和穿刺部位出血

眼科手术

白内障手术

手术时长	1 ～ 2 h，局麻或监测下的麻醉管理（MAC）
预计出血量	少量
注意	常常为当天门诊手术。 手术的适应证取决于患者日常生活能力而非客观检查发现。 术前需进行病史采集和体格检查，尽管目前没有证据表明附加特殊检查可改善预后。 治疗剂量的抗血小板及抗凝药物在围术期可继续应用（需同外科医师确认）。 α_1受体拮抗剂（如坦索罗辛）与术中虹膜松弛综合征有关，需要告知外科医师，但是围术期停用该药并无获益，因该药效应可持续数年。 手术当晚即可恢复正常感光能力，术后两周内即可提举＞ 20 磅重物或进行体能训练

视网膜手术

手术时长	2 ～ 3 h，全麻、监测下的麻醉管理（MAC），或区域阻滞麻醉
预计出血量	少量
注意	糖尿病视网膜病变可导致血管异常增生和玻璃体出血及牵拉性视网膜脱落导致的视力丧失。通常需要切除玻璃体以减少混浊成分和缓解玻璃体牵拉，可以进行适当的晶状体消融。 病情严重的患者往往伴有其他并发症，包括糖尿病控制不佳，微血管和大血管合并症，对于需要麻醉的患者，需认真记录其合并症。 如果手术需要处理玻璃体出血或者是伴有新生血管增生的糖尿病视网膜病变，则需停用抗凝药物。 然而，如果内科用药的意义更大，也可在不停用抗凝药物的情况下进行手术（需同外科医师讨论）。 如果术中进行球内注射气体，术后需遵外科医嘱保持面部向下体位

青光眼手术

手术时长	监测下的麻醉管理或局麻
预计出血量	少量
注意	术前评估和内科管理同白内障手术。 即使开角型青光眼进行了外科手术治疗，许多患者仍然需要终生滴用眼药水控制眼内压。依从性在这种慢性病中所起作用极为重要。 手术当晚即可恢复正常感光能力，术后两周内即可提举＞ 20 磅重物或进行体能训练

骨科手术

概述

全膝关节置换术（TKAs）和全髋关节置换术（THAs）是最常见的两个择期手术。知晓这些手术的典型术后表现（见下文）对内科医师用药至关重要。此外这两种类型手术还有一些共同点：

- 关节置换术前应用毒麻药品与术后不适感相关。在择期手术前应尽量减少毒麻药品用量至最低耐受剂量，具体参见急性疼痛与慢性疼痛章节。
- 抑郁可影响术后康复：术前即应合理干预抑郁。
- 关节置换术后的翻修手术更为复杂，用时更长，术中出血量更多。
- 手术后当晚（POD 0）较易出现低血压，尤其是术中补液不足或应用硬膜外导管。在此阶段停用降压药物，进行补液试验（判断容量状态）即可维持血压。
- 术后避免使用 1/2 张盐水补液，以免出现低钠血症，可使用生理盐水或乳酸林格液。
- 血液回吸收系统可在术中应用来过滤、回输引流血液。
- 患者可能会被放置引流，包括 Hemovac 引流（同一圆筒状结构相连，弹簧结构可提供吸力），或 Jackson-Pratt 引流（形状类似于手榴弹）。

- 术后 24 h 内应停止预防性应用抗生素，除非存在相关指征。手术团队决定抗生素的应用，他们可能会给予引流管留置考虑或术中所见增加抗生素用药时长。
- 一些临床中心可能使用多模式镇痛，包括长效口服镇痛药，非甾体抗炎药（NSAID），并且预防性使用止吐药（参见急性疼痛和慢性疼痛章节）。
- 在初次应用毒麻药或老龄患者用药时，需谨慎应用长效毒麻药。
- 深静脉血栓（DVT）预防通常是外科医师的决定，但是对于高危 DVT 患者，同外科医师探讨抗凝问题至关重要。
- 美国骨科协会（AAOS）和胸科协会（ACCP）对于深静脉血栓预防指南建议有些许不同。常用药物包括低分子肝素，华法林，阿司匹林（此外还有 TED 和 SCDs）。

全膝关节置换术（TKA）

手术时长	2 h 全麻或区域麻醉
预计出血量	术中出血少于 100 ml，但是术后第 1 天引流量（或在膝关节内，如果没有引流）可能很多（500 ～ 1500 ml）
注意	微创全膝关节置换（MIS 或 quad sparing）可以使出院时间提前。 连续被动运动装置（CPM）可能会被用到。 多数首次（某些翻修）膝关节置换需要承重性训练（WBAT）

手术当天	术后第 1 天	术后第 2 至 3 天
静脉输液，逐步进食。患者自控式镇痛（PCA）和（或）阻滞麻醉（股神经阻滞或置管）和留置导尿管。常可以重新开始口服药	如果术后当天没有进食则可以开始进食。如果进食顺利可以停止静脉输液。强调膝关节活动范围。通过物理治疗达到下床和行走。拔除尿管。PCA 过渡到口服药止痛。预防静脉血栓	出院回家。出院后仍需预防静脉血栓

全髋关节置换术（THA）

手术时长	2 h 全麻（GA）或区域麻醉
预计出血量	术中大约 300 ml，术后当晚引流量较多
注意	术后出血可能大于术中出血量。 患者可能被教育“髋关节注意事项”——避免弯曲 / 旋转，避免过度弯曲等等——尽量减少髋关节假体脱位的可能性。 行微创入路的患者在术后 1 ～ 2 天即可回家。 多数首次（第一次）髋关节置换（THA）需要承重性训练，但是很多髋翻修属于部分承重训练或保护性承重训练。 检查患者时小心髋关节——因为术后最开始禁止患者交叉腿。如果进行检查时需要搬动患者，需骨科医师在场

手术当天	术后第 1 天	术后第 2 至 3 天
静脉输液，逐步进食。PCA 和留置导尿管。常可以重新开始口服药	如果术后当天没有进食则可以开始进食。如果进食顺利可以停止静脉输液。允许的话拔除引流（如果有）和尿管。考虑过渡到口服药止痛。预防静脉血栓	前一天没有改口服药的，可以停止 PCA 改成口服药止痛。继续预防静脉血栓。转院至有经验的疗养机构进行再康复治疗

髋部骨折修复

手术时长	1～3 h，全麻或区域麻醉
预计出血量	预计失血量 300 ml
注意	修复的术式有很多种，包括髓内（IM）钉、动力髋螺钉、半髋或全髋关节置换。 术前评估应包括：心血管风险分层，现存疾病对骨折的影响（比如癫痫或晕厥），以及术前用药的建议。 不要因为小的合并疾病（比如没有合并高血压危象和高血压急症，仅仅是控制不佳的高血压），就推迟手术。 如果手术被推迟，鼓励积极预防深静脉血栓，因为即使不做手术，骨折本身就是深静脉血栓的危险因素

全肩关节置换术（TSA）

手术时长	3 h，全麻（偶尔区域麻醉）
预计出血量	预计失血量约 150 ml
注意	除高危患者以外，如果患者可以行动，无需药物预防深静脉血栓。 全肩关节置换术术后出血、关节积血并不少见。如果患者正行抗凝治疗（针对房颤、瓣膜病、深静脉血栓病史及其他），需与患者的手术医师以及首诊心内科医师（如果可能的话）密切沟通合作，从而确定最佳恢复抗凝治疗的时间。理想的情况下，术后前 72 h 应避免抗凝，除非血凝块风险非常高（比如二尖瓣人工瓣膜）。 如果应用的是斜角肌间隙阻滞，副作用包括低血压、心动过缓、Horner 综合征、膈神经受累导致膈肌麻痹和因为阻滞消退导致的深夜或清晨突然疼痛

手术当天	术后第 1 至 2 天
鼓励进食。如果进食顺利停止输液。初始使用 PCA 镇痛，当晚可以过渡到口服药。常使用连续被动运动（continuous passive motion，CPM）装置	继续物理训练，CPM 装置。出院回家

大型脊柱手术

手术时长	7 ～ 10^{+}h，全麻
预计出血量	预计出血 2000 ～ 3000 ml
注意	因为出血量大，时间长，此类手术为高风险手术。 预计出血量可以高达 5 L。 手术常分 2 ～ 3 步进行。 患者面临多种并发症的风险高，如深静脉血栓事件（VTE）、心肌梗死、肺炎、弥散性血管内凝血、稀释性凝血功能障碍、球后缺血性视神经病变（失明——少见，但是后果非常严重），硬脊膜漏、脑脊液漏（可能很难发现）、血肿、继发性脑膜炎（不易察觉——可能表现为意识不清、低热、头痛）、俯卧位导致的面部 / 气道水肿以及肠梗阻。 为避免神经相关并发症，患者可能接受高剂量的类固醇激素，并在术后第一个 24 h 保持 MAP 80 mmHg 以上。 转院至再康复中心或有经验的护理机构非常常见。 脊柱预防措施——患者通常需要脊柱托

手术当天	术后第 1 至 2 天	术后第 3 至 7 天
转入 ICU 直至病情平稳。保留气管导管便于气道管理，镇痛。常需要额外输血。引流管护理	平稳以后拔管，转入病房。情况允许时进行预防 VET 治疗，引流管护理	使用脊柱托活动，引流管护理

其他脊柱手术

- 腰椎减压、融合术，为中等风险的手术，通常住院数天，患者术后通常直接回病房。
- 前路颈椎减压通常出血量更少，住院时间更短，约 24 ～ 48 h。
- 微创减压术、内镜减压术通常是日间手术。

骨肿瘤手术

手术时长	4^{+}h，全麻
预计出血量	高度不定
注意	手术复杂多样。从外周肿瘤到盆腹腔内联合外科、泌尿科的复杂手术。 很多手术时间长，预计失血量多，住院时间长，和脊柱大手术相似。 肿瘤通常血管丰富，常导致出血量大，引流多。 盆腔手术后引流量突然增多可能与输尿管断裂有关。 手术团队可能因为伤口引流的关系，不愿意使用肝素进行深静脉血栓的预防——相关事宜需与手术团队商讨

泌尿外科手术 / 操作

根治性膀胱切除术

男性为切除膀胱和前列腺，女性为切除膀胱，并可能包括子宫、卵巢，以及阴道前壁。尿流改道方式可以有回肠代膀胱、尿道内新膀胱植入或腹壁膀胱造口。

手术时长	6^{+}h（变化大，机器人辅助手术更长），全麻+硬膜外
预计出血量	预计出血量 500 ～ 1500 ml
注意	一般最开始不从直肠给药（PR）。 即使在肠道功能显著恢复以后也常有术后迟发肠梗阻（并且可能持续 1 周或更长时间）。 静脉血栓栓塞风险高，出院以后应使用 1 个月低分子肝素（LMWH）预防

手术当天	术后第 1 至 3 天	术后第 4 至 5 天
禁食禁饮	禁食禁饮，记录引流量，部分外科医师给予早期清亮规律饮食，术后第二天恢复常规饮食	肠道功能多恢复

根治性前列腺切除术

手术时长	2 ～ 5 h，全麻
预计出血量	预计出血量 200 ～ 1000 ml
注意	机器人辅助手术或开腹手术住院时间多为 1 ～ 2 天。主要问题是注意出血，但是由于机器人辅助手术的普及，出血已经不再是个问题了

经尿道前列腺电切术

手术时长	1 h 或更短，全麻或腰麻
预计出血量	预计出血量从很少到 300 ml
注意	很多患者手术当天即回家，特别是他们行绿光激光 TURP 手术。 留意阻塞性血凝块，可能影响连续性膀胱冲洗

肾切除术＋下腔静脉瘤栓取出术

手术时长	4 ～ 8 h（取决于瘤栓的高度），全麻＋硬膜外
预计出血量	预计出血量变化大，常＞ 1 L
注意	术后常需要入 ICU（除非瘤栓很小）。 如果需要处理肝，需要肝外科医师的协助。 如果瘤栓延长到膈肌以上，则需要胸外科医师协助劈胸骨和取部分栓子。 术中注意操作下腔静脉（IVC）瘤栓时的栓子脱落。 注意气胸、胸腔积液、血胸、肝功能异常、术中处理下腔静脉瘤栓时栓子造成的一系列问题和肠梗阻，另外还包括其他 ICU 并发症比如肺炎、导管相关性感染等。 相比没有瘤栓取出术的根治性肾切除术，肠道操作更多。 静脉血栓栓塞事件风险高，患者出院以后需要低分子肝素预防血栓一个月

开放性根治性肾切除术

手术时长	3～4 h，全麻＋硬膜外
预计出血量	300 ml
注意	术后 1～3 天，肠道功能恢复后可以开始进食 可能会有肌酐增高和经肾代谢药物蓄积 如果术中没有肠道操作，饮食可以迅速恢复

腹腔镜肾切除术

手术时长	4 h，全麻
预计出血量	100 ml
注意	手术当天可以开始进食。 某些情况下，患者在手术后第 1 天即可出院。 可能会有肌酐增高和经肾代谢药物蓄积

开放性肾部分切除术

手术时长	3～4 h，全麻＋硬膜外
预计出血量	300 ml
注意	术后 1～3 天，当肠道功能恢复后可以进食。 通常不会有肌酐增高，也不需要调节经肾代谢药物给药量。如果出现肾功能损害，需要寻找其他原因。 主要问题是出血和漏尿：通常卧床休息 24～48 h，保留引流管

腹腔镜或机器人辅助肾切除术

手术时长	4～6 h，全麻
预计出血量	100 ml
注意	手术当天：可以开始进食。 某些患者在手术后第一天即可出院，通常住院 2～3 天，主要处理引流管和尿管，并观察出血量。 通常没有肌酐水平增加，也不需要调节经肾代谢药物给药量（如有，寻找其他原因）。 主要问题是出血和漏尿：通常卧床休息 24～48 h，保留引流管

膀胱镜，经尿道膀胱肿瘤切除（TURBT），碎石术

手术时长	中度镇静或全麻，通常＜1 h
预计出血量	通常少量
注意	这些手术多为经典的门诊手术，或短时间留院手术。膀胱镜检查虽然被认为是一个低危手术，但是可能会出现迷走张力增高、心动过缓和低血压的风险

血管外科手术

一般注意事项

- 术后继续服用术前服用的 β 受体阻滞剂。
- 大部分行血管外科手术的患者围术期应继续服用阿司匹林，但是这点应和外科医师讨论。
- 根据手术的大小和患者本身血栓形成和（或）出血风险大小，个体化决定抗凝和抗血小板药的使用。
- 他汀类药物可以减少心血管事件的发生，并稳定动脉粥样斑块和减少动脉退行性变。因此大部分血管外科患者需服用他汀类药物，除非有特别的禁忌。

颈动脉内膜剥脱术（CEA）

手术时长	3～4 h，全麻
预计出血量	150 ml
注意	手术风险可能包括心肌梗死、卒中和脑神经损伤。 需要静脉药物来控制术后血压，因为内膜切除术会改变颈动脉窦压力感受器的功能。 需要术后控制血压和密切检查神经功能

手术当天	术后第 1 天	术后第 2 天
ICU	拔除导尿管，开始进食。转回普通病房。部分患者可能出院回家	出院

开腹腹主动脉瘤（AAA）修补术

手术时长	6 h，全麻
预计出血量	预计出血量 400 ～ 1000 ml
注意	ICU 停留时间变化大。 近端主动脉夹闭位置决定了出现手术并发症的概率。肾下型应激性最低，肾上型应激性较大，内脏神经节上型（又名 supra-celiac 型）应激性最高。 如果在肾水平以上夹闭主动脉，可能会导致非少尿型肾衰竭。阅读回顾手术记录有助于判断。 其他严重的并发症包括肠梗死和脊髓梗死

手术当天	术后第 1 至 3 天	术后第 4 至 6 天
ICU；可以带气管导管去 ICU	稳定，转到普通病房	拔除硬膜外导管，之后拔除导尿管

血管内腹主动脉瘤修复术

手术时长	3 h，全麻
预计出血量	预计出血量 50 ～ 200 ml
注意	比开放修复手术的生理应激性低得多，因此 ICU 时间和住院时间缩短。 需要终身随访支架位置或内漏，常常术后 1 个月 CT 检查，之后 6 ～ 12 个月一次，再之后每年一次（但影像学检查根据外科医师不同有所不同）。 严重的并发症包括腹股沟血肿、内漏、栓塞或造影剂造成的肾损伤、肠缺血和脊髓梗死（少见）

手术当天	术后第 1 天
ICU。术后短期内相对容量较低，但很少需要液体复苏治疗	上午拔除导尿管。检查肾功能。普通饮食。通常出院回家

腹股沟上外周血管（PVD）旁路移植

手术时长	4～6 h，全麻
预计出血量	预计出血量 250～1000 ml
注意	类似于开放的腹主动脉瘤修复术，但是多应用于相对健康、有外周血管病的患者。 钳夹多在肾动脉下，因此患者耐受程度高于腹主动脉瘤修复术

手术当天	术后第 1 至 2 天	术后第 3 至 5 天
ICU，可能出手术室已拔气管导管。复苏治疗	稳定，48 h 后停止复苏。转回普通病房	恢复进食。拔除硬膜外导管和导尿管。行走。可准备出院

腹股沟下外周血管旁路移植

手术时长	4～5 h，全麻
预计出血量	预计出血量 200～400 ml
注意	住院时间通常取决于活动情况和足部伤口 / 溃疡情况

手术当天	术后第一天
ICU，脉搏检查。无需复苏治疗	转回普通病房。护理伤口。拔除导尿管

致谢

Amit D. Bhrany, MD, Clinical Associate Professor, Department of Otolaryngology, University of Washington
Darin Davidson, MD, Departments of Hematology/Oncology and Orthopedic Surgery, University of Washington
Shu Feng, MD, Resident, Department of Ophthalmology, University of Washington
Michael F. Fialkow, MD, Associate Professor, Department of Orthopedics and Gynecology, University of Washington
John L. Gore, MD, MS, Associate Professor, Department of Urology, University of Washington
Christoph Hofstetter, MD, Associate Professor, Department of Surgery, Division of Neurological Surgery, University of Washington
Saurabh Khandelwal, MD, Associate Professor, Division of General Surgery, Department of Surgery, University of Washington
Louis J. Kim, MD, Professor, Division of Neurosurgery, Department of Surgery, University of Washington

Seth Leopold, MD, Professor, Department of Orthopedics and Sports Medicine, University of Washington
Daniel W. Lin, MD, Professor, Department of Urology, University of Washington
Frederick A. Matsen, MD, Professor, Department of Orthopedics, University of Washington
Brant Oelschlager, MD, Professor, Division of General Surgery, Department of Surgery, University of Washington
Benjamin W. Starnes, MD, Professor, Division of Vascular Surgery, Department of Surgery, University of Washington
Matthew Sweet, MD, Associate Professor, Division of Vascular Surgery, Department of Surgery, University of Washington
Renata R. Urban, MD, Associate Professor, Department of Orthopedics and Gynecology, University of Washington
Winston Warme, MD, Professor, Department of Orthopedics and Sports Medicine, University of Washington

索 引

H

I

J

K

L

M

N

Z